本书为湖南省教育厅科学研究项目
（项目号:14C1035 17C1428）研究成果

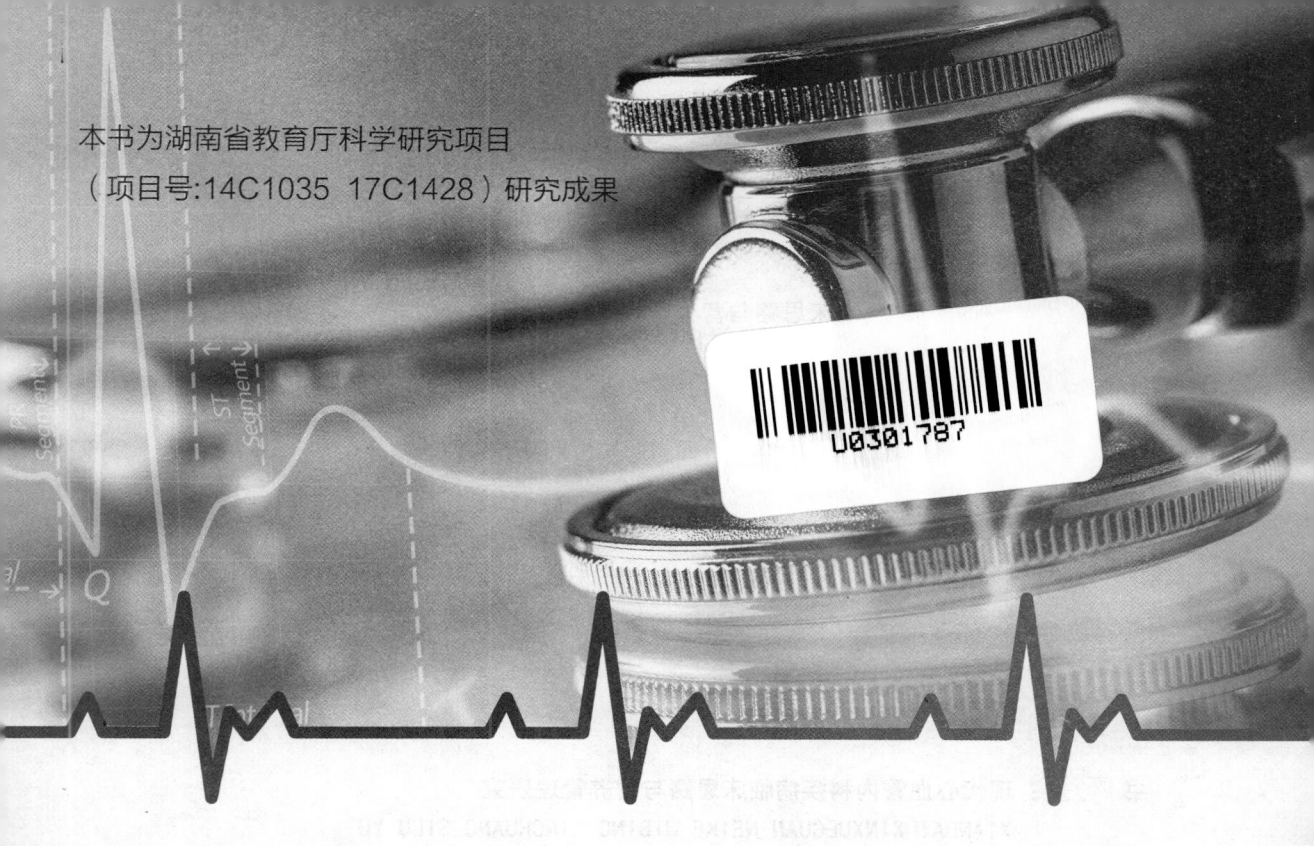

现代心血管内科疾病
临床思路与营养管理研究

丁建华　刘继荣　著

吉林大学出版社

图书在版编目（CIP）数据

现代心血管内科疾病临床思路与营养管理研究 / 丁建华，刘继荣著.—长春 ：吉林大学出版社， 2018.12
ISBN 978-7-5692-3703-0

Ⅰ．①现… Ⅱ．①丁… ②刘… Ⅲ．①心脏血管疾病—诊疗②心脏血管疾病—临床营养—研究 Ⅳ．① R54

中国版本图书馆 CIP 数据核字（2018）第 257895 号

书　　名：现代心血管内科疾病临床思路与营养管理研究
XIANDAI XINXUEGUAN NEIKE JIBING LINCHUANG SILU YU YINGYANG GUANLI YANJIU

作　　者：丁建华　刘继荣　著
策划编辑：邵宇彤
责任编辑：曲　楠
责任校对：杨春艳
装帧设计：优盛文化
出版发行：吉林大学出版社
社　　址：长春市人民大街 4059 号
邮政编码：130021
发行电话：0431-89580028/29/21
网　　址：http://www.jlup.com.cn
电子邮箱：jdcbs@jlu.edu.cn
印　　刷：三河市华晨印务有限公司
开　　本：787mm×1092mm　　1/16
印　　张：15
字　　数：313 千字
版　　次：2019 年 3 月第 1 版
印　　次：2019 年 3 月第 1 次
书　　号：ISBN 978-7-5692-3703-0
定　　价：58.00 元

前　言

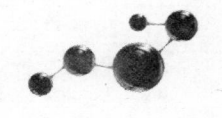

　　心血管内科是临床医学中重要的组成部分，心血管疾病在我国的发病率和死亡率居高不下，成为严重威胁人民健康的主要疾病，随着医学的快速发展和内科学专业分工的进一步细化，心血管内科专业在近年来取得了一系列进步。本书编写的目的是促进广大内科医护工作者在临床和社区工作中更好地认识、了解心血管内科疾病，提高诊断率与治愈率，提升护理质量。为了在广大医护工作者中普及和更新心血管内科的诊疗与营养管理知识，满足心血管内科专业人员以及基层医务工作者的工作需要，笔者在参阅国内外相关研究进展的基础上，结合大量医护工作者的临床经验编写此书。本书较为系统、全面地介绍了心血管内科疾病的概述、临床诊疗思路、治疗措施、护理规范及营养管理等方面的知识，重点介绍疾病的临床诊疗及护理思路。

　　本书共分为 15 章，内容全面，重点突出，力求深入浅出、方便阅读，是一本实用性很强的关于心血管内科疾病临床诊断思路、护理及营养管理的医学著作。目的是让广大医护工作者把疾病相关诊断标准与临床实践更好地结合，从而使临床诊断更规范、合理和科学，并最终提高疾病的治愈率。

　　该书适用于心血管内科、普通内科及基层医护工作者使用。

　　本书编写过程中得到了各位同道的支持和关怀，他们在繁忙的医疗、护理、教学和科研工作之余参与本书撰写和审稿，提供宝贵丰富的经验，在此表示衷心的感谢！

　　由于时间仓促，专业水平有限，书中难免存在不妥之处和纰漏，敬请读者和同道批评指正！

丁建华　刘继荣

2018 年 6 月

目 录

第一章　总论 …………………………………………………………… 001

　　第一节　心血管内科疾病概述 …………………………………… 001

　　第二节　临床思路的诊断技巧与哲学思考 ……………………… 004

　　第三节　心血管内科疾病常用诊断技术 ………………………… 006

　　第四节　心脏康复患者的营养问题基础 ………………………… 011

第二章　血脂异常临床思路 …………………………………………… 013

第三章　高血压病临床思路 …………………………………………… 018

　　第一节　原发性高血压 …………………………………………… 018

　　第二节　继发性高血压 …………………………………………… 021

第四章　心力衰竭临床思路 …………………………………………… 025

　　第一节　急性心力衰竭 …………………………………………… 025

　　第二节　慢性心力衰竭 …………………………………………… 030

第五章　心律失常临床思路 …………………………………………… 039

　　第一节　缓慢性心律失常 ………………………………………… 039

　　第二节　期前收缩 ………………………………………………… 042

　　第三节　预激综合征 ……………………………………………… 045

　　第四节　心房扑动和心房颤动 …………………………………… 047

　　第五节　室性心动过速 …………………………………………… 052

　　第六节　心室扑动与心室颤动 …………………………………… 056

　　第七节　早期复极综合征 ………………………………………… 059

第六章　动脉粥样硬化与冠心病临床思路 ················· 062

第一节　稳定型心绞痛 ················· 062

第二节　非 ST 段抬高型急性冠状动脉综合征 ················· 068

第三节　急性 ST 段抬高型心肌梗死 ················· 073

第七章　先天性心脏病临床思路 ················· 085

第一节　动脉导管未闭 ················· 085

第二节　房间隔缺损 ················· 089

第三节　室间隔缺损 ················· 093

第四节　法洛四联征 ················· 099

第五节　肺动脉瓣狭窄 ················· 103

第六节　主动脉缩窄 ················· 105

第八章　心脏瓣膜病临床思路 ················· 110

第一节　二尖瓣疾病 ················· 110

第二节　主动脉瓣疾病 ················· 116

第三节　三尖瓣疾病 ················· 121

第四节　多瓣膜病 ················· 123

第九章　心肌病临床思路 ················· 125

第一节　扩张型心肌病 ················· 125

第二节　肥厚型心肌病 ················· 128

第三节　限制型心肌病 ················· 132

第四节　致心律失常性右室发育不良 ················· 135

第五节　心肌炎 ················· 139

第六节　克山病 ················· 142

第十章　心包疾病临床思路 ················· 145

第一节　急性心包炎 ················· 145

第二节　慢性心包炎 ················· 148

第十一章　心内膜疾病临床思路 ················· 151

第一节　风湿热 ················· 151

　　第二节　风湿性心脏病 ……………………………………………………… 155
　　第三节　感染性心内膜炎 …………………………………………………… 158

第十二章　周围血管疾病临床思路 ……………………………………………… 165
　　第一节　雷诺病 ……………………………………………………………… 165
　　第二节　闭塞性动脉硬化 …………………………………………………… 167
　　第三节　血栓性静脉炎 ……………………………………………………… 169

第十三章　心脏肿瘤临床思路 …………………………………………………… 171
　　第一节　原发性良性心脏肿瘤 ……………………………………………… 171
　　第二节　心脏继发性肿瘤 …………………………………………………… 174

第十四章　其他心血管疾病临床思路 …………………………………………… 176
　　第一节　心源性脑卒中 ……………………………………………………… 176
　　第二节　梅毒性心血管病 …………………………………………………… 179
　　第三节　妊娠期心血管疾病 ………………………………………………… 184

第十五章　心血管内科疾病营养管理 …………………………………………… 197
　　第一节　高血压的营养管理 ………………………………………………… 197
　　第二节　血脂异常的营养管理 ……………………………………………… 198
　　第三节　心力衰竭康复患者的营养管理 …………………………………… 200
　　第四节　冠状动脉粥样硬化性心脏病支架植入术（PCI）或搭桥术
　　　　　　（CABG）后的营养管理 …………………………………………… 205
　　第五节　心瓣膜病的营养管理 ……………………………………………… 211
　　第六节　心肌病的营养管理 ………………………………………………… 217
　　第七节　其他心血管内科疾病营养管理 …………………………………… 223

参考文献 ……………………………………………………………………………… 230

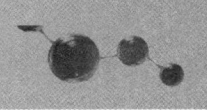

第一章　总论

第一节　心血管内科疾病概述

一、概述

心血管疾病，又被称为循环系统疾病，它是涉及循环系统的一系列疾病。循环系统是指人体内包括心脏、血管等在内的运送血液的器官与组织，可根据起病的急骤与缓慢分为急性和慢性。心血管系统疾病的特点包括起病急及高患病率、致残率、致死率，由此可以看出，心血管系统疾病已经成为人类健康的重大威胁。如何及时发现心血管系统疾病、如何正确诊断疾病，特别是对心血管系统急危重症的诊断与治疗，具有重要的意义。

二、常见心血管病症

（一）冠心病和高血压

在中国，高血压疾病已经逐渐出现低龄化趋势，据调查，6～18岁的中小学生之中，高血压的发病率已高达8%。一些有高血压家族病史的人应定期进行血压测量，不仅有利于及早发现病情，而且可以在病情之初进行及时的对症治疗。冠心病是冠状动脉粥样硬化性心脏病的简称，冠状动脉是供应心脏"养料"的血管，如果发生粥样硬化，会导致心脏缺血、缺氧，出现心绞痛、心肌梗死，甚至致命。血管的动脉发生病变早在青年甚至幼年时期就已经开始，进展到一定程度，会发生粥样硬化斑块破裂阻塞血管，造成心肌梗死。导致冠心病的发生原因有多种，除了最常见的高血压、高脂血症、糖尿病等因素以外，遗传、不健康的饮食、不良的生活习惯以及恶劣的外界环境等因素，也是导致冠心病发生的危险因素。近年来，冠心病的发病年龄有年轻化的趋势，提醒我们，冠心病的预防应从年轻开始。

（二）心绞痛

心绞痛是冠心病最常见的症状，也是心脏的"呼救"信号。但是很多冠心病患者出现心绞痛的时候总是先忍着，尽量不吃药，以为经常吃药以后就无效了。一般情况下，诸如硝酸甘油、速效救心丸等心绞痛急救用药，间断用药，或一天服用3～4次不会形成耐药性，只有在长期服用并且每日服用药物的频率很高时，才可能产生耐药性。除此之外，当心绞痛急性发作时，应尽早服用急救药物，用以快速缓解心绞痛症状，使心肌缺氧、缺血症状得到缓解，以免发生急性心肌梗死。

（三）急性心肌梗死

由于冠心病患者对当今临床的先进技术及创新疗法知之甚少，又担心手术的风险率高，因此，在发生急性心肌梗死的紧急时刻不愿采取最佳的急诊介入手术，而错失了救治的关键时机，甚至失去生命。事实上，冠心病的介入治疗发展至今已有二十余年的历史，除药物治疗之外，介入治疗是对冠心病治疗的一种非常有效的治疗方法，具有手术创伤小、治疗效果好的特点。

（四）高脂血症

高脂血症是一种血脂代谢紊乱疾病，一般情况下，通过服用降脂药物，可将血脂控制在正常范围，但这并不意味着高脂血症的痊愈。一旦停止服用降脂药物，血脂将会在一定的时间内快速升高。据临床观察发现，当血脂达到目标血脂时，将降脂药减量常常会引起血脂的反弹。在动脉粥样硬化斑块中，作为主要也是最危险的因素——血脂，也是冠心病的最主要危险因素。

三、危险因素

（一）超重

饱和脂肪酸及不饱和脂肪酸的过多摄入将会导致超重与高血压病。据研究显示，血压与BMI 指数常呈正比，具体说来，BMI 指数每增加 3 kg/m^2，在四年内高血压的发生风险增加比例，男性为 50%，女性为 57%。据一项长期随访表明，超重与肥胖均为心血管系统疾病的危险因素。

（二）蛋白质缺乏

据调查结果显示，脑卒中与动物蛋白常呈负相关，这就表明，动物蛋白的摄入可以对脑卒中的发生发展起到抑制的作用。但是，并不是说动物蛋白的摄入越多越好，过多摄入蛋白质会导致脂肪的过量摄入，会加重肾脏的负担。

在老年人中，蛋白质的摄入量应控制在每天 1.2 ~ 1.5 g/kg 体重较为适宜，这其中应至少有 1/3 为诸如蛋、奶、瘦肉及鱼等优质蛋白质。研究显示，摄入大豆蛋白和鱼类蛋白可对脑卒中的发病率起到降低作用。

（三）缺乏膳食纤维

据调查研究表明，在人类的饮食中，高血压仅仅与膳食纤维呈负相关，因此，对膳食纤维摄入量的增加，可以对高血压起到预防的作用。由此可以看出，在日常饮食过程中，要少吃糖果等甜食，要多摄入谷类食物、蔬菜和水果等。

（四）盐

我国高血压患病率具有明显的地域特点，北方高于南方。全国高血压患病率最高的地区分别是西藏、北京、内蒙古、河北、天津；患病率最低的是海南。高血压和食盐摄入量关系密切，摄入量越高，收缩压、舒张压水平就越高。与每天食盐摄入量 < 6 g 人群比较，每天食盐 ≥ 12 g 的人患高血压的风险增高 14%，而每天食盐 ≥ 18 g 的人患高血压的风险增高了27%。调查显示我国居民每天食盐摄入量为平均 15 ~ 16 g，尤其是北方居民，对高血压的防治非常不利。从预防角度来说，人们的饮食应尽量清淡，减少食盐用量。

四、治疗进展

心脏导管射频消融治疗快速性心律失常是近些年发展起来的对快速性心律失常的治疗方法，该方法对心房扑动、阵发性室上性心动过速及室性心动过速等疾病的治疗，成功率可达90% 以上。

心脏导管射频消融技术主要是将射频电流通过导管引入心脏，对心律失常产生或维持的关键部位进行定位，并利用射频能量将"病灶"进行阻断，以达到治疗目的。随着导管技术研究的不断发展和对心律失常电生理机制认识的不断深入，临床上越来越多的心律失常可以被治愈。在心律失常疾病中，心房颤动是危害最大、涉及病种最多、易患人群最广、药物治疗效果最差的疾病，但随着近些年来三维标测系统及一系列新技术、器械的不断发展，射频消融在心房颤动的治疗上取得了较好的成绩。

在治疗缓慢性心律失常的过程中，心脏起搏器治疗已有半个多世纪之久，其技术与方法均已成熟。近年来，心脏起搏器有诸多新的发展。例如，三腔起搏器在伴有左束支阻滞、射血分数低的慢性心力衰竭患者的治疗中取得了较好的临床治疗效果，使患者的生活质量得到了明显改善，并大大降低了心力衰竭的再入院率，使患有该疾病的患者病死率明显降低。

除上述之外，针对患有遗传性或家族倾向性心脏病的患者，通过筛选致病基因来对疾病进行防治干预，具有重要的临床意义。此外，血管新生及干细胞治疗在基础实验研究阶段也已取得成功，具有诸多良好的应用前景。

五、预防

（一）饮食

指导患者在去除病因、药物治疗的同时，改善饮食习惯。饮食应以清淡为主，多吃新鲜蔬菜、瓜类和粗粮，少吃油腻及含脂肪高的食物，如动物脂肪、内脏、肥肉、鱼子、蛋黄及高脂奶粉等，多吃有降血脂作用的洋葱、大豆、绿豆、花生、生姜、玉米、芹菜、海带、菠菜、枣等。另外，饮食勿过饱、过咸，甜食也应少吃。

（二）合理应用免疫抑制剂

免疫抑制剂是引起高脂血症的重要原因之一，合理使用免疫抑制剂是防治高脂血症的重要措施。肾移植受者撤除肾上腺皮质激素，继续应用 CsA、硫唑嘌呤，可使血浆总胆固醇、LDL-C 分别下降 17%、16%，HDL-C 也可下降 18%。

（三）降血脂

降胆固醇药物有：羟甲基戊二戊酰辅酶 A 还原酶抑制剂（HMG-CoA）还原酶抑制剂、纤维酸衍生物、烟酸三类。纤维酸衍生物主要应用于血浆三酰甘油高的患者，抗氧化剂只用于不能耐受其他降胆固醇药物者。根据最新国内外关于血脂异常治疗指南，他汀多为首选。

（四）健康教育

锻炼对循环系统功能和调节血脂有着重要作用。对于血脂不太高的人，各种活动可以不受限制，但对于有器官受累者，特别是心脏供血不足而症状明显者应控制活动，经药物治疗，病情好转后再逐渐增加活动量，以防不测。

此外，临床医生还应对患者宣教，注意药物、饮食、锻炼三结合的方针。特别是长期脑力劳动、工作压力大者，以及急躁、超重、或摄入高脂血症诱发元素（铅、钴、镉）者等，在治疗高脂血症的同时，应减少高脂血症的诱发因素。

第二节　临床思路的诊断技巧与哲学思考

在临床诊断与治疗的过程中，许多疾病往往不能通过"特异病征"进行确诊，也不能通过某些实验性材料来进行推理诊断，特别是当疾病具有复杂性及不典型性时。基于此，这就需要我们以辩证唯物主义的哲学思想作为指导，从系统、全面的资料中寻找出带有特殊性以及规律性的临床迹象，从而将疾病所表现的临床本质进行揭示。

一、考虑一个疾病——现象与本质的辩证统一

在临床疾病诊断中，一个病种常常有各种各样的临床表现，可以概括为两种症状。第一，一种病可表现为多系统症状，虽然表现为多疾病并存的特征，但究其本质仍为一个病种；第二，一种病可表现为多种特殊表现，即该疾病往往被其中一种特殊表现覆盖而误诊为其他病种，但其本质仍是一种病。事实上，对于上述情况，只有在确切地了解疾病的本质及其规律性，即可快速诊断该种疾病。而这里说的疾病的规律性并不是虚无缥缈的词汇，而是在临床诊断中客观存在的事实。由此可以看出，在诊断时，要将多种临床表现归纳为一种疾病的临床表现来解释其本质，这就是哲学中所讲的"透过现象看本质"，这就需要我们在临床诊断中要正确处理现象与本质的辩证关系。

二、考虑常见病——共性与个性的辩证统一

在众多的疾病病种的诊断中，我们常优先考虑比较常见的几种疾病，这样做是为了避免

在临床疾病的诊断中少走弯路。在诊断常见病时，首先需要分析的是这一类常见病种的共同性及相似表现，即哲学中所说的共性和矛盾的普遍性，其次要考虑的是该病种的特殊临床表现，即哲学中的个性与矛盾的特殊性。前者是在疾病诊断中的选择依据，而后者是对被选择的疾病进行筛选、分析诊断的重要方式。在经过筛选与排除之后，确诊一种多发病或常见病的诊断。除此之外，也可在初选的疾病范围内，将患者所在的地区实际情况以及疾病出现的概率进行分析，来筛选出几种常见病，然后再筛选出与患者所患疾病较为相似的疾病，并分析其共性与特性来进一步对该疾病的诊断进行完善。而上述两种诊断过程均体现着哲学中所讲的共性与个性的辩证关系。

三、考虑其他疾病——主观与客观的辩证统一

通常情况下，在临床诊断中首先将疾病的考虑范围定在常见病及多发病之中，这也是临床诊断的原则，但临床中还有可能出现常见病范围之外的"其他疾病"。在这里所说的"其他疾病"指的是在临床中不常见或不易被临床医师考虑到的一些疾病病种，亦可称之为非常见病。这体现了哲学中的尊重客观存在的事实，在临床疾病诊断的过程中要尊重疾病客观存在的事实，并且正确处理其主客观之间的辩证关系，不能执着己见，主观臆断。

四、考虑主要病症——主要矛盾与次要矛盾的辩证统一

一种疾病的发生发展常因其复杂的病理生理过程存在各种各样的矛盾，若要在其中识别出该种疾病的本质，就必须抓住主要的临床特征，这就体现了哲学中的集中抓主要矛盾的观点，并且在疾病的诊断过程中要正确处理好主次矛盾的辩证关系。

五、全面考虑问题——局部与整体的辩证统一

人体是一个相互联系的统一整体，若身体中某一部分发生了病理性改变即可影响整个机体的正常。除此之外，整个机体发生改变还有可能影响局部的改变，例如，当人患上风湿热时，会影响到心脏瓣膜及身体关节，使其造成瓣膜损害和关节病变。只有辩证地认识和处理局部与整体的关系，才能摸清疾病发生、发展规律，因此要提供确切的诊断依据，必须把各个局部病征联系起来进行全面考察，对病史、体查与实验材料做综合分析，而某些误诊病理往往是孤立地、片面地以某一临床征象或实验室结果作出判断，缺乏综合分析、全面考虑的构思。

六、验证原来的考虑——理论与实践的辩证统一

通常情况下，正确的认识是需要不断实践才能得到的。临床医师在诊断过程中需要对该种疾病进行反复的临床调研、分析，得出诊断结果，这仅是对疾病的一种认识，但对于比较复杂以及疑难疾病的诊断，则需要继续通过观察分析，并通过特殊检查或是诊断性治疗来进行实践

研究，特殊情况下可以进行剖腹来进行探查，以此来验证诊断正确与否。这即是哲学观点中的理论与实践的辩证统一，同时也是实践—认识—再实践—再认识的哲学过程。

七、医患沟通的哲学考虑——矛盾的主要方面与次要方面的辩证统一

一般情况下，在临床疾病诊断与治疗方面的准确与否往往与临床医师的临床思维与实践技能相联系，而在临床诊疗的过程中人们往往忽视了一个最关键的问题，即"医患沟通"。临床医生在对患者进行疾病的诊断过程中，需要认真听取患者对自身疾病的主诉，并从其所述信息中提取出有用的信息加以分析研究，来进行疾病的诊断。这就说明临床医师与患者的初次接触即开始了沟通的过程，这一沟通形式是建立在询问病情及查体的浅层基础之上，而"医患沟通"的深层意义即是在临床医师与患者及患者家属之间建立起相互信任的沟通桥梁。在临床诊疗的过程中，无论是诊断疾病还是治疗疾病，都需要临床医师与患者及患者家属的沟通过程，这一过程不仅包括病情信息的获取，还包括在诊治的过程中征求患者及其家属的意见，从而获取患者及其家属的合作态度。良好的医患沟通方式可以帮助临床医师更加深入、透彻地了解患者的真实病情，能够提高病情诊断的正确率以及治疗的效果，从而使医护人员从中找到职业成就感，并得到尊重，继而更加爱岗敬业，为患者服务。

第三节　心血管内科疾病常用诊断技术

一、心电图检查

心脏的收缩活动依赖于心肌的电活动，在整个心动周期中，心房和心室有序地除极和复极，产生微小的电位差。从体表上记录这一微小的电位变化，即成体表心电图，常简称为心电图。

正常心电图常表现如下。

（一）P 波

P 波为心房除极波。

（1）方向：Ⅰ、Ⅱ和 aVF 导联直立，aVR 导联倒置。

（2）时间：< 0.11 s。

（3）电压：肢体导联 < 0.25 mV，胸导联 < 0.2 mV。

（二）P-R 间期

从 P 波的开始至 QRS 波开始前，代表窦性冲动自心房向心室传导。在正常心率时，正常值为 0.12 ~ 0.20 s。心率可以影响 P-R 间期。

（三）QRS 波

心室除极波是心电图中最重要的波。

（1）时间：成人为 0.06 ~ 0.10 s。

（2）各导联中的图形和电压：通常在 Ⅱ 导联和 V_4 ~ V_6 导联中，QRS 波的主波向上，而在 aVR 导联和 V_1 导联中，QRS 波的主波向下。由于正常时也可能存在电轴的左偏或右偏，Ⅰ、Ⅲ、aVL 和 aVF 导联的 QRS 波主波可以随电轴的偏移而发生变化。胸导联中的 QRS 波极性，通常是由主波向下，逐渐转变成主波向上。

（四）ST 段

自 QRS 波的终点（J 点）至 T 波的开始，正常时位于等电位线，或轻微偏移。判断 ST 段偏移，常以 PR 段作为基线。正常 ST 段下移，在任何导联中应 < 0.05 mV；ST 段上移，在肢体导联和 V_4 ~ V_6 导联应 < 0.1 mV，在 V_1 ~ V_3 导联中应 < 0.3 mV。

（五）T 波

正常时，T 波在 Ⅰ、Ⅱ 和 V_3 ~ V_6 导联是直立的，在 aVR 导联是倒置的。在其他肢体导联中，T 波可随 QRS 波的电轴改变而改变。V_1 导联 T 波也常倒置，但胸前导联 T 波均直立也是正常的。

（六）U 波

U 波是在 T 波后出现的低幅波。正常时，U 波的振幅应 < 0.1 mV，U 波的极性与 T 波相一致。

（七）Q-T 间期

自 QRS 波的开始，至 T 波的终点，代表左右心室除极和复极的总时间。Q-T 间期的时间随心率的改变而改变，心率慢，Q-T 间期长。QTc 间期是指心率在 60 次 / min 时的 Q-T 间期。

（八）电轴

在额面，心室除极综合向量的方向称为电轴。在 0° ~ 90° 之间为电轴不偏，若 < 0°，为电轴左偏；若 > 90°，为电轴右偏。通常可以从 Ⅰ 和 Ⅲ 导联中 QRS 波的主波方向来估计电轴是否偏移。Ⅰ 和 Ⅲ 导联中 QRS 波主波均向上，电轴无偏移；Ⅰ 导联中 QRS 波主波向上，而 Ⅲ 导联中 QRS 波主波向下，电轴左偏；反之，Ⅰ 导联中 QRS 波主波向下，而 Ⅲ 导联中 QRS 波主波向上，电轴右偏。

二、超声心动图

1954 年，Edler 和 Hertz 采用超声技术观察二尖瓣结构开创了采用无创伤性影像技术诊断和评价心血管疾病的新时代。50 多年来，超声心动图技术不断发展，成为临床中不可缺少的最重要的诊断工具之一。

（一）常规超声心动图

常规超声心动图包括 M 型超声心动图、二维超声心动图、脉冲波式多普勒、连续波式多普勒和彩色多普勒血流显像等五类。

1. M 型超声心动图

M 型超声心动图是最早应用的心脏超声检查技术，目前仍有重要价值。M 型超声主要观察取样线（声束）所通过的一条线上的心脏结构，而对心脏各结构的空间方位及周邻关系的认识判断较为困难。

2. 二维超声心动图

二维超声心动图是心脏超声诊断技术最重要的组成部分，检查时将探头置于胸骨旁、心尖、剑突下或胸骨上凹，采用相控阵或机械扇扫系统对心脏某一薄层进行快速扫描，然后将从多条声束线上返回的大量回声信号进行重构处理，按其空间位置排列成扇形的实时动态二维（平面）图像。

3. 频谱多普勒超声心动描记术

频谱多普勒是利用多普勒效应，也就是声源与目标之间的相对运动，从而导致声波频率发生变化的一种现象，进而对心脏大血管内的血液流动方向、部位、时相、速度以及持续时间和其他特征进行测定。

4. 彩色多普勒血流显像（CDFI）

CDFI 所采用的技术即二维脉冲波多普勒技术，它是利用脉冲波多普勒在二维显像的每条扫描线上进行多门选通，以记录到大量血流信息。该技术主要应用于① 异常血流的动态观察。② 异常血流的快速检测；③ 对先天性心脏病进行检测。④ 对心瓣膜反流及瓣膜狭窄程度进行定性或者半定量估计。⑤ 对心动周期及血流变化的关系进行评价。⑥ 对频谱多普勒检查血流时的角度校正进行指导。⑦ 对脉冲波式及连续波式多普勒检查时的血流部位取样进行指导，从而使多普勒检查所需的时间缩短。

（二）经食管超声心动图

经食管超声心动图所采用的是与胃镜检查中使用的插入超声探头的方法相类似。该技术是通过使用高频超声探头，经食管及胃底部来观察心脏的结构与血流情况。该种技术的优点是在观察心脏结构与血流情况时，避开了肺部气体及胸壁组织的影响，进而使绝大多数的患者得到清晰的心脏和大血管图像。

该种技术主要应用于① 如胸廓畸形、肺气肿、肥胖等患者在常规经胸壁超声检查显像困难者。② 如上腔静脉、左右肺静脉、左心耳及胸主动脉等经胸壁超声检查难以显示的位置。③ 如急性主动脉夹层、感染性心内膜炎等经胸壁超声检查所获得的信息有局限性的病种。④ 在心脏手术过程中的，对围手术期心脏功能的监测。但需要注意的是，经食管检查会对患者带来明显的不适感，并具有一定的危险性，所以在临床应用过程中，应在确切需要使用的情况下才考虑采用该技术。

（三）超声心动图新进展

随着超声新技术的不断发展，对超声心动图在临床诊断过程中的能力进一步提高，也使其大大拓展了在临床的应用范围，诸如对比超声心动图、组织多普勒显像、负荷超声心动图及三维超声心动图等新技术最有价值。此外，直线和曲线解剖 M 型、心肌组织定征、心肌应变率测定、经胸壁超声冠状动脉血流显像等技术也在随着时代的进步稳步发展。

三、单光子发射计算机断层成像术（SPECT）心肌灌注显像

（一）急诊中的心肌灌注显像

在临床诊断过程中，可通过心肌显像图来快速找到局部急性低灌注区，由此可以看出，通过心肌显像图可以对急性胸痛患者的心肌血流灌注情况进行有效鉴别。通过以往的资料显示，在急诊中，部分胸痛患者的心电图可显示正常，而这些患者往往需要住院来对心肌梗死进行进一步排除，但是仅有少数患者被确诊为急性冠状动脉疾病，而大多数检查证明胸痛与心脏疾病无相关性。

（二）急性心梗预后的早期判断

一般情况下，静息心肌灌注缺损较大的患者，其预后及生存期均不理想，即使在溶栓治疗之后，缺损大小也与预后有关联性。近期心梗患者静息时右室显影和肺 201Tl 摄取增加表示预后不佳。

（三）不稳定心绞痛

无心肌梗死的稳定性心绞痛患者可出现静息灌注缺损，不仅见于胸痛发作时，且在胸痛消失后仍存在相当时期。但不稳定心绞痛的缺损多为可逆性，提示存活心肌有暂时性低灌注。99mTc-MIBI 心肌显像可在胸痛时注射，病情稳定后显像，比 201Tl 更有利，比心电图更灵敏，其血流受损的表现比心电图持续更久和更特异。可逆性静息缺损者常为严重的多发冠脉病变。

心肌梗死后复发胸痛或伴有不稳定心绞痛者静息心肌显像可客观判断有无心肌存活和低灌注，当不稳定心绞痛病情稳定时，缺损大小可作为预测冠状动脉病变范围的可靠指标。

（四）陈旧性心肌梗死

急性心肌梗死等疾病往往不能通过心肌显像来进行有效的鉴别，部分伴有小范围的陈旧性心肌梗死的患者在检查过程中心肌常显像为正常。在心肌陈旧性瘢痕的诊断中，SPECT 断层显像往往比静息影像更敏锐。

四、多层螺旋 CT（MSCT）的无创性冠状动脉（简称冠脉）成像

与 MRI 相比，CT 在临床医学领域的应用要早十余年之久，但由于其扫描速度慢与其使用含碘对比剂具有诸多不良反应，制约了 CTA 的发展进程。之后，对含碘对比剂的不断改进完善逐渐降低了其为患者带来的不良反应。同时，电子束 CT（EBCT）及螺旋 CT 的崛起使 CT 在心血管系统疾病的临床诊断和应用上得到了真正地实现，特别是在 1998 年以后，新型电子束 CT 及多层螺旋 CT（MSCT）的问世，使 CT 得到了突飞猛进的发展，具有了安全、操作简便、无创的诸多优点。

五、磁共振（MRI）心脏成像

MRI 作为一种非创伤性手段，在心脏大血管疾病的诊断上应用始于 20 世纪 80 年代中期。仅针对心脏大血管疾病，MRI 的优点主要表现在五个方面。第一，无损伤，也不需使用造影剂，因此检查具有较高的安全性；第二，灵活性，无须改变患者的体位，即可获取任意角度的断层图像；第三，可以使心脏结构与心内血液形成鲜明的对比，这是因为血流通常表现为无信号或是低信号；第四，MRI 对于软组织来说，具有较高的分辨率，可以将心内膜、心肌及心包等软组织清晰地分辨出来；第五，通过运用心电门控，可动态观察处于心动周期中的不同时相的心肌情况。

由此可以看出，通过 MRI，可以对心脏的解剖生理及组织特征、心脏大血管的运动情况进行观察，并对心脏功能做出定量分析。随着超快速 MRI 技术的发展，特别是平面回波成像（EPI）的应用及发展，为快速、准确地对心功能和心肌灌注功能进行判断提供了可能，常用的 MRI 技术有以下几种。

（一）自旋回波技术（SE）

SE 主要是对血液流空效应的应用，又可称之为"黑血"技术，使心脏大血管腔内快速流动的血液出现无信号区，其与管壁形成鲜明的对比。在舒张期，因血流变慢，腔内可呈现出缓流信号，这一信号出现的决定性因素即为自旋相位及流入效应，除此之外，还与血流的方向、速度以及是否漏流、血细胞比容、磁场强度等有关。

（二）电影磁共振成像（cine MRI）技术

该技术主要应用的是梯度回波技术，即应用较小的偏转角和重复时间（TR），优点是与 SE 相比，其成像时间有明显的缩短，该技术又可称为"白血"技术。

（三）磁共振血管成像（MRA）技术

MRA 包括相位对比法（PC）和时间飞跃法（TOF），前者是通过血液流动引起的相位偏移来对静态组织及流动的血液进行区分的，而后者是通过对血液流动相关的增强效应来进行区分的。此两种方式都有二维、三维两种显示模式。

（四）心肌组织标记技术

该技术通过跟踪心肌运动和变形客观评价心脏收缩和舒张时的室壁运动异常；可以客观显示局部心肌机械动力学有无畸形；可以鉴别血栓和缓流血液；可以观察药物治疗对局部心肌功能的影响。

（五）心肌灌注 MR 功能成像

目前心肌灌注 MR 功能成像主要采用造影剂团注首次通过法。

（六）冠状动脉 MRA

该技术可检测冠状动脉狭窄段。

第四节　心脏康复患者的营养问题基础

心脏康复的对象主要为心血管疾病患者及与心血管疾病相关疾病的患者，包含疾病起始、发生、发展、治疗和预后等各个阶段。膳食营养是影响心血管病的主要环境因素之一，不平衡膳食会增加心血管病发生的风险，合理科学的膳食可降低心血管疾病风险。心脏康复患者的营养问题主要包括营养过剩、营养不良、营养失衡等，涉及的营养因素包括总能量、脂肪（饱和脂肪和胆固醇）、维生素和矿物质等。

一、膳食结构

在心脑血管疾病的发生、发展过程中，膳食结构因素与其有着密切的联系。在日常生活中，膳食中的各种食物的数量及其在膳食中所占的比例称为膳食结构。在我国，居民常以植物性食物为主要的膳食结构类型，其次为动物性食物，但是，这种膳食结构在 20 世纪末已经有了潜移默化的改变，特别是在一些经济发达的省份和城市，人们的膳食结构逐渐转变为以动物性食物为主的趋势，具体表现为成倍增长的动物性食物以及逐渐下降的主食粮食的消费量。基于此，虽然人们的营养情况有了很大的改善，但是随之引发的心脑血管疾病问题危险因素也随之增高。

二、能量摄入超标引起的超重和肥胖

超重与肥胖在现代工业化国家越来越常见，评估指标包括体重、体脂率和体质指数。作为衡量人体发育和营养情况的基本指标——体重，其受遗传、年龄、性别、饮食、生活条件、健康及运动情况等诸多因素影响。

体脂率又称体脂百分数，它是指脂肪重量与人体总体重的百分比。体脂率常可反映在人体内的脂肪含量，正常情况下，男性的体脂率为 15% ~ 18%，女性体脂率为 25% ~ 28%。

通常情况下，体脂率应始终保持在正常的范围内，若其过高，体重高于正常值的 20%以上者，可称之为肥胖。

BMI 即是指身体质量指数，是通过身高与体重的相对关系来反映营养与肥胖的指标。在我国，通常将 BMI > 28 称为肥胖，具体公式如下。

$$BMI= 体重（kg）/ 身高^2（m^2）$$

三、脂肪酸摄入不合理

要在数量和质量上考虑不合理脂肪酸的摄入，尤其是摄入物的脂肪酸的组成造成的影响会很大。在日常生活中，如果每人每天摄入的脂肪量超过当天总能量的 30%，将增加冠心病的发病率和死亡率。饱和脂肪酸的吸收越高，冠心病的发病率和死亡率越高。七国研究已经讨论了"脂肪摄入是一个风险因素"的问题，并得出结论，如果摄入更多的反式脂肪酸和少量的饱和脂肪酸，将增加患病风险，如果摄入的是非氢化多聚不饱和脂肪，单不饱和脂肪和橄榄油可以降低风险。

四、胆固醇摄入过多

除了各种脂肪酸外，类脂中过量摄入胆固醇会导致心血管疾病。膳食胆固醇越高，血脂越高，就增加了发生动脉粥样硬化和冠心病的可能性。如果摄入饱和脂肪酸和高胆固醇，血脂会显著增加，然而，如果使用不饱和脂肪酸代替饱和脂肪酸，则血脂生长不太明显。在正常情况下，人会出现高饱和脂肪酸和高胆固醇，因此胆固醇摄入量应该有限，每天不应超过300 mg。

五、糖类心脏康复

根据高脂血症的产生原因，可以分为脂肪引发的高脂血症和糖引发的高脂血症，这两种起因引发的高脂血症都会促进动脉粥样硬化高脂血症。近年来，国外许多大规模的临床流行病学研究表明，冠心病患者常常伴有葡萄糖代谢异常。在心肌梗死期间发生的高血糖可能在大多数时间持续存在并且可能由代谢紊乱引起。如果身体长时间处于高血糖的情况，血管的水平变化很大，糖基化产物会不断地作用于细胞的接收单元，引起促炎性胁迫和氧化，并且将伴随着氧化炎症因子而增加。

六、盐的摄入

长期过量的钠盐摄入是国际公认的高血压发病的主要危险因素之一，进而影响心血管发病率和死亡率。世界健康组织（WHO）推荐的人均食盐摄入量不超过 5 g，我国居民膳食指南里提出的是 6 g，而我国居民每日食盐摄入量平均为 10.6 g，有 72.6% 的居民的食盐量超过建议量。更糟糕的是，受访者对盐和健康的了解程度较低，60% 的人知道每天服用盐，但他们对如何控制盐知之甚少，超过七成的人在外面的饭店或餐馆吃饭时通常不会对食物的盐量作出要求，只有 17.7% 的人经常选择低盐食物。

七、心血管疾病新的危险因素——同型半胱氨酸

同型半胱氨酸是含硫的氨基酸，它是必需氨基酸甲硫氨酸分解的产物。叶酸，维生素 B_6 和维生素 B_{12} 水平及其摄入量越高，血浆同型半胱氨酸水平越低。70% 的高同型半胱氨酸血症患者血清水平和维生素 B 水平较低，95% 的叶酸缺乏和维生素 B_{12} 患者有较高的同型相关性。血浆同型半胱氨酸血浆可引起心血管疾病有以下几个原因：① 促进血栓形成。② 促进平滑肌细胞的扩散。③ 增加 LDL 诱导的动脉硬化。④ 增加氧化应激和氧自由基的水平。

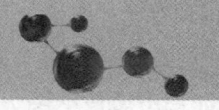

第二章　血脂异常临床思路

血脂异常指血浆中胆固醇和（或）三酰甘油（TG）升高，亦称高脂血症，高脂血症也泛指包括低 / 高密度脂蛋白血症（L/HDL-C）在内的各种血脂异常。以低密度脂蛋白胆固醇（LDL-C）或总胆固醇（TC）升高为主的血脂异常是导致动脉粥样硬化心血管疾病（ASCVD）的重要因素。

一、疾病特征

血脂异常主要有以下三种分类方法。

（一）高脂蛋白血症表型分类

目前，国际大部分是基于 Fredridoon 工作的分类系统，根据血浆中脂蛋白水平的增加程度进行分类，即表型分类。高脂蛋白血症通常可分为五种类型，如果加入亚型，可分为六种类型。

（1）Ⅰ型高脂蛋白血症：将血浆放在 4℃的冰箱中一晚，第二天发现等离子体表面是温和的白色，并且由于等离子体中微波（CM）的生长而使下层澄清。测量后，发现甘油三酯（TG）显著增加，并且 TC 通常正常或略微升高，这种类型在临床上很少见。

（2）Ⅱ a 型高脂蛋白血症：血浆中只有低密度脂蛋白（LDL）增高，外观澄清或轻微浑浊，血脂测定呈 TC 增高，TG 正常，此型临床上常见。

（3）Ⅱ b 型高脂蛋白血症：血浆中极低密度脂蛋白（VLDL）和 LDL 均增高，外观澄清或轻微浑浊，此型临床上相当常见。

（4）Ⅲ型高脂蛋白血症：又称家族性异常 β 脂蛋白血症，血浆中 CM 残粒和 VLDL 残粒增高，血浆外观浑浊，表面有奶油样层，血脂测定 TC 和 TG 均明显增高，此型在临床上很少见。

（5）Ⅳ型高脂蛋白血症：血浆中 VLDL 增高，并由于所含 TG 增高程度不同，血浆外观有奶油层样表层，化验呈 TG 水平明显增高，TC 正常或偏高。

（6）Ⅴ型高脂蛋白血症：血浆中 CM 和 VLDL 水平均增高，外观有奶油层样表层，下层浑浊，化验 TC 和 TG 均增高，但以 TG 增高为主。

Ⅱ b 型和Ⅳ型易混淆，测定 LDL-C 有助于鉴别，如低密度脂蛋白胆固醇（LDL-C）> 3.34 mmol/L（130 mg/dl），为Ⅱ b 型，否则为Ⅳ型。

尽管表型分类对于血脂异常的诊断和治疗是有用的，但是该过程是比较麻烦的。简易分型法将血脂异常分为了混合性血脂异常（TG 和 TC 升高），高甘油三酯血症和高胆固醇血症。

（二）继发于全身性疾病分类

继发性全身性疾病的分类可分为原发性和继发性高脂血症（高脂蛋白血症）。由糖尿病、甲状腺机能减退、肾病、某些药物等一些全身性疾病引起的血脂异常属于继发性高脂血症。排除为继发性后，它可以被诊断为原发性，并且已知一些原发性高脂血症是由遗传缺陷引起的，如缺乏引起高胆固醇血症的 LDL 受体基因；一些原因未知。老年继发性高脂血症常见原因如下：

（1）糖尿病。老年糖尿病患者特别是控制不良者经常伴有Ⅳ型高脂蛋白血症，表现为血清 TG、VLDL 水平增高，饭后尤其增高明显；HDL 水平降低，如无其他因素，血清 TC、LDL 并无特别增高。TG 严重增高者有急性胰腺炎的危险性。

（2）甲状腺功能减退（简称甲减）。在甲状腺功能减退症患者中，TC 血液水平增加，血液中的 TG 水平可能同时增加。甲状腺功能减退症可能影响脂蛋白代谢的各个方面，如脂蛋白脂蛋白活性（LPL）、LDL 代谢紊乱、LDL 受体功能下降、LDL 血浆衰减等，常表现为Ⅱa 或Ⅱb 型高脂蛋白血症。

（3）肾病。① 肾病综合征的血脂异常由脂蛋白降解障碍和合成过多双重机制引起。当尿蛋白排出量少时，以降解障碍为主；而当尿蛋白 > 10g/d 时，以合成增多为主，主要表现为血清 VLDL 和 LDL 增高，呈Ⅱb 型或Ⅳ型高脂血症。② 肾衰竭、经常透析、肾移植术后的患者常见血清 TG 增高，HDL 降低。

（4）药物。老年原发性高血压患者常服用降压药，降压药可影响血浆脂蛋白代谢，利尿剂可使 TC 和 TG 水平升高。β - 受体阻滞剂可增加 TG 并降低 HDL。大量长期进行糖皮质激素治疗可以促进脂肪分离，提高血浆 TC 和 TG 水平。

（5）其他。有肝、胆疾病的患者一般来说也会出现血脂异常的情况，除此之外，酗酒也是引起血脂异常的罪魁祸首。

（三）基因分类

随着科学技术的发展，一些血脂异常患者存在单个或多个遗传缺陷，并且有家庭团聚和明显的遗传倾向。它们在临床上被称为家族高脂血症，如家族高胆固醇血症、家族高甘油三酯血症和家族性 β 异常的异常。

二、诊断思路

血液生化检查是发现血脂异常的最常用手段。

（一）血脂

常规检查血浆 TC 和 TG 水平以确认血脂异常。TG 是所有脂蛋白中三酰基甘油的总和，TC 是所有血清脂蛋白中胆固醇的量。TC 和 TG 可随年龄增长而增高，男性至 60 岁、女性至 70 岁达最高峰。女性 TC 略高于男性，尤其在月经期、妊娠期和绝经期较高。目前认为中国人血清 TC 的合适范围为 < 5.20 mmol/L（200 mg/dL），5.23 ~ 5.69 mmol/L（201 ~ 219 mg/dL）为边缘增高，> 5.72 mmol/L（200 mg/dL）为增高。TG 的合适范围为 < 1.70 mmol/L（150 mg/dL），> 1.70 mmol/L（150 mg/dL）为增高。推荐用酶法测定 TC 和 TG。

（二）脂蛋白

禁食 12~14 h 后，收集血液将血浆置于 4℃的冰箱中过夜，然后观察分层和浑浊，以评估血浆中各种脂蛋白的变化。如果样品表面具有乳白色层，则表明高乳糜微粒血症；如果存在前 β 脂蛋白血症，则纯化血浆。通过沉淀测定高密度脂蛋白胆固醇（HDL-C）。通过可用的免疫测定法测量，LDL-C 更难以直接测量。通常，若血清中无 CM，且血清 TG < 4.5 mmol/L（400 mg/dL）时，可用公式计算，以 mmol/L 计，LDL-C = TC – HDL-C – TG/2.2[如以 mg/dL 计，则 LDL-C =（TC – HDL-C – TG）/5]。HDL-C > 1.04 mmol/L（40 mg/dL）为合适范围，< 0 ~ 91 mmol/L（35 mg/dl）为降低。LDL-C 的合适范围是 < 3.12 mmol/L（120 mg/dL），3.15 ~ 3.61 mmol/L（121 ~ 139 mg/dL）为边缘增高，> 3.64 mmol/L（140 mg/dL）为增高。在常规临床工作中不需要常规脂蛋白电泳，如果 TC 和 TG 血浆显著增加或减少，大多数类型的高脂蛋白血症可通过电泳结合脂质分析来确定。

三、临床治疗

（一）治疗原则

治疗血脂异常的主要目的是预防和治疗冠心病，因此，应根据冠心病和心血管疾病的风险因素及血液中的脂质水平评估治疗水平和目标脂质水平。血脂异常与饮食和生活方式密切相关，因此饮食疗法和改善生活方式是改善血脂异常的关键措施。

当使用药物进行降脂治疗时，有必要充分了解患者有无冠心病以及伴随的危险因素。根据血脂异常的类型和治疗目的，选择适当的降脂药物，并定期进行调脂疗效和药物不良反应的监测。在进行降脂治疗时，降低 LDL-C 应该是主要目标。在决定开始治疗并确定血脂的目标值时，应考虑与患者共存的主要疾病和风险因素，以便患者的血脂水平调整到适当的目标。

（二）治疗策略

对于一些临床患者，对其面临的风险因素和程度应进行分层全面评估。不同的患者应根据危险分层和血脂水平决定是否服用药物或改善生活方式。为了预防和治疗缺血性心脑血管疾病，在不同的危险人群中观察到开始药物治疗的 LDL-C 水平以及需要达到的 LDL-C 目标值有很大不同。

针对血脂异常的具体治疗措施如下所示。

1. 抗高脂血症

（1）三羟基三甲基戊二酰辅酶 A（HMG-CDA）还原酶抑制药，又称他汀类药。HMG-

CDA 还原酶是限制从胆固醇产物合成三羟基三甲基谷氨酸辅酶 A 的速率的酶。通过抑制该酶，降低细胞内游离胆固醇，并且该反应调节细胞表面上 LDL 受体的表达。增加细胞中 LDL 受体的数量，增加活性，并加速 VLDL 残留清除 [或中密度脂蛋白（IDL）] 和循环中的 LDL。此外，肝脏中的 VLDL 合成也可能受到阻碍。这些药物可降低 TC 和 LDL-C 的作用，同时降低 TG 和增加 HDL-C。因此，它们主要适用于高胆固醇血症，对轻度、中度以及重度甘油三酯有一定的作用。

（2）氯贝丁酯类和苯氧乙酸类，又称贝特类。由于人体的胆固醇生物合成基于乙酸，因此开发了一类氯贝丁酯的苯氧基乙酸衍生物及其类似物。这种类型的降血脂药物主要是降低三酰基甘油，可以显著降低低密度脂蛋白，可以调节高密度脂蛋白的水平，改变低密度脂蛋白的浓度，适用于高甘油三酯血症或混合性血脂异常，主要由 TG 升高引起。

临床可用的贝特类药物是非诺贝特（0.1 g 片剂，每天 3 次，微粉化胶囊 0.2 g，每日一次）；苯扎贝特 0.2 g，每日 3 次；吉非贝齐 0.6 g，每日 2 次。平均而言，贝特类药物可使 TC 从 6% 降至 15%，LDL-C 从 5% 降至 20%，TG 从 20% 降至 50%，HDL-C 从 10% 降至 20%。指标为高甘油三酯血症或混合性高脂血症和低密度脂蛋白血症，TG 升高。

（3）烟酸及其衍生物。烟酸是最早用于降低总体心血管死亡率的降脂药物之一，包括烟酸、烟酸酯和阿西莫辛，口服吸力好，生物利用度可达 95%，最大值可在 30~60 min 内达到，血浆蛋白结合率低，吸收后肝、肾、脂指数迅速分散，代谢产物和原生质体释放通过肾脏。烟酸具有速释剂和缓释剂的两种剂型，速释剂型具有很大的不良反应，目前，主要使用缓释剂。

缓释型烟酸片显示不良反应显著减少并且更耐受。患有轻度糖尿病直至缓和的患者持续没有显著的负面影响。通常的烟酸缓释片剂量为 1~2 g，每天一次。临床实践中一般建议在睡前服用，初始剂量为 0.375~0.5 g；4 周后，增加至 1 g/d 并逐渐增加至最大剂量 2 g/d。烟酸可使 TC 从 5% 降至 20%，LDL-C 从 5% 降至 25%，TG 从 20% 降至 50%，HDL-C 从 15% 降至 35%，适用于高甘油三酯血症、低密度脂蛋白血症或高 TG 血症的高脂血症。

（4）胆酸螯合剂。主要是一个碱性阴离子交换树脂，其在肠道内与胆汁酸结合，防止胆固醇和胆汁酸的吸收，促进其分泌并与粪便排出体内，并防止胆汁酸在胆固醇的再次吸收。通过反应机制刺激肝细胞膜表面上的 LDL 受体，以加速 LDL 血液中 LDL 的纯化，并降低血清中的 LDL-C 水平。

常用的胆汁酸螯合剂是考来烯胺（每天 4~16g，分 3 次服用）和螯合物（每天 5~20g，分 3 次服用）。胆汁酸螯合剂可使 TC 降低 15%~20%，使 LDL-C 降低 15%~30%；TG 没有明显下降，甚至可能会有所增长。临床研究证实，这些药物可以减少冠心病的主要冠状动脉事件和冠心病的死亡率。

胆汁酸螯合剂的常见不良反应包括胃肠道不适和便秘，这可能影响某些药物的吸收。这些药物的绝对矛盾是异常的 β 脂蛋白血症和 TG> 4.52 mmol / L（400 mg / dL），相对禁忌证为 TG > 2.26 mmol/L（200 mg/dL）。

（5）胆固醇吸收抑制剂。胆固醇吸收抑制剂依折麦布可以通过口服迅速被吸收，并广泛组合依折麦布—葡萄糖醛酸苷中，其作用于小肠细胞刷的边缘，能有效抑制胆固醇和植物固醇的吸收。通过减少肝脏中胆固醇的释放，促进 LDL 受体在肝脏的合成并加速 LDL 的代谢。

2. 手术治疗

手术治疗仅适用于常规治疗无效的其他患者，或极难治疗的个别高胆固醇血症，主要采用部分回肠末端切除术、门腔静脉血管分流术和肝移植术等，通过上述手术器械减少治疗肠道吸收胆固醇，降低患者的高胆固醇水平。手术费用昂贵，并且治疗效果并不是对任何患者都良好。少数患有纯合家族高胆固醇血症的患者可在常规治疗无效或患者出现阴性反应或药物排斥时考虑手术。

3. 透析治疗

透析疗法可将 LDL 从血流中移除通过血液体外转流，降低 TC 和 LDL-C，但不会降低 TG，也不会升高 HDL-C。透析治疗只能使 LDL-C 降低约 7 d，因此透析应每 7 d 重复一次。透析疗法是昂贵的且从血液中移除 LDL 时会去除有益的血液成分。

4. 基因治疗

使用重组特异性 DNA 在遗传水平上治疗遗传性疾病有多种方法，如替换突变基因或用正常基因测序，或将特定功能基因添加到特定细胞以抵消由异常基因引起的病理状况，也可以利用反转录核酸技术降低变异基因的表达。目前，我国的基因治疗尚不成熟，需要进一步研究和探讨。

四、护理规范

（一）总的干预理念

分析过去的生活方式和饮食习惯，应通过调整食用的脂肪和颜色来搭配食物的总量，而且素食和荤腥的结合应该合理。建议不要吃脂肪含量高的食物，如油炸食品，要加强日常锻炼。

（二）饮食干预护理

饮食中尽量避免饱和脂肪酸的摄入，减少猪油、黄油、肥羊肉、肥鸭等动物脂肪的摄入量，多吃含维生素 C 和纤维素的食物，如水果、蔬菜和谷物，同时限制饮食中糖产品的消费，少喝酒，少抽烟。

（三）运动护理

运动可以改善身体对待脂肪和胆固醇的方式，但一定要慢慢来，不要超过身体可以承受的运动量。在开始锻炼之前，最好咨询医生，以确保身体能够承受锻炼的计划，之后慢慢增加运动强度，每天达到 30min~1h。

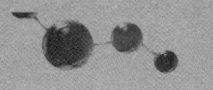

第三章 高血压病临床思路

高血压病是一种临床综合征，其特征是全身动脉压的增加，通常与心脏、脑、肾和视网膜的靶器官的损伤有关。高血压病可分为原发性和继发性两类。其中，原发性高血压占95%，是中风、冠心病、心力衰竭、肾功能衰竭和糖尿病的重要危险因素，是我国公共卫生的主要问题。根据流行病学研究的结果，高血压的患病率正在迅速增长。

高血压的定义是指体循环的动脉收缩压和/或舒张压的持续升高。2018 年 6 月 9 日欧洲高血压年会上公布了《2018ESC/ESH 高血压指南》（以下简称《指南》），指南中指出高血压标准为诊室血压 ≥ 140/90mmHg（1mmHg = 0.133kPa）时诊断高血压，130 ~ 139/ < 90mmHg 为血压升高，血压 < 120/80mmHg 为正常血压。

根据血压增高水平，可进一步分为高血压 1 、2 、3 级。140 ~ 159/90 ~ 99mmHg 为 1级高血压；160 ~ 179/100 ~ 109mmHg 为 2 级高血压；≥ 180/110mmHg 为 3 级高血压。我国规定高血压诊断必须以非药物状态下二次或二次以上非同日多次重复血压测定所得的平均值为依据，偶然测的一次血压升高不能诊断高血压。

第一节 原发性高血压

根据目前的医学发展水平和检查方法，可以找到确切的血压升高原因，即所谓的继发性高血压。相比之下，无法找到确切的血压升高原因被称为原发性高血压。大多数高血压患者是原发性高血压，但原发性高血压的诊断首先必须排除继发性高血压。目前，继发性高血压占高血压患者的 5%~10%，但随着医学发展和检查方法的不断发展，继发性高血压的比例将继续增加，原发性高血压的比例将继续下降。

原发性高血压是由遗传和环境因素共同引起的。2005 年，美国高血压学会（ASH）提出高血压是一种心血管疾病，由于多种原因导致血管和血管的功能和结构发生变化。因此，治疗原发性高血压的主要目的是尽量减少死亡和心血管衰竭的总体风险。

一、疾病特征

大多数原发性高血压患者见于中老年人，疾病的过程持续十多年到几十年。早期症状很少，大约一半的患者在体检或其他医疗期间测量了血压，偶尔会发现血压升高，许多高血压患者会产生各种神经系统症状，如头晕、头胀、失眠、健忘、耳鸣、疲劳、梦境、神经过敏。50%的高血压患者，需要对头痛或心悸进行治疗，并且许多患者在出现高血压的严重并发症和对器官的功能或器官损伤之前不需要医学治疗。

二、诊断思路

（一）病史问诊要点

该疾病的咨询点主要针对高血压的特定临床表现，伴随症状及是否存在原发性高血压引起的靶器官损伤的临床表现。诊断医生应重点询问患者有无导致原发性高血压的危险因素、糖尿病、服药史及其他心血管危险因素如无高血压等疾病家族史。

（二）常规检查

1. 24h 动态血压监测

医生诊断时只能评估患者就诊时的血压，测量结果会受患者的状态、时间、精神状况和药物等各种因素的干扰，因此只靠一次的血压测量来评估患者的血压水平是不够的，需要进行动态血压监测，以便更准确地评估患者的血压。

通过仪器自动测量 24h 动态血压监测，测量间隔为每天 15、20 或 30min，夜间压力测量可延长至 30 或 60min。动态血压的正常速率是平均 24h 血压 <130/80 mmHg，平均每日血压 <135/85 mmHg，夜间血压的性质 <120/70 mmHg。动态血压监测可用于检测和诊断高白细胞层、隐匿性高血压、高血压病因检查、血压分级、昼夜节律、短期变化和服药治疗的效果。县级医院应促进动态血压测试，以准确评估患者的血压水平，并提供更好的治疗策略。

2. 实验室检查

（1）血细胞分析，尿液分析。

（2）肝肾功能、电解质（钠、钾、氧）。

（3）甲状腺功能。

（4）高度怀疑继发性高血压的患者还应进行血尿醛固酮、肾素、皮质醇及血尿儿茶酚胺等检查。

（5）糖耐量受损或空腹血糖受损。血脂异常：总胆固醇 > 5.7 mmol/L（220 mg/dL）、低密度脂蛋白胆固醇（LDL）> 3.3 mmo/L（130 mg/dL）或高密度脂蛋白胆固醇（HDL）< 1.0 mmol/L（40 mg/dL）。

原发性高血压患者应重点评估上述危险因素，但并不限于上述因素，如血尿酸水平、三酰甘油水平等对原发性高血压患者综合危险因素的评估同样有重要意义。

3. 靶器官损害的评估

（1）心电图评估左心室肥厚。Sokolow-Lyon 指数（$SV_1 + RV_5$ 或 RV_6）> 38 mm（男性 > 4.0 mV，女性 > 3.5 mV）或 Cornell（$RaVL + SV_3$）> 2 440 mm·ms（男性 > 2.8 mV，

女性 > 2.0 mV）。有条件的医院可进一步行超声心动图检查，更准确地评估患者心脏情况，超声心动图诊断左心室肥厚的标准是：左心室质量指数男性 > 125 g/m²，女性 > 120 g/m²。

（2）颈动脉超声内中膜厚度（IMT）≥ 0.9 mm 或动脉粥样硬化斑块。

（3）颈—股动脉脉搏波传导速度 ≥ 12 m/s，可在有条件的医院进行。

（4）踝臂指数（ABI）< 0.9，可在有条件的医院进行。

（5）eGFR < 60 mL/(min·1.73m²) 或血肌酐轻度升高 115 ~ 133 μmol/L（1.3 ~ 1.5 mg/dL，男性），107 ~ 124 μmo/L（1.2 ~ 1.4 mg/dL，女性）。

（6）尿白蛋白 30 ~ 300 mg/24h 或白蛋白/肌酐 ≥ 30 mg/g。

三、临床治疗

（一）生活方式改善

治疗性生活方式改变是高血压治疗的基础，主要包括① 减轻体重，尽可能将体质指数控制在 24 kg/m² 以内。② 减少钠盐摄入，每人每天食盐量以不超过 6 g 为宜。③ 减少脂肪摄入，少吃或不吃肥肉及动物内脏。④ 戒烟，限酒。⑤ 增加体育运动，有利于减轻体重、改善胰岛素抵抗，提高心血管调节能力。⑥ 减轻精神压力，保持心态平衡。

（二）药物治疗

降压药物治疗的时机包括① 高危、很高危或 3 级高血压患者，应立即开始降压药物的治疗。② 确诊的 2 级高血压患者，应考虑开始药物治疗。③ 1 级高血压患者，可在生活方式干预数周后，血压仍 > 140/90 mmHg 时再开始降压药物治疗。

抗高血压药物应遵循以下三个原则。① 选择长效制剂：尽可能长时间使用长效药物，可持续 24 小时降压作用，这样可以有效控制夜间和清晨的血压，预防心脑血管并发症。② 组合药物：在治疗效果不明显的情况下，可以使用两种或更多种抗高血压药物的组合。临床上，对于患有原发性 2 级或更高的高血压的患者，最初可以联合治疗。③ 如果血压未达到标准水平，可考虑增加治疗剂量或使用 3 种以上的抗高血压药物。

（三）介入与手术

患者应该在改善自身生活方式的基础上，用最佳和可耐受剂量的三种或更多种抗高血压药物（包括利尿剂）的组合，在一定时间内（至少多于 1 个月）根据药物调节，血压尚未达到标准水平，或者服用 4 种或更多种抗高血压药物才能使血压下降的称为难治性高血压。难治性高血压的主要病理生理机制包括肾素—血管紧张素—醛固酮系统活性延长，水钠维持和交感神经系统过度活化。

肾在难治性高血压的发病机制中起重要作用。交感神经局部神经的过度激活也是难治性高血压的重要病理生理机制。因此，阻断良性肾神经可能成为治疗难治性高血压的有效方法。简单性 HTN-1 和 Simplicity HTN-2 研究表明，经皮放射性药物异常肾脏（RDN）消融可以安全有效地治疗难治性高血压。然而，在随后的 Simplicity HTN-3 研究中，与假手术相比，RDN 并未进一步降低难治性高血压患者的血压，因此，RDN 在高血压领域的治疗作用仍然值得怀疑。

四、护理规范

（一）日常注意事项

患者要注意休息和改善身体活动，调整生活节奏、良好的休息和充足的睡眠可以恢复轻度高血压。因此，高血压初期可不限制一般的体力活动；血压较高、症状较多或有并发症的患者应卧床休息，避免体力和脑力的过度兴奋。

（二）用药注意事项

药物一般从小剂量开始，可以与一些药物合用，以增加疗效，减少不良反应，根据医生的建议调整，不增加或减少和替代药物，一般患者需要长期药物。血压不应太快降低，因为它可以减少组织供应，尤其是老年人，可能会因低血压而影响大脑的血液供应；一些抗高血压药物可引起直立性低血压，应引导患者改变位置时缓慢移动。

第二节　继发性高血压

继发性高血压占高血压人群的 5% 左右，在临床诊治过程中如存在下列情况应高度怀疑继发性高血压。① 对治疗的反应差。② 既往血压稳定的患者血压难以控制。③ 重度高血压（SBP/DBP > 180/110 mmHg）。④ 20 岁前或 50 岁后发生高血压、高血压靶器官损害显著。⑤ 无高血压家族史。⑥ 病史、体检或实验室检查提示继发性高血压。

一、疾病特征

（1）年轻患者的发病年龄 < 30 岁，但血压水平呈中、重度升高。

（2）老年患者原来血压正常或规律服用降压药物下血压控制平稳，但突然出现了高血压或原有降压药物疗效下降。

（3）血压的波动性大，药物治疗反应差，发作性、难治性或难以控制的高血压。

（4）急进性和恶性高血压，器官损害严重与高血压病程不相符。

（5）合并有如下的症状：① 打鼾者，特别是睡眠时反复出现呼吸暂停、多梦、清晨头痛。② 腰痛、泡沫尿、肉眼血尿或镜下血尿。③ 肌无力、夜尿增多、周期性瘫痪。④ 阵发性高血压伴头痛、心悸、大汗淋漓。⑤ 失眠、烦躁、易怒、忧郁等精神心理行为异常。⑥ 明显的怕热、多汗、消瘦。⑦ 体重增加，月经失调，性功能减退，第二性征发育异常等。

（6）体征方面合并有：① 体重异常增加或减少。② 皮肤苍白、潮湿或多汗、皮疹、网状青斑。③ 多血质面容、口唇甲床发绀、舌体大伴有齿痕、咽腔狭小。④ 颈部或腹部闻及粗糙的血管杂音。⑤ 腱反射减弱。⑥ 第二性征发育异常。⑦ 双侧上肢血压相差 > 20 mmHg，下肢血压明显低于上肢。⑧ 肢体脉搏不对称，动脉搏动减弱或消失等。

实验室检查合并有血常规、尿常规、血糖、电解质、肝肾功能，血沉、C- 反应蛋白、夜间血氧饱和度、双肾、眼底异常的高血压患者。

二、诊断思路

（一）病史问诊要点

当问及病史时应该注意患者是否正在服用降压药，是否有夜间睡眠障碍、夜尿增多，是否有周期性瘫痪，是否有出汗、心悸、面色苍白等情况、排尿困难，贫血和水肿，如果患者服用抗高血压药物，是否月经异常或者服用甘草制剂，类固醇和避孕药。

（二）常规检查

1. 体格检查

高血压患者的体格检查应注意以下几个问题，即眼底是否为 Keith-Wagener 等级；血管是否有杂音或病变，脉搏状态；自主神经反射；是否能在腹部和腰部听到血管的杂音；体形、四肢、皮肤状况：上肢和下肢的血压状况；腹部脂肪状况。

2. 辅助检查

血、尿常规；血电解质（钠、钾、氯）、肌酐、尿酸、血糖、血脂；尿蛋白 24h 的量或白蛋白 / 肌酸酐尿（ACR）的比率，检测尿液沉渣 12h，蛋白尿、血尿和白细胞增多，有必要进行中段尿细菌培养，尿蛋白电泳，尿相差显微镜，清除尿蛋白，红细胞来源，排除感染；B 超检查肾脏，了解肾脏大小、形态和肿瘤存在与否，如果肾脏的体积和形状不规则或者发现肿瘤，应进一步诊断 CTA / MRA 肾动脉以检查病因，有条件的医院可以进行肾钻孔的病理检查。上述测试点可为评估继发性高血压是否反映高血压患者更频繁的代谢异常提供有力依据，也可部分反映对靶器官的损伤。此外，肾上腺 CT，24h 动态血压监测对于检查继发性高血压也很重要。特别是 24h 动态血压监测可以观察血压水平、降压治疗效果、血压变化的规律和特征，为继发性高血压的检出提供重要的线索。通过观察分析动态血压检测中高血压发生的时间段、体位变化血压数值、血压节律性及变异性特点，不但可以明确患者是否有合并性高血压、隐匿性高血压，而且可以排除假性顽固型高血压。

当初步调查显示继发性高血压的可能性时，可以根据患者的现状进一步追溯继发性高血压的原因，并且可以结束对高血压的检查。

三、临床治疗

（一）肾实质性病变导致的高血压

肾病应积极治疗，以减缓肾脏疾病的进展，但慢性肾病患者的血压往往难以有效控制。血管紧张素转换酶受体拮抗剂或抑制剂可能适用于患有肾脏疾病或患有大量蛋白尿的糖尿病患者，但应注意最后阶段肾病患者可进一步增加肌酐水平和尿素中的氮，甚至高钾血症，可以使用钙离子拮抗剂或 β-受体阻断剂。

（二）肾血管性高血压

继发于肾动脉粥样硬化或多动脉引起的肾动脉粥样硬化的高血压，通常来说，药物治疗效果不尽如人意。钙离子拮抗剂、α 和 β-受体阻滞剂、直接血管扩张剂等药物可用于控制血压。对于单侧肾动脉狭窄患者，可以谨慎使用血管紧张素转换酶抑制剂或受体拮抗剂。经皮肾动脉球囊扩张加血管支架置入可有效缓解肾缺血，降低血压。如果肾功能的一侧被彻底根除，手术切除功能失调的肾脏有助于控制血压。

（三）主动脉缩窄

药物治疗无效并且导致主动脉缩窄的远端处的血压进一步降低，一旦明确诊断，应尽快进行手术，并且一些患者可能会受到干扰。

（四）内分泌疾病

垂体和异位促肾上腺皮质激素分泌，肾上腺瘤或腺癌，双侧肾上腺切除术是根本措施，也可以使用垂体放射疗法，通常使用 ^{60} 钴或直线加速器进行外部辐射，但它通常用作手术的辅助治疗。药物治疗常用于无效或术后辅助治疗，药物包括密妥坦、氨鲁米特、甲吡酮等皮质醇合成酶抑制剂以及 5-羟色胺拮抗剂赛庚啶等，但疗效尚不确定。一些肾上腺疾病如嗜铬细胞瘤可通过手术切除治愈，药物则以 α-受体阻滞剂酚妥拉明为首先。原发性醛固酮增多症可能需要使用螺内酯。

甲状腺或甲状旁腺疾病应主要行原发病治疗，抗高血压药物仅用作原发病治疗的辅助药物。

（五）睡眠呼吸暂停综合征

应该针对睡眠呼吸暂停的原因进行治疗，周围睡眠综合征可以被认为是缓解呼吸道，如果是中央型或混合型，可以在夜间睡眠时使用呼吸机。此外，控制体重和减轻体重也可以帮助控制血压。

四、护理规范

继发性高血压是一种定义明确的高压，常伴有头晕、头痛、颈部紧张、疲劳、心悸等症状，大部分症状可缓解，并在压力或疲劳后变得更加严重，也可能出现严重的症状，如视力模糊和鼻子出血等。针对上述症状，高血压患者应注意以下护理规范。

（一）控制体重

通常，体重减轻主要通过控制饮食和增加运动来实现。在饮食控制过程中，减少卡路里摄入量和盐摄入量有助于降低血压，增加体力活动也能对降低血压有益。

深入研究表明，与血压水平相关联是身体的脂肪容量而不是体重本身。骨矿物质含量和骨骼肌容量增加都可以增加体重，但不会导致血压升高。脂肪百分比越高，体重与血压之间的关系就越接近，因此，降低血压水平，最重要的是减少体内脂肪含量。

（二）进食多糖类碳水化合物

高血压患者应多进食薯类食品，如牛奶、面粉、大米、红薯等，特别是玉米、燕麦片、荞麦、甜瓜等含有更多膳食纤维的食物可促进肠胃蠕动，有助于消除胆固醇。继发性高血压患者应少吃含有单糖和二糖的食物，如蔗糖和果糖，以防止血脂的生长。继发性高血压患者每日摄入的脂肪不超过50g，应选择富含不饱和脂肪酸的脂肪酸和肉类，它们可以减少动脉粥样硬化的发生，增加微血管弹性，可以预防高血压并发症的出现。此外，脱脂牛奶、酸味、海鱼等也对降低血压有一定的作用。

（三）调畅情志

高血压患者应多保持轻松愉快的心情，避免过度紧张，工作1 h后最好休息5~10 min，可以通过锻炼和散步来调整神经。当人处于愤怒状态时，必须转移注意力，以轻松愉快的方式放松自己的情绪，避免情绪激动，预防脑出血。

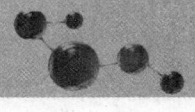

第四章　心力衰竭临床思路

第一节　急性心力衰竭

急性心力衰竭是一组多种病因引起的急性临床综合征，急性心力衰竭症状和体征迅速发生或急性加重，常常危及生命，需要立即进行医疗干预。急性心力衰竭治疗需要包括急诊医师、心内科医师、重症医师、护士和其他医护人员共同协作。

第一次突然发生的心力衰竭症状和体征称为新发心力衰竭，如大面积急性心肌梗死，严重急性心肌炎，急性心脏瓣膜衰竭可导致急性左心衰竭，急性肺栓塞可导致急性炎症。急性和慢性心力衰竭是相对的，大多数急性心力衰竭患者在治疗后已部分缓解并转为慢性心力衰竭，患有慢性衰竭的患者通常需要住院治疗。

大多数急性心力衰竭患者在紧急情况下血压正常或升高，伴有失血症状或体征。然而，由于低心排血量而出现症状性低血压或低灌注的患者相对较少，但这些患者的预后非常差，多在急诊重症监护病房（ECU）和重症监护病房（ICU）。因此，准确评估病情是合理治疗急性心力衰竭的前提和基础。

一、疾病特征

（一）心源性急性心衰

（1）急性左心衰：急性左心衰是左心急性心力衰竭的缩写。临床表现为严重的呼吸困难、发绀、粉红色泡沫唾液、咳嗽、出汗、肺部底部可听到水泡音，如果病情很严重，可能导致昏迷，甚至死亡。

（2）急性右心衰：主要是由于右心室功能障碍，多发生于肺心病、三尖瓣或肺动脉瓣疾病，并且常常伴有继发于左心衰竭。此时，心排血量减少，静脉压增加，常伴有下肢水肿，严重者可出现全身水肿。

（二）非心源性急性心衰

无心脏病患者可由于高心排出量状态（甲亢危象、贫血、感染性败血症）、快速大量输液导致容量陡增、急性肺静脉压显著增高（药物治疗缺乏依从性、容量负荷过重、大手术后、急性肾功能减退、吸毒、酗酒、哮喘、急性肺栓塞）等引起急性肺水肿。

二、诊断思路

（一）病史问诊要点

因急性心力衰竭患者就诊时，常表现为急性呼吸困难。因此，在问诊期间，需要了解发生急性呼吸困难的发病情况、呼吸困难特征、伴随症状、既往病史，并确定是否存在急性心力衰竭及病情的严重程度。患有严重疾病的患者应注意咨询，详细描述病史。急性心力衰竭不是最后的诊断，有必要通过认真的咨询和适当的检查，进一步明确急性心力衰竭的原因。在急性心力衰竭的诊断和治疗中，应先确定症状或临床原因。

（二）常规检查

1. 体格检查

（1）首先判断心肺功能的不稳定程度。① 客观定量评估呼吸困难的严重程度，包括呼吸频率、平卧位不耐受程度、呼吸费力程度以及低氧程度。② 血压。③ 心律及心率。④ 体温情况，是否存在低灌注征象（如四肢厥冷、脉压变窄或精神淡漠）。

（2）评估患者是否存在容量负荷过重，包括下肢和骶部水肿、啰音、颈静脉充盈、静脉压、肝 - 颈静脉回流征。

（3）心脏体征（心界、心尖冲动、心率、心律、心脏杂音、奔马律）。

（4）肺部体征（气管位置、呼吸音、肺部啰音、胸腔积液）。

（5）注意有无急性冠状动脉综合征、高血压急症、严重心律失常、心脏急性机械并发症、急性肺栓塞的相应体征。

2. 辅助检查

急查心电图、血钠尿钠水平（如 BNP 或 NT-proBNP）、肌钙蛋白、BUN（或尿素）、肌酐、电解质、血糖、全血细胞计数、肝功能检查、促甲状腺激素、D- 聚体检测、胸部 X 线片。

所有患者都需要检查血浆利尿钠肽水平（BNP，NT-proBNP）以鉴定非心脏性呼吸困难。对于有血流动力学不稳定的急性心力衰竭患者，建议立即检查心电图；对于心脏结构和功能不清楚或临床上可疑心脏结构和功能改变的患者，建议在入院后 48 h 内进行超声检查和心电图检查。

对于疑似急性心力衰竭，应尽可能清楚：① 循环是否稳定，灌注是否不足。② 容量状态。③ 是否存在急性心力衰竭的刺激和（或）并发症。之后评估所涉及的患者的心脏功能（Kilip 分级，Forrester 分类和临床分类）。

2016 年 ESC 心力衰竭指南重申血流动力学的重要地位，根据患者临床状况及是否存在淤血（干、湿）和低灌注（冷、吸），将急性心力衰竭分成四类（见表4-1），这一分类对临床治疗有指导作用。

表 4-1 急性心力衰竭的临床分类

	无淤血体征	有淤血体征
无低灌注	暖，干	暖，湿
存在低灌注	冷，干	冷，湿

注：① 淤血体征：肺淤血、呼吸困难、双肺底水泡音、颈静脉充盈或怒张、四肢水肿、淤血性肝大、胃肠道淤血、腹腔积液。② 低灌注体征：四肢冰凉、少尿、意识模糊、头晕、脉压小。

（三）鉴别诊断

支气管哮喘常发生在儿童或青少年身上，它的特点是周期性喘息，具有季节性。当发作时，两个肺部充满喘息声，大多数在呼气阶段，可以自行缓解或者利用支气管扩张剂后缓解，等缓解过后，症状就会自动消失，此病通常有家族史或个人过敏史。

三、临床治疗

（一）治疗目标

缓解急性心力衰竭临床症状，改善血流动力学，维护重要脏器功能，避免心肾功能进一步损害。

（二）急性心力衰竭的早期处理及流程

1. 监护

持续测量心率、呼吸、血压、血氧饱和度，监测体温、出入量，每日监测电解质和肾功能。

2. 出入量管理

肺淤血和水肿明显患者应严格限制饮水量和静脉滴注。在负平衡下，应注意预防低血糖，低钾血症和低钠血症，同时，限制钠的量 <2 g/d。

3. 体位

静息时明显呼吸困难者应半坐卧位或端坐位，双腿下垂以减少回心血量，降低心脏前负荷。

4. 吸氧

适用于低氧血症和呼吸困难明显者，特别是指端血氧饱和度小于 90% 的患者，并且应该尽快使用，患者 SaO_2 > 95%（伴 COPD 者 SaO_2 > 90%）。没有低氧血症的患者不应常规使用，并可能引起血管收缩并降低心排血量。吸氧方式有：① 鼻导管氧气，低氧水平（1~2 L/min），如果没有 CO_2 保留，氧气流量可根据 SaO_2 以 6~8 L/min 调节。② 氧气面罩，用于呼吸系统碱中毒的患者。此外，还可以使用通风无创或气管内风扇辅助呼吸机。

5. 吗啡

吗啡可减少急性肺水肿患者焦虑和呼吸困难引起的痛苦，使用后应密切观察疗效和呼吸抑制的不良反应。

6. 静脉襻利尿药

急性心力衰竭伴肺循环和（或）体循环明显淤血以及容量负荷过重的患者，及早静脉应用襻利尿药，如呋塞米、托拉塞米和布美他尼。新发展的心力衰竭或在访视前未使用利尿剂的患者，20~40 mg 静脉呋塞米；慢性心力衰竭长期口服利尿药治疗者，首次呋塞米静脉应用剂量至少应等同于口服剂量，使用后应监测不良反应，包括电解质紊乱、低血压、肾功能恶化、代谢性碱中毒、尿酸升高。

7. 血管扩张剂

血管扩张剂降低左右心室充盈压和全身血管阻力，作为缓解症状的初始治疗，收缩压是评估此类药物适宜性的重要指标。收缩压 > 110 mmHg 的急性心力衰竭患者通常可以安全使用；收缩压为 90~110 mmHg 的患者应谨慎使用；收缩压 <90 mmHg 的患者常伴有严重的瓣膜狭窄，肥厚性梗阻性心肌病禁忌使用此类药物。舌下和静脉注射硝酸盐类药物适用于心力衰竭的 ACS 患者；硝普钠用于高血压、急性主动脉瓣关闭不全、急性二尖瓣关闭不全、急性室间隔穿孔患者。奈西立肽（重组 BNP 人）有血管扩张剂、利钠、利尿、拮抗肾素 – 血管紧张素 – 醛固酮系统（RAAS）和交感神经作用。

8. 正性肌力药

正性肌力药物主要用于持续低血压（收缩压 < 85 mmHg）、心源性休克、心排血量和循环血流显著减少、外周和重要脏器低灌注的患者，改善急性心力衰竭的血流动力学和临床症状，确保重要器官的血液供应，常用药物包括多巴胺、左西孟旦、多巴酚丁胺。

现有的医学研究表明，正性肌力药物不能改善预后。此类药物的临床应用的利弊需要综合评估，如是否对灌注不足进行了全面测量。对于短期使用，血压降低伴低心排血量或低灌注时应尽早使用，并应在器官灌注恢复和（或）循环淤血减轻后立即停止降低。医生应根据患者的临床反应调整药物剂量和静脉输注速度，强调个体化，治疗期间应继续进行心电监护和血压监测，当发生阴性反应时，按时调整剂量。

9. 血管收缩药

服用了正性肌力药物出现心源性休克或者出现合并显著的低血压状态的患者，可以用血管加压药治疗作为暂时保持体内的循环血压和终末器官灌注的措施。外周动脉血管收缩显著药包括去甲肾上腺素、肾上腺素、高剂量的多巴胺 [> 5 pg /（kg·min）] 和加压素。去甲肾上腺素的使用办法有：① 静脉滴注，用 5% 葡萄糖或注射氯化钠注射液稀释后，刚开始以 2~4 μg/ min 输注，并迅速调整剂量使血压上升至理想水平，维持剂量 2~4 μg/ min，若剂量 >25 μg/ min，应及时采取其他抗休克措施。② 静脉推注，重症患者可在 10 mL 静脉推注中稀释药物 1~2 mg，可根据血压调整，等待血压升高，改为静脉维持。

10.抗凝治疗

如低分子肝素，建议用于深静脉血栓和肺栓塞高危，且无抗凝禁忌患者。

11.改善预后的药物

射血分数下降的心力衰竭患者出现失代偿，并且伴有心力衰竭恶化。如果没有血流动力学不稳定或禁忌证，可以继续优化药物治疗计划。例如，ACEI／ARB、β-受体阻滞剂和醛固酮受体拮抗剂用于射血分数降低，但血流动力学不稳定的心力衰竭患者（SBP＜85 mmHg，心率＜50 次／min，钾＞5.5 mmol／L）或严重肾功能不全者应停药。β-受体阻滞剂可继续用于急性心力衰竭患者，但在心源性休克时应停用。对于新发心力衰竭的患者，在血流动力学稳定后，应给予上述药物以改善心力衰竭的预后。

12.非药物治疗

非药物治疗包括主动脉内球囊反搏（IABP）、机械通气、血液净化治疗等。

四、护理规范

（一）气体交换受损

气体交换受损与急性肺水肿有关。

（1）立即协助患者取坐位，双腿下垂，以减少回心血量而减轻肺水肿，减轻心脏负荷。

（2）氧疗：给予高流量氧气吸入，6~8L／min，并通过 30%~50% 的乙醇湿化，从而在肺泡内泡沫的表面张力降低而破裂，以利于改善肺泡通气。但是，应该注意吸氧的时间不应太长，要间歇使用。如果动脉血氧分压 <60 mmHg 时，应予机械通气辅助呼吸，包括连续气道正压通气（CPAP）或无创性正压机械通气（NIPPV）。如有必要，可以使用气管插管通气支持，保证气道通畅。

（3）状态监测。首先，密切监测患者意识、心理状况、呼吸频率和深度。其次，观察患者的咳嗽，唾液的性质、数量和颜色，帮助患者排出唾液并保持呼吸道畅通。第三，观察肤色和患者体温。第四，立即检查患者肺部的变化。第五，监测血气分析和血液生化结果。第六，监测浮动导管的血流动力学参数的变化，以确定药物功效和疾病进展。

（4）治疗。遵医嘱，正确及时使用药物，在用药过程中应注意病情监测。例如，使用吗啡时，请注意患者是否患有呼吸抑制或心动过缓；使用利尿剂时，应严格记录尿量；使用血管扩张剂时，要注意滴注速度和血压的变化，以防止低血压出现。

（二）害怕

恐惧与疾病的增加和对疾病预后的恐惧有关。

（1）鼓励患者表达内心感受并分析恐惧的原因。

（2）简要说明患者的病因、临床表现、治疗措施以及使用监测设备的必要性。

（3）医务人员应当在抢救过程中放松，使患者产生信任感和安全感，不讨论患者之前的情况，减少误解。

（4）帮助患者调整心理，如深呼吸、放松疗法等，给患者解释恐惧状态下的不利影响，如增加心脏负荷诱发的心律失常，易怒支气管痉挛等，使患者积极配合，保持情绪稳定。

（5）遵医嘱使用吗啡镇静，迅速正确地执行医嘱，控制病情，解除患者的痛苦。

第二节　慢性心力衰竭

慢性心力衰竭是导致患有心血管疾病的人死亡的最大原因，而大多数心血管疾病只是其前期的一种病症表现而已。我国的心血管疾病的得病构成与西方国家有所不同，西方多以高血压和心脏病较为多见，而我国以心瓣膜病为主。但如今高血压和冠心病已经成为心血管疾病的常见发病原因。

一、疾病特征

心衰的临床表现主要为体循环、肺循环淤血和心排出量降低引起的症状和体征。

（一）左心衰竭

1.临床表现

左心衰竭主要表现为肺循环淤血和心排出量降低所致的临床综合征，临床上常出现如下表现。

（1）呼吸困难：呼吸困难是左心衰的主要症状，由于肺循环淤血，肺顺应性降低，患者可表现为不同程度的呼吸困难。

心力衰竭患者常有三种不同的呼吸困难形式。①劳力性呼吸困难：在重体力活动时发生呼吸困难，休息后可自行缓解。不同程度运动量引发的呼吸困难，预示心衰的程度不同。②夜间阵发性呼吸困难：患者在夜间突然憋醒，感到窒息和恐怖并迅速坐起，需要 30 min 或更长时间方能缓解。其发生机制与平卧睡眠后回心血量增加、迷走神经张力增高，小支气管痉挛以及膈肌抬高、肺活量减少等因素有关。③端坐呼吸：平卧几分钟后出现呼吸困难，需要坐位，仍然气喘。其发生机制是左心室舒张末期压力增高，使肺静脉和肺毛细血管压进一步增高，引起间质性肺水肿，增加气道阻力、降低肺顺应性、加重呼吸困难。

（2）咳嗽、咳痰和咳血：咳嗽是较早发生的症状，是肺淤血时气道受刺激的反应，常发生在夜间，坐位或立位时咳嗽缓解。咳痰可表现为白色泡沫样，痰带血丝或粉红色泡沫样痰。肺毛细血管压很高时，肺泡出现浆液性分泌物，痰带血丝提示肺微血管破损，血浆渗入肺泡时出现粉红色泡沫样痰。

（3）体力下降、乏力和虚弱：左心室排出量降低不能满足外周组织器官灌注，引起乏力等症状；老年人还可以出现意识障碍、记忆力减退、焦虑、失眠等精神症状。

（4）排尿方面的情况。一般会出现排尿增多或者减少的情况，不同的情况其发生原因是不同的。如果夜尿变多，是因为心脏早期的血流出现了重新分布；如果排尿减少，可能是由于肾脏的血流量不够，甚至肾脏出现病变。

2.体征

（1）肺部体征。肺部湿性啰音是左心衰的主要体征。劳力性呼吸困难时可闻及肺底少许湿性啰音，夜间阵发性呼吸困难时两肺有较多湿性啰音，急性肺水肿时两肺满布湿啰音、且常伴哮鸣音。间质性肺水肿时，呼吸音减低，肺部可无干湿性啰音。约1/4左心衰患者发生胸腔积液征。

（2）心脏体征：心尖冲动点左下移位，提示左心室扩大。心率加快，舒张早期奔马律（或病理性 S_3 心音）、P_2 亢进，心功能改善后 P_2 变弱，见于急性心肌损害，如急性重症心肌炎、急性心肌梗死、急性心衰发作时。心尖部可闻及收缩期杂音，见于左心室扩大引起相对性二尖瓣关闭不全、瓣膜或腱索断裂引起二尖瓣关闭不全。交替脉见于左心室射血分数增加引起的心衰，如高血压、主动脉瓣狭窄等。

（3）一般体征：严重心衰患者可出现口唇发绀、黄疸、颧部潮红、脉压减小、动脉收缩压下降、心率加快。交感神经活性增高可造成窦性心动过速及心律失常，同时外周血管收缩，表现为四肢末梢苍白、发冷、指趾发绀。

（二）右心衰竭

1.临床症状

主要表现为体循环淤血为主的临床综合征。

（1）消化系统症状：由长期胃肠道淤血引起食欲减退、腹胀、恶心、呕吐、便秘、上腹痛等症状。由肝淤血、肿大，肝包膜被牵拉导致右上腹饱胀、肝区疼痛。长期肝淤血可导致心源性肝硬化。

（2）泌尿系统症状：白天少尿、夜间多尿，见于肾脏淤血引起肾功能减退，可出现少量蛋白尿、透明或颗粒管型、红细胞，血尿素氮升高。

（3）呼吸困难：单纯右心衰可表现轻度气喘，主要由于右心室扩大限制左室充盈、肺淤血所致。二尖瓣狭窄发生右心衰时，因存在肺淤血，可出现轻度呼吸困难。

2.体征

右心衰可表现出体循环淤血的体征。

（1）颈外静脉体征：肝-颈静脉反流征是轻度右心衰时按压右上腹，使回心血量增加，出现颈外静脉充盈。颈外静脉充盈是右心衰时静脉压显著升高的征象，有助于与其他原因引起的肝大相区别。

（2）肝大和压痛：淤血性肝大和压痛常发生在皮下水肿之前，右心衰短时间迅速加重，肝脏急剧增大，肝包膜被牵拉可出现压痛，另可出现黄疸、氨基转移酶升高。

（3）水肿：水肿是右心衰的典型体征，发生于颈外静脉充盈和肝大之后。首先出现足、踝、胫骨前水肿，向上蔓延及全身，发展缓慢。早期白天站立后出现水肿，平卧休息后消失；晚期出现全身性凹陷性水肿，长期卧床患者表现为腰骶部和下肢水肿。伴有血浆白蛋白过低时，出现颜面水肿，提示预后不良。

（4）胸水和腹水：一般双侧胸水多见，常以右侧为甚，也可表现单纯右侧胸腔积液，主要与体静脉和肺静脉压同时升高、胸膜毛细血管通透性增加有关。腹水见于病程晚期，与心源性肝硬化有关。

（5）心脏体征：心率加快，胸骨下部左缘或剑突下可见明显搏动，提示右心室肥厚和右心室扩大。三尖瓣听诊区可闻及右室舒张期奔马律、收缩期杂音，提示心肌损害、相对性三尖瓣关闭不全。右心衰多由左心衰引起，可见全心扩大征象。

（6）其他：发绀多为外周性，严重、持久的右心衰可有心包积液、脉压降低或奇脉等体征。

（三）全心衰竭

全心衰见于心脏病晚期，病情危重。同时具有左、右心衰的临床表现，由左心衰并发右心衰患者，左心衰症状和体征有所减轻。

二、诊断思路

（一）病史问诊要点

问诊病史主要包括时间、程度、原因、加重因素、活动的可持续性、伴随呼吸困难和水肿的症状，如果有基础心脏疾病和肺部疾病，有高血压、糖尿病、血脂异常、深血栓形成，要先联系相关风险因素，然后诊断和治疗疾病。

除了心脏衰竭的表现，病史问诊时应注意是否存在引起心力衰竭的其他疾病（如冠状动脉粥样硬化性心脏疾病、高血压、心肌炎和心肌病）导致心脏衰竭以及其他心血管危险因素（如高脂血症、肥胖、高尿酸血症、高龄）。

医生应对首次就诊的心力衰竭患者进行全面咨询，咨询内容包括两个方面。①心力衰竭患者的症状和体征：疲劳；呼吸困难或急促（休息或运动），呼吸减少，阵发性夜间呼吸困难；咳嗽；降低运动能力；夜尿增多；减重；水肿（肢体或下半身）；增加腹围或腹胀；腹痛（特别是右上腹部）；食欲不振；嗜睡。②既往病史有助于确定症状是否由心力衰竭引起：心力衰竭病史；心脏病（如冠心病、瓣膜病或先天性心脏病、心肌梗死）；心力衰竭的危险因素（如糖尿病、高血压、肥胖）；全身性疾病，可危及心脏的其他疾病（如淀粉样变性、结节病、遗传性神经肌肉疾病）；近期病毒感染，HIV 感染史，南美锥虫病；心衰或猝死的家族史；放射治疗，接触有毒物质（一些抗肿瘤等）；吸毒；非心脏疾病影响心脏（包括贫血、甲状腺功能亢进、动静脉瘘等）。

（二）常规检查

1. 实验室检查

（1）常规实验室检查有助于为心力衰竭的病因诊断和鉴别诊断提供依据。检查内容具体如下。

①血常规：血红蛋白降低的贫血、白细胞增高、中性粒细胞增多提示感染，均为心力衰竭的加重因素。

②尿常规和肾功能检查：少量蛋白尿，透明或颗粒管型，红细胞，血尿素氮和肌酐升高，有助于肾脏疾病和肾病性水肿的鉴别。

③电解质和酸碱平衡，低钾、低钠血症和代谢性酸中毒是心脏衰竭发生原因之一。

④肝功能，谷丙转氨酶（ALT）轻度升高，谷氨酰转肽酶（GGT），总胆红素，这有助于非心源性水肿区分的测试，低蛋白血症也见于晚期心力衰竭。

⑤内分泌功能：在晚期心脏衰竭，甲状腺功能减退症，皮质醇减少是心脏衰竭的原因之一。

（2）脑钠肽检查是检测血浆脑钠肽（BNP）和氨基末端脑钠肽前体（NT-proBNP），有助于心衰诊断和预后判断。慢性心衰评价标准：NT-proBNP < 400 pg/mL、BNP < 100 pg/mL，不支持心衰诊断；NT-proBNP > 2 000 pg/mL、BNP > 400 pg/mL 时，支持心衰诊断；NT-proBNP 400 ~ 2 000 pg/mL、BNP 100 ~ 400 pg/mL 之间考虑其他原因，如肺栓塞、慢性阻塞性肺部疾病、心衰代偿期等。

2.超声心动图检查

超声心动图是诊断心力衰竭最有效的方法，它简单便宜，适用于床旁检查和重复检查，可用于下列疾病的辅助诊断。

（1）诊断心包、心肌或瓣膜疾病

心肌或瓣膜病。

（2）定量或定性房室内径、心脏几何形状、室壁厚度和室壁运动，以及心包、瓣膜和血管结构；定量瓣膜狭窄、关闭不全程度，测量左心室射血分数（LVEF），左室舒张末期容量（LVEDV）和左室收缩末期容量（LVESV）。

（3）舒张功能不全与收缩功能不全的区别。

（4）对肺动脉压进行估测。

（5）提供评估治疗效果的客观指标。

3.心电图检查

心电图提供有关心肌梗死，左心室肥大，广泛心肌损伤和心律失常的信息。当出现心律失常时，应记录24 h动态心电图。

4.检查X线检查

X线检查提供有关心脏扩大、肺淤血、肺水肿和现有肺部疾病的信息。

5.心室血管造影和心肌灌注显像

前者可以准确测量左心室容积、LVEF和壁运动；后者可以诊断膈肌缺血和心肌梗死，有助于鉴别扩张型或缺血性心肌病。

6.其他检查

冠状动脉造影适用于缺血性心脏病的病因诊断；心内膜心肌活检适用于心肌疾病的诊断；心脏导管插入术适用于心力衰竭的常规检查。

三、临床治疗

（一）治疗原则

心衰的治疗目标是降低发病率和死亡率，改善患者的预后。心力衰竭的治疗策略包括短期应用以改善血流动力学药物治疗，改善心力衰竭症状；长期引用延缓心室重构药物，改善衰竭心脏的生物学，改善生活质量，减少住院率，降低死亡率。

治疗心力衰竭的原则包括病因治疗，去除根本原因和心力衰竭的诱因；调节代偿机制，降低神经－体液－细胞因子活性，预防和延缓心室重构；缓解症状，改善患者的心脏功能。

（二）病因治疗

1.基本病因治疗

心脏瓣膜病行瓣膜置换手术；先天性心血管畸形行矫正手术；冠心病通过经皮冠状动脉介入治疗或冠状动脉旁路移植术改善心肌缺血等。

2.去除心衰诱因

比较常见的心衰诱因有心律失常、肺梗死、感染、贫血等，针对这些病的治疗是常用的方法。

（三）一般治疗

1.监测体重

在 3 d 内体重突然增加 2 kg 以上，要考虑患者有液体潴留，应调整利尿剂的应用。

2.调整生活方式

①限制钠：轻度心衰患者摄钠 2-3g/d（1g 钠相当于 2.5g 氯化钠），中、重度心衰患者摄钠 < 2g/d；应用强效利尿剂患者不应限制钠，以避免低钠血症。②限水：总的液体摄入量为每天 2.0 L 是合适的，患有严重心脏衰竭合并低钠血症（血钠 <130 mmol／L）摄水应严格限制。③营养与饮食：低脂饮食，肥胖患者应减肥，戒烟戒酒；严重的心力衰竭伴有明显的体重减轻（心脏恶病质）应该给予营养支持，包括血清蛋白质。④休息和适度运动：失代偿需要在床上休息，更多的被动运动，以防止深静脉血栓形成，心衰持续的患者每天可以走几次，每次 5~10 min，逐步延长走路时间。⑤氧疗法：适用于慢性心力衰竭的无氧治疗适应证，心力衰竭患者无肺水肿，氧合可引起血流动力学恶化；氧气用于治疗急性心力衰竭。

（四）用药治疗改善

1.血流动力学的治疗

（1）使用利尿针剂。利尿剂可以通过抑制肾小球特定部位的钠或氯的吸收，遏制心衰时钠潴留，减少静脉回流和降低前负荷，从而减轻肺淤血、腹水、外周水肿和体重，提高运动耐量。利尿剂是控制心衰患者液体潴留的药物，是标准治疗的必要的组成部分。

（2）正性肌力药物的静脉使用。用于静脉内使用的正性肌力药物有两种类型，即依赖性腺苷、阳性 β - 肾上腺素药物，如多巴胺、多巴酚丁胺和磷酸二酯酶抑制剂，如米力农。

建议慢性心内衰竭的患者、顽固性心力衰竭患者和心脏手术后心肌抑制引起的急性心力衰竭患者可在短时间内应用正性肌力药物以促进病情好转，严重的心力衰竭患者长期使用强度药物会增加死亡率。

常用剂量为多巴酚丁胺 100~250 μg/ min，多巴胺 250~500 μg/ min，米力农负荷为 2.5~3 mg，其次为 20~40 μg/ min，给予静脉滴注，治疗 3~5 d。

（3）血管扩张剂的使用。硝酸酯通常组合使用以缓解心绞痛或呼吸困难的症状。

2. 延迟心室重构的治疗

临床试验表明，神经内分泌拮抗剂可以降低心力衰竭患者的死亡率。这些药物不仅能抑制神经内分泌活动，还能调节细胞因子和氧化应激，改善心衰的生物学功能，从而延缓心室重构。因此，延缓心室重构是长期治疗慢性心力衰竭的基本方法。

3. 抗凝和抗血小板治疗

心衰时由于心腔内血液淤滞、局部室壁运动异常以及促凝因子活性升高，就有可能导致血栓的发生，其发生率约为每年 1% ~ 3%。建议使用心力衰竭的抗凝和抗血小板药物，冠心病、糖尿病和中风的心力衰竭等具有二级防御适应证的患者应使用 75~150 mg/d 的阿司匹林；抗凝治疗、心脏衰竭心房颤动患者应对华法林的剂量进行调节，使国际标准化的比率为 2~2.5；窦性心律患者不推荐用于抗凝血常规治疗，但心室血栓形成患者应接受抗凝治疗。

（五）非药物治疗

1. 心脏再同步疗法（CRT）

CRT 治疗可以恢复正常左右心室同步运动，减少二尖瓣关闭不全，从而增加心排血量。临床研究表明，CRT 可以显著提高心室不同步的心衰患者生活质量和运动耐量，减少住院和总死亡率。

欧洲心脏病学会对 CRT 2010 显示指示，NYHA Ⅲ / Ⅳ级，LVEF ≤ 0.35，QRS>120 ms，正在接受最佳药物治疗的窦性心律者（Ⅰ / A）；NYHA Ⅱ级，LVEF ≤ 0.35，QRS>150 ms，接受最佳药物治疗的窦性心律患者（Ⅰ / A）。NYHA Ⅲ / Ⅳ级，LVEF ≤ 0.35，QRS ≥ 120 ms，具有传统起搏器植入适应证的心衰患者（Ⅰ / B）；NYHA Ⅲ / Ⅳ级有永久心房颤动的患者，LVEF < 0.35，QRS ≥ 130ms，房室结消融后以保证起搏器夺获（Ⅱa / B）。

2. 心脏移植

心脏移植可用于治疗晚期心力衰竭，主要用于没有替代治疗的严重心力衰竭患者。除了缺乏供体心脏外，心脏移植的主要问题是移植手术的排斥，这是患者手术一年后导致死亡的主要原因。长期预后主要受免疫抑制并发症的影响。近年来的研究结果表明，结合三种免疫抑制剂的应用，术后患者的 5 年生存率有明显提高，达到 70%~80%。

（六）心衰并发症的治疗

1.心衰伴有高血压

在心衰常规应用血管紧张素转化酶抑制剂（ACEI）或 β-受体阻滞剂治疗基础上，血压仍然不能控制者，可加用钙通道阻滞剂，如氨氯地平、非洛地平缓释片。

2.心衰伴有糖尿病和血脂异常

β-受体阻滞剂的临床应用尽管对糖脂的代谢有一定的作用，但是它的积极作用远大于负面影响，心脏病患者的胆固醇水平一般都较低，这是因为心衰时的肝脏合成能力下降了。

3.伴有冠心病的心力衰竭

心绞痛患者应选择硝酸盐和 β-受体阻滞剂，并可添加改善心肌能量代谢的药物，如曲美他嗪。在心肌梗死患者中使用 ACEI、β-受体阻滞剂和醛固酮拮抗剂可降低死亡风险。

4.心力衰竭伴有心律失常

对于抗心律失常药物的治疗，不推荐无症状的室性心律失常。有室上性心律失常心脏衰竭的基础的治疗是 ventrikulës 控制速度，防止血栓事件。室性心律失常性可以用 β-受体阻滞剂长期治疗，可以减少心力衰竭导致的猝死。

5.与肾功能不全相关的心力衰竭

患有动脉粥样硬化疾病和心力衰竭的患者易患肾功能障碍，肾功能不全患者应慎用 ACEI 治疗，当血清肌酐 > 5 mg/mL（442 μ mol/ L）时，应进行血液透析。

四、护理规范

（一）气体交换受损

气体交换受损与左心衰竭致肺循环淤血有关。

（1）休息。第一，患者有明显呼吸困难时应卧床休息，以降低心脏负荷，有利于心功能的恢复。第二，劳力性呼吸困难者应减少活动量，以不引起症状为度。第三，夜间阵发性呼吸困难的患者应加强夜间巡视，以帮助患者坐起。第四，端坐呼吸者，需要加强生活护理，注意口腔清洁，帮助排便。第五，保持病室安静、整洁，适当开窗通风，每次通风 15~30 min，每天大于 3 次，但要注意不要将风直接吹向患者。适当限制探视。第六，患者应衣着宽松，盖被轻软，以减轻闷感。

（2）体位。根据患者呼吸困难类型和程度的具体情况来采取适当的体位。

①严重呼吸困难时，应协助端坐位，必要时双腿下垂。半卧位或端坐位可使横膈下移、增加肺活量，双腿下垂可减少回心血量，有利于改善呼吸困难。

②注意患者体位的舒适性和安全性。使用枕头或枕头支撑肩膀、手臂、腋窝和膝盖，以避免压力或错误。如有必要，请添加导轨以防止跌落。

③氧疗：对于那些有低氧血症的患者，纠正缺氧对缓解呼吸困难，保护心脏功能，降低缺氧性器官功能的损害有重要意义。氧疗的指征包括第一，急性肺水肿；第二，有明显的缺

氧表现，如 $SaO_2 < 90\%$ 或 $PaO_2 < 60$ mmHg；第三，睡眠性潮式呼吸或呼吸合并夜间低通气，睡眠呼吸暂停。

④输液护理。患者输液应加强巡视，控制输液量和滴速，并告诉患者及家属这种做法的重要性，以防止其随意调快滴速，加重心脏负荷，诱发急性肺水肿。24 h 输液量应控制在 1 500 mL 以内为宜，并将输液滴速控制在 20~30 滴 / min。必要时可使用输液泵控制滴速。

（5）饮食护理。给予容易消化和富含维生素的食物，以流食为最佳，限制总热量的大量摄入，忌过饱，应少食多餐，防止便秘。

（6）用药护理。注意观察和预防药物不良反应，如头晕、头痛、心跳加快、血压不稳定等，所以应对患者进行及时的观察和预防不良反应的产生。

（7）病情监测。密切观察呼吸困难有无改善，发绀是否减轻，听诊肺部的湿啰音是否减少，若病情加重或血氧饱和度降低到 94% 以下，应及时告知医生。

（二）体液过多

体液过多与右心衰竭致体循环淤血、水钠潴留有关。

（1）休息时候的睡姿。休息有助于增加肾血流量，减轻水肿，轻度水肿者应限制活动；重度水肿者应卧床休息。

（2）饮食护理。限制钠的摄入，注意饮食健康，要少食多餐，可根据实际情况注射静脉补充血清蛋白，给予低盐易消化饮食。

（3）用药护理。正确使用利尿剂，注意观察是否有不良反应。例如，使用噻嗪类利尿最显著的不良反应是低钾血症，严重时伴碱中毒，从而诱发心律失常或洋地黄中毒。因此，应监测血钾及有无乏力、腹胀、肠鸣音减弱等低钾血症的表现。与此同时，我们必须增加富含钾的食物，如菠菜、土豆、新鲜的橙汁、番茄汁、香蕉、葡萄干和杏子、无花果等。如果有必要，根据医生的指示补充钾盐。口服补钾时间应在饭后或将水剂与果汁同饮，以减少胃肠不适；静脉补钾时每 500 mL 液体中氯化钠含量不宜 > 1.5 g。噻嗪类的其他不良反应还有呕吐、腹泻、高血糖等。氨苯蝶啶的不良反应包括胃肠道反应、疲劳、嗜睡、皮疹，长期用药可产生高钾血症，特别是伴有肾功能不全，少尿或无尿者应谨慎使用。螺内酯的不良反应有嗜睡、运动失调、乳房发育、面部多毛等，肾功能不全和高钾血症者禁用。此外，在非紧急情况下，利尿剂的应用时间应在早晨或白天为宜，避免夜间排尿过频而影响患者休息。

（4）病情观察。注意观察患者水肿的消长情况，每天测量体重，准确地记录 24 h 出入量，将其重要性告知患者及家属，以取得配合。如果患者的尿量 < 30 mL / h 时，应及时告知医生。若有腹腔积液者应每日测量腹围。患者适当控制液体摄入量，一般每天的入水量为 1 500 mL。此外，询问患者是否有畏食、恶心、腹部不适等症状，注意对静脉充盈程度、肝脏大小等情况进行询问，判断疾病的进展及疗效。

（三）活动无耐力

活动无耐力与心排血量下降有关。

（1）让患者多注意休息。休息是心力衰竭的一种基本治疗，可减轻心脏负荷，利于恢复心脏功能。

（2）评估患者目前的心功能状态和日常活动量，与患者一起制订活动目标与计划，长期坚持训练，循序渐进增加活动量。

（3）活动过程中监护。根据病情鼓励患者坚持动静结合，若患者活动时出现面色苍白、头晕、心悸、疲乏、呼吸困难、胸痛、低血压等症状时应停止活动，并让患者上床休息。如果患者经休息后症状仍未缓解，应及时通知医生。

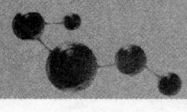

第五章　心律失常临床思路

第一节　缓慢性心律失常

缓慢性心律失常是一种常见的临床心律失常，是指慢性窦性缓慢性心律失常、房室交界性心率、心室自主心律、传导阻滞（包括窦房传导阻滞、心房内传导阻滞、房室传导阻滞），是一种以心率减慢为特征的疾病，老年人的发病率较高。根据疾病的部位，缓慢性心律失常可分为病态窦房结综合征、房室传导阻滞和室内传导阻滞。

一、疾病特征

心律失常隐蔽启动，进度缓慢，有时会意外检测到。如果心率不低于 40 次 / min，则没有症状；如果心率小于 40 次 / min 或长时间间隔超过 3 s，可能会出现症状，这意味着有症状的心动过缓。常引起的症状有乏力、胸痛、头晕、失眠、记忆力减退、烦躁、食欲不振等。严重的情况下，患者可能会反复晕厥，即阿 - 斯综合征（Adams-Stokes 综合征）的发作。偶尔可能发生心绞痛，心力衰竭或休克。

二、诊断思路

（一）病史问诊要点

病史询问主要应围绕乏力、头晕及黑蒙的发作特点和伴随情况。例如，既往有无基础心脏病，有无心电图或动态心电图等检查，有无高血压、糖尿病、冠心病等情况，有无相关药物治疗史，有无甲状腺功能减退、颅脑疾病等病史。

（二）常规检查

1.心电图检查

严重的窦性心动过缓，每分钟少于 50 次心跳，窦性停搏或窦房传导阻滞，心动过缓和心动过速交替出现。心动过缓是窦性心动过缓，心动过速是室上性心动过速，心房颤动或扑动，慢性心房颤动在电复律后不能转为窦性心律、持久的缓慢的房室交界区性逸搏节律及各种房室传导阻滞和束支传导阻滞。

2. 阿托品试验

静注阿托品 1.5~2 mg，注射后 1、2、3、5、10、15、20 分钟分别描记心电图或示波连续观察，如果窦性心律不能增快到 90 次 / 分钟和 / 或出现窦房传导阻滞、交界区性心律、室上性心动过速为阳性；如果窦性心律增快大于 90 次 / 分钟为阴性，多为迷走神经功能亢进，有青光眼或明显前列腺肥大患者慎用。

3. 经食道心房调检测窦房结功能

此方法用于诊断病态窦房结综合征，特别是结合药物阻滞自主神经系统的影响，更可提高敏感性。经食道插入双极起搏导管，电极置入左房后面，然后接人工心脏起搏器，行快速起搏，频率为每分钟 90、100 和 120 次，并逐渐增加到每分钟 150 次，每个起搏持续 1 分钟，然后终止起搏，并描记心电图，看窦房结经历多长时间能温醒并复跳，自停止刺激起搏至恢复窦性 P 波的时间为窦房结恢复时间。

4. 心内电生理检查

缓慢性心律失常的心内电生理检查主要包括评定房室结功能、评定窦房结功能及希浦氏纤维系统功能，具体方法如下所示。

（1）用两种高频率的电波和一种低频率的电波来进行检测，可以测量窦房结恢复时间。

（2）基础状态和心房递增刺激的测量，需要应用评价希浦氏系统功能。如果这个基础的测量没有效果，就改用药物试剂的静脉滴注，进行药物的诱发。

5. 动态心电图监测

可以了解到最快和最慢心率、窦性停搏、窦房传导阻滞等心律失常表现。

6. 运动试验

踏车或平板运动试验时，若运动后心率不能明显增加，提示窦房结功能不良。

7. 植入式心电事件记录器（ILR）

ILR 是诊断心律失常的一种相对较新的方法，它是皮肤下的远程 ECG 植入物，电池寿命为 14~18 个月。这种记录器的优点是可以获得连续的高质量 ECG 记录和事件记录，从而确定症状和 ECG 之间的联系；缺点是对于侵入性检查方法，进入的成本更昂贵，并且不能同时记录诸如血压等其他生理参数。ILR 最适合用于发作不频繁的心律失常性晕厥的检查。

（三）鉴别诊断

1. 生理性窦性心动过缓与病态窦房结综合征

先作运动试验，如窦性心律水平达到 90 次 / 分以上，表明窦房结功能正常。如果小于 90 次 / 分钟，则应进行阿托品试验，静脉注射阿托品 2.0 mg，应在注射后 3、5、10、15、20 和 30 分钟进行复查心电图。如果复查时候的心率大于正常标准，那么就可以判定它不是病窦综合征；如果心率达不到正常标准，再通过进一步的医学试验就可以断定为是病态窦房结综合征。

2. 窦房传导阻滞与房室传导阻滞

窦房传导阻滞也被分成 Ⅰ、Ⅱ、Ⅲ度，其显示 P 波之间的长间隔，是基础 P-P 间隔的倍数。其中窦房传导阻滞中文氏现象应与Ⅱ房室传导阻滞中的文氏现象相区别，前者表现为 P-P 间期而不是 R-R 间隔的进行性缩短，直至出现长间歇。窦房阻滞后可出现房室交界性逸搏。

三、临床治疗

（一）用药

病态窦房结综合征的患者一般病情较为严重，很难出现病情的逆转，而且治疗周期很长。由于现在医学还没有相关直接治疗的药物，用药只是一种应急处理或者是手术前的过渡。常用药物如下。

（1）阿托品。具有抗胆碱作用，能增加心率，用法和剂量为 3 mg/ 次，3 ~ 4 次 / 日，口服；紧急时可予以 0.5 ~ 2 mg 静脉推注。不适宜用于青光眼和前列腺肥大的患者。

（2）异丙肾上腺素。一种非选择性 β - 肾上腺素能受体激动剂，对窦房结的自主性无任何影响，可增加交界区或心室等下级起搏点自律性；仅在心动过缓已影响到血流动力学，但又暂时无法行起搏治疗前急救用。严重心肌缺血或严重心脏病患者可能会引起快速室性心律失常，应谨慎行事。

（二）心脏起搏器

植入起搏器是病态窦房结综合征患者唯一有效的治疗方法。在考虑是否应该进行起搏时，应仔细评估心律失常与症状之间的关系，包括使用动态心电图或事件记录器进行多次 ECG 监测。

四、护理规范

（一）活动无耐力

活动无耐力与心律失常致心排血量减少有关。

（1）活动和休息。必须保证患者拥有足量的睡眠和休息。患者如无器质性心脏病，则应激发其正常工作和生活的意识，协助其建立健康的生活方式，避免出现严重疲惫状态。窦性停搏、二度Ⅱ型或三度房室传导阻滞、持续性室性心动过速等心律失常严重的患者建议采取卧床休息的方式，提高生活护理程度。辅助患者练习在心律失常引起的心悸、胸闷、头晕等症状发作时，采取高枕卧位或半卧位，避免左侧卧位，以防患者对心脏搏动的感知加重自身的不适。

（2）饮食。增加富含纤维素的食物的摄入量，预防便秘；避免过量饮食；饮食宜清淡，忌食咖啡、浓茶等刺激性食物。

（3）氧疗。对患者的缺氧症状进行监控，发生呼吸困难、发绀等症状时，给予 2 ~ 4 L/ min 氧气吸入。

（4）用药护理。遵医嘱，确保抗心律失常的药物的使用及时、准确，密切观察患者生命体征和心电图的变化，注意把控药物的效果及应对不良反应。

（二）致伤风险提高

受伤与心律失常引起的头晕、晕厥等症状有关。

（1）诱因规避。要求患者避免剧烈的活动或情绪波动、快速变换体位等，一旦出现头晕或黑蒙等症状，须立即平卧，以免受伤。

（2）避免受伤。曾出现头晕、晕厥症状或有跌倒史的患者建议卧床休息，提高生活护理强度。建议患者在有人陪同的情况下方可外出，以防发生意外。

（3）对症处理。采用抗心律失常的药物，遵医嘱给药，如心率显著缓慢的患者可给阿托品、异丙肾上腺素等或配合人工心脏起搏器进行治疗。

第二节　期前收缩

期前收缩是心律失常中最常见的一种病症，指异位起搏点发出的过早冲动造成的心脏提早搏动，其特点是可由窦性或异位性（如心房颤动）心律引起；发生频率不定，可于正常搏动后规则或不规则发生，造成二联律或联率性期前收缩。以起源部位为依据，期前收缩可分为可划分为房性、房室交界处性和室性三种，室性期前收缩发病率最高，房性其次，房室交界性罕见。器质性心脏病，如冠心病、风湿性心脏病、高血压性心脏病、心肌病等疾病患者与正常人都可能发生期前收缩，受影响程度由有无心脏病基础和心脏病的类型及程度决定。

一、疾病特征

无明显病症，或伴有心悸或心跳暂停感，通过动态心电图观测到期前收缩的发生频率可为 24 小时数个至数万个不等，可偶发，可频发，亦可形成二三联律。心排血量减少导致的频发性期前收缩会造成乏力、头晕等症状；期前收缩可诱发或加重原有心脏病患者的心绞痛或心力衰竭等症状。

期前收缩后代偿间歇时间较长，心律不规则，可通过听诊发现病症。期前收缩的第一心音多增强，第二心音多减弱或消失。期前收缩呈二或三联律时，可听到每两或三次心搏后有长间歇。期前收缩插入两次正规心搏间，可表现为三次心搏连续。脉搏触诊可发现间歇脉搏缺如。

按期前收缩发生的频率可分为偶发期前收缩和频发期前收缩，每小时 < 10 次的期前收缩称为偶发期前收缩，每小时 ≥ 30 次的期前收缩称为频发期前收缩。根据异位起搏点的数量又可分为单源性期前收缩和多源性期前收缩，房性或室性期前收缩有时由两个以上异位起搏点产生，心电图表现为两种或两种不同形态、配对间期不等的期前收缩，称为多源性期前收缩。

二、诊断思路

（一）病史问诊要点

心悸症状若表现为间断"落空感"，一瞬即逝，应怀疑由期前收缩后代偿间歇或其他原因引起的长间歇造成。期前收缩可能为房性期前收缩或室性期前收缩，频发期前收缩的患者亦可能出现非持续性房性或室性心动过速；其他原因的长间歇可能由窦房结功能异常、房室传导阻滞或房性引起，房性期前收缩有时可引起心电图上称为的"房早未下传"现象，期前收缩下传在交界区遇到不应期引起心室未被激动。期前收缩与其他长间歇在症状上常常难以区分，需要进一步问诊其他心律失常现象，严重者包括头晕、黑蒙、晕厥，甚至猝死后生还。心电学证据尤为重要，既往的各种心电图、动态心电图等资料都是诊断最重要的依据。如确定存在频发期前收缩或心动过速，应进一步寻找可能导致心律失常的原因，需要鉴别的主要病因及危险因素，包括高血压、各种器质性心脏疾病、陈旧性心肌梗死、急性心肌炎、各种心肌病等。本例患者 2 年前出现心悸症状时有呼吸道感染表现，应注意鉴别急性心肌炎，但心悸最初出现后已经过 2 年，慢性心肌炎较少见，除关注心肌损伤标志物外，条件允许下还应查心脏磁共振（CMR）寻找可能的心肌瘢痕组织，问诊时应注意有无活动耐量下降、慢性下肢水肿等心功能不全的表现。

（二）常规检查

期前收缩的共同心电图特征为较基本心律提早的一次或多次 P-QRS 波群。

1. 房性期前收缩

P 波提早出现，其形态与基本心律的 P 波不同，P-R 间期 > 0.12 秒。QRS 波大多与窦性心律的相同，有时稍增宽或畸形，伴 ST 及 T 波相应改变的称为心室内差异性传导，需与室性期前收缩鉴别。房性期前收缩伴心室内差异传导时畸形 QRS 波群前可见提早畸形的 P′波。提早畸形的 P′波之后也可无相应的 QRS 波，称为阻滞性房性期前收缩，需与窦性心律不齐或窦性静止鉴别。在前一次心搏 ST 段或 T 波上找到畸形提早 P 波的，可确诊为阻滞性房性期前收缩。房性期前收缩冲动常侵入窦房结，使后者提前除极，窦房结自发除极再按原周期重新开始，形成不完全性代偿间歇，偶见房性期前收缩后有完全性代偿间歇。

2. 房室交接处性期前收缩

除提早出现外，其心电图特征与房室交接处性逸搏相似。提前出现的 QRS 波群，其形态与窦性 QRS 波群相似，其前无相关的窦性 P 波，逆传的 P′波可以出现在 QRS 波群之前、之中或之后，主要取决于交界性期前收缩前向或逆向的传导速度。P 波在 II、III、aVF 和 $V_3 \sim V_6$ 导联倒置，aVR、aVL、V_1 导联直立，I 导联平坦或双向，P′R 或 RP′常 < 0.10 秒，有别于房早下传室早逆传心房。伴室内差异性传导时 QRS 波群也呈宽大畸形。期前收缩冲动侵入窦房结的形成不完全性代偿间歇，不干扰窦房结自发除极的则形成完全性代偿间歇。

3. 室性期前收缩

QRS 波群提早出现，其形态异常，时限大多 > 0.12 秒，T 波与 QRS 波主波方向相反，ST 随 T 波移位，其前无 P 波。发生束支近端处的室性期前收缩，其 QRS 波群可不增宽。室性期前收缩后大多有完全代偿间歇。基本心律较慢时，室性期前收缩可插入于两次窦性心搏之间，形成插入型室性期前收缩。偶见室性期前收缩逆传至心房的逆行 P′波，常出现于室性期前收缩的 ST 段上。

三、临床治疗

（一）药物治疗

入院后停用酒石酸美托洛尔、辅酶 Q10，暂避免应用抗心律失常药物，从入院至出院未予任何口服或静脉药物。

期前收缩患者如有明显症状会影响生活，或期前收缩发作非常频繁（负荷 > 10%）时，一般需要药物或手术治疗。药物治疗常用药物包括美托洛尔或维拉帕米、美丙律、普罗帕酮、索他洛尔及胺碘酮也有效果，但出于不良反应的顾虑，对于预后较好的室性期前收缩患者一般很少使用后四种药物。室性期前收缩治疗有效的标准，一般认为是全天室早负荷减少70% 以上。其对血流动力学影响极小，如无症状可不予处理，注意纠正病因或诱因即可。该患者使用辅酶 Q10 无适应证，属于过度用药。

（二）射频消融治疗

射频消融是通过频发生器将交流电能转变为射频能释放于消融电极顶端，造成电极接触部位的局部组织损伤，发生凝固坏死，继而瘢痕化失去电生理功能的一种微创手术。在室性期前收缩治疗中，主要是应用三维空间建模与标测技术，在磁场和电场定位下，重建出相关心内膜及血管空间机构，并参照体表或心内固定位置电极，标记兴趣区域激动的相对时间，将最早激动的位置认为是室性期前收缩的起源局灶或折返传出点，一般以此为靶点进行治疗。对于特殊类型的室性心律失常则据其机制略有不同，如分支相关室性期前收缩常以浦肯野纤维电位（P 电位）为靶点，而瘢痕相关室早 / 室速则需标记瘢痕区并寻找可能的折返或通道位置。此类手术并发症包括血管穿刺部位血肿、动静脉瘘、心脏穿孔、心脏压塞以及各种不同部位、不同程度的传导阻滞等。

四、护理规范

（1）动静结合，适度休息，避免过度劳累，良好的休息才能促进身体的复原；适当的运动有助于增强体力，提高抗病能力，两相结合，可促进康复。

（2）饮食宜清淡有营养，保证膳食平衡。忌辛辣、刺激、生冷、油腻，宜多食新鲜蔬菜和水果，补充人体所需的营养成分。多食提高免疫力的食物，增强机体抗病能力。

（3）忌烟酒。

第三节　预激综合征

预激综合征，简称 WPWS（preexcitation syndrome 或 Wolff-Parkinson-White syndrome），指的是心房和心室之间除了正常心脏房室传导系统之外，还有附加传导旁路存在，当心房冲动到达心室这一过程越过正常传导系统，部分或全部由附加旁路完成，从而容易引发室上性心动过速的一种综合征。房室旁路或称 Kent 束，连接心房和心室，可存在于房室环的任何部位。除此之外，还有房—希氏束、结室纤维和分支室纤维三种较为罕见的旁路。不同的心电图表现就是由这些解剖联系构成的。

一、疾病特征

（一）临床分类

预激综合征的附加旁路以解剖部位为分类标准，可分为三类。

（1）Kent 束。即方式附加旁路，连接心房与心室的肌束，处于正常传导系统之外。1985 年，Cox 从外科手术角度出发，将方式附加旁路划分为左心室游离壁、后间隔、右心室游离壁和前间隔四个部分。有 80% 的附加旁路为单条，其余 20% 的附加旁路为 2 条、3 条或 4 条等多条。Kent 束的区域发生率对应前文附加旁路的四个部分，分别为 46%、26%、18% 和 10%。

（2）James 束。即房室结附加旁路，是连接心房与希氏束或心房与结下部的肌束。窦房结发出前、中、后三条结间束连接房室结上部，在此之外，后结间束绕过房室结以另一附加旁路连接房室结下部或希氏束，经此旁路可实现心房冲动快速下传，从而形成心室激动和室上性心动过速。

（3）Mahaim 束。即结室或束室附加旁路，是心室与房室结或传导束之间的连接肌束。可以由房室结下部直接发出肌束与希氏束或心室肌直接连接，从而导致预激或室上性心动过速。

（二）临床表现

预激不会引发症状，伴随预激心电图表现产生，患者发生心动过速的概率为 1.8%，概率随年龄增长而加大。其中房室折返性心动过速发作率为 80%，心房颤动发作率为 15% ~ 30%，心房扑动发生率为 5%。以持续发作心房颤动为代表的高频心动过速，有恶化为心室颤动或导致充血性心力衰竭、低血压的可能性。

二、诊断思路

（一）病史问诊要点

（1）注意询问发病年龄、诱发因素、发作频率。

（2）询问心悸有无突发突止特点。

（3）注意询问伴随症状，有无血流动力学紊乱。

（4）注意询问终止方式。

（二）常规检查

（一）Kent 束预激综合征心电图检查

Kent 束预激综合征心电图表现为 P-R 间期缩短至 0.12 秒以下；QRS 波有起始波预激并伴有波宽增大；继发性 ST-T 发生改变。Kent 束预激综合征依据胸前导联 QRS 主波方向可分为 A、B 两种类型。

（1）A 型：预激波多发生于左心室游离壁与后基底部的附加旁路。心电图表现为 QRS 波群主波，$V_{1\sim6}$ 导联部分向上；△波，V_1 导联部分正向。常伴有标准导联电轴右偏；R 波与△波 I 导联负向，与△波 III 导联部分正向。

（2）B 型：预激波多发生于心室游离壁附加旁路，相比于 A 型，部位变异较大。心电图表现为：QRS 波群，$V_{1\sim3}$ 导联部分为负向，$V_{4\sim6}$ 导联部分为正向。常伴有标准导联电轴左偏，R 波与△波的 I 导联部分正向，III 导联部分负向。

（3）在 Kent 束所产生的预激综合征中，又分为显性，有△波，为前向传导；隐匿性，无△波，为逆向传导。

（二）James 束预激综合征心电图检查

James 束预激综合征的心电图特征为无△波，P-R 间期小于 0.12 秒，QRS 波正常。

（三）Mahaim 束预激综合征心电图检查

Mahaim 束预激综合征的心电图特征为有△波，P-R 间期正常，QRS 波大于 0.12 秒。

预激综合征发作房室折返性心动过速，最常见的类型是通过房室结前向传导，经旁路作逆向传导，称正向房室折返性心动过速。此型心电图表现与利用"隐匿性"房室旁路逆行传导的房室折返性心动过速相同，QRS 波群形态与时限正常。折返路径恰巧相反，即经旁路前向传导、房室结逆向传导，产生逆向房室折返性心动过速。发生心动过速时，QRS 波群增宽、畸形，此型极易与室性心动过速混淆，应注意鉴别。预激综合征患者亦可发生心房颤动与心房扑动，若冲动沿旁路下传，由于其不应期短，会产生极快的心室率，甚至演变为心室颤动。

预激综合征患者遇下列情况应接受心电生理检查。① 协助确定诊断；② 确定旁路位置与数目；③ 确定旁路在心动过速发作时，直接参与构成折返回路的一部分或仅作为"旁观者"；④ 了解发作心房颤动或扑动时最高的心室率；⑤ 对药物、导管消融与外科手术等治疗效果做出评价。

（三）鉴别诊断

1.束支传导阻滞

束支传导阻滞时 P-R 间期 > 0.12 秒，QRS 波时限 > 0.12 秒，异常宽大者多见，P-J 间

期常 > 0.27 秒，QRS 波虽有挫折粗钝，但初始部无预激波，图形一般恒定或随病理过程而有转变。大多数患者无室上性心动过速、心房颤动等并发症。

2.心肌梗死

通常不易误诊，但有时向下的△波可有一个主波向上的 QRS 波群与△波位于等电位线上伴有一个主波向下的 QRS 波，这样就酷似病理性波而误认为心肌梗死。鉴别要点是 WPW 综合征的心电图表现：① 在其他导联上有典型向上的△波 QRS 波增宽；② P-R 间期 < 0.12 秒；③ 缺乏心肌梗死的原发性 ST-T 改变。此外，应仔细询问病史，是否有心肌梗死的症状及血清心肌酶改变的诊断依据。应特别重视心电图的演变过程，尤其是 ST-T 波演变规律。

三、临床治疗

（1）心室预激患者可能无症状或偶然有快速心律失常而不伴有明显的症状，这些患者不需要电生理检查或治疗。如患者有频繁的快速心律失常发作并引起明显的症状，应给予治疗。

（2）与房室结折返性心动过速的药物治疗方案相同。

（3）射频消融术可用于心动过速频繁发作或药物治疗效果不佳的患者。

（4）对于 QRS 波群异常而 R-R 间期显著不规则的患者，应疑及预激合并房颤，为避免缩短旁道不应期导致加速旁路传导或发生室颤，需禁用维拉帕米（异搏定）、洋地黄和 ATP。

四、护理规范

（1）保持心情舒畅，情绪乐观。长时间的紧张、焦躁、悲观等负面情绪，会造成大脑皮质的兴奋和抑制平衡失调，要保证心境开朗。

（2）生活规律，劳逸结合。保持合理有序的生活安排，保持积极向上的生活态度，做到饮食、起居有规律，忌烟酒，养成良好的生活习惯。

（3）饮食宜清淡营养。蔬菜、水果、乳制品等富含多种人体所需的氨基酸、维生素、蛋白质、宜多吃。重度油腻的食物；温补的羊肉等；易过敏的海鲜、笋、芋头等；含有化学物质、防腐剂、添加剂的零食饮料等；过酸、过辣、过咸等刺激性食物都应该少吃或不吃。

第四节　心房扑动和心房颤动

心房扑动，简称房扑，常见于器质性心脏病患者，部分无心脏病者也可发生，是较为常见的快速性心律失常。房扑的房率一般为 250 ~ 350 次 / 分钟，心室率由心房率和房室传导决定，下传比例通常为 2∶1，频率为 120 ~ 170 次 / 分钟，与心房颤动即房颤相比，临床发病率较低，病症较重，会引起血流动力学障碍，因此在心血管疾病诊疗中比较有价值。房扑的折返环位于左心房或右心房，以解剖或功能性的传导障碍区为中心形成了心房内的大折返。

心房颤动在心律失常的临床表现中最为普遍，其表现为心房电活动杂乱不规则，产生的颤动波快速无序；心房的收缩与舒张功能失效；泵血功能恶化或丧失；心室反应的规则性被严重破坏。房颤的发病机制种类多样，如局灶快速异位活动、单环路折返机制、多环路折返机制等，还有炎症介质以及自主神经系统活动参与等。房颤发病机制因人而异，不同发病机制对不同治疗方法的效果有着显著的影响。

一、疾病特征

（一）心房扑动的临床表现

房扑患者临床表现有心悸、呼吸困难、胸痛、乏力等，部分患者临床表现比较隐匿，只在活动时出现乏力等症状。房扑对心功能不全有诱导或加重的作用。25% ~ 35% 的房颤患者有发生房扑的可能，且心室率过快往往会使临床表现更明显。通常情况下，房扑显示与方式传导的比例为 2∶1，如心房扑动是 300 次 / 分钟，那么相应的心室率就会是 150 次 / 分钟。房扑的扑动波也有不规则下传的情况出现，1:1 方式传导发生的频率极低，但造成的症状较为严重。Ic 类抗心律失常药物虽能减慢房扑时的心房率，但引起 1:1 房室传导的危险性较高，因此需要与联合抑制房室结药物共同用药。房扑患者一旦出现合并房室旁路，旁路前传快速的心房率，会危及生命。房室同步和正常心率对维持心功能不全者的血流动力学稳定具有至关重要的作用。对于心功能不全者来说，即使在心室率不是特别快的情况下，房扑一旦发生，血流动力学恶化也难以避免。房扑得不到控制且心室率极快，是心动过速性心肌病的重要诱因。先心病矫正术，尤其是行 Senning 或 Fontan 术后的房扑，容易导致血流动力学恶化，这些患者发生的房扑是预后不良的征兆。

（二）心房颤动的临床表现

房颤患者的症状种类较多，临床表现有心悸、呼吸困难、胸痛、疲乏、头晕和黑蒙等。房颤发作时的心室率、心功能、并发症、持续时间以及患者对症状的感知敏感性等因素都会对房颤患者的临床表现产生影响。有些房颤患者没有任何临床表现，有些房颤患者的病症是因为卒中、栓塞或心力衰竭等重度房颤并发症的发生而被发现的，有些房颤患者，永久性房颤患者的临床表现可能随时间延长而减弱，甚至消失。

二、诊断思路

（一）病史问诊要点

对于以心悸为主诉的患者，问诊时应包括病程、发作频率；每次发作有无诱因、持续时间、起始和终止特点、程度轻重、有无颈部搏动感、多尿等表现；是否曾合并血流动力学障碍或黑蒙、晕厥等表现；是否有胸痛、呼吸困难、出汗、发热、头痛等伴随症状；是否有焦虑、抑郁、精神紧张等表现；近期有无腹泻、呕吐、感染等情形；既往有无器质性心脏病、心血管病危险因素以及甲状腺、贫血相关病史等。

（二）常规检查

1.心房扑动的心电图检查

心电图上的房扑波是明确诊断房扑的重要依据，下壁导联和 V_1 导联的扑动波（FL）表现较为明显。房扑时，房室传导多呈现为规则的 2:1 或 4:1，少数情况下位不规则下传，极个别会出现 1:1 传导的情况。房扑伴房室 1:1 下传是合并预激综合征的常见临床反应，短 PR 的患者中也时有发生，由应用于运动或其他临床情况的拟交感类药物引起临床反应中时有 1:1 房室传导发生。Ic 类抗心律失常药物可导致房扑患者心房波频率降低至 180 ～ 200 次/分钟，这种情况下也容易产生 1:1 房室传导，但血流动力学效果低于用药之前。在常规心电图高度怀疑房扑又无法实现确认的情况下，采用颈动脉窦按压和 Valsalva 动作等增加迷走神经张力的措施，可造成短暂的房室阻滞以帮助心房扑动波显示。如不奏效，还可采用以下方式：① 内置心腔或食管电极导管以监测心房波；② 给药腺苷（adenosine）、艾斯洛尔（esmolol）、维拉帕米（verapamil）等，促使房室阻滞产生以显示心房波。须注意，在发生房扑合并宽 QRS 心动过速时，上述药物需慎重给药，有造成心律失常恶化的可能。

2.心房颤动的辅助检查

（1）心电图特征。① 大小、形态、间隔不规则呈现的 f 波取代窦性 P 波，频率为 350 ～ 600 次/分钟；② RR 间隔各异，无相等情况出现；③ QRS 波群以正常形态居多。

长间歇在房颤患者中属常见表现，是长 R-R 间期，由房室传导组织生理不应期的干扰、连续的隐匿性传导、睡眠时迷走神经张力增高以及影响心脏自主神经张力的因素造成的室上性激动延迟或下传阻滞而引起。因此，不能单纯依据普通心电图上的长 R-R 间期就诊断为房颤合并高度房室传导阻滞。在房颤持续发作期间，患者处于清醒状态且频发大于或等于 3.0 秒的 R-R 间期，并伴有长 R-R 间期相关症状时，其作为房颤治疗时的给药变化或心脏起搏器植入指征等的参考价值更高。若伴随房颤出现慢而规则的 R-R 间期，则有可能是房室阻滞、室性或交界性心律等情况。

（2）心脏超声和 X 线胸片检查。心脏超声检查是对房颤患者心脏的左房和左室内径以及室壁厚度进行初步评估，并除外瓣膜病、心肌病和心包疾病，缩小筛查范围。对左室收缩和舒张功能进行评估，为抗心律失常和抗凝治疗方案提供指导性依据。食道超声能够发现左房内的血栓。X 线胸片能为心脏大小和肺脏情况提供评估。

（3）运动试验。运动试验检查通常在怀疑心肌缺血的患者应用 Ic 类抗心律失常的药物之前进行。运动试验还应用于对持续或永久性房颤患者活动时的室率控制情况的评价。

（三）鉴别诊断

1.心房扑动与阵发性房性心动过速的鉴别

从频率上区分，心房扑动的心房率范围一般不超过 250 ～ 350 次/分钟，阵发性房性心动过速的心房率的大致范围为 160 ~ 250 次 / 分钟。从心电图上区分，心房扑动的主要依据是 F 波，Ⅱ、Ⅲ、aVF 导联的 F 波清楚，无等电位线，心室率较慢，迷走神经受到刺激后，心室率会成倍减少或呈不规则状（传导比例不同），而 F 波显现的清晰度更高；阵发性房性心动过速主要看 P' 波，等电位线出现，心室率较快，迷走神经受到刺激后，会终止房性心动过速发作或者无效。

2. 心房扑动与室性心动过速的鉴别

（1）心房扑动合并室性心动过速。这种情况下，心室率快，作为心房扑动主要诊断依据的 F 波被增宽的 QRS 波群淹没，容易造成漏诊。虽较为少见，一旦出现，就需加做食道导联才能对心房扑动与室性心动过速做出准确鉴别。

（2）心房扑动心室率快伴有室内差异性传导。这种情况下，QRS 波群的宽度会增加，有被误认成室速的风险。这时需要采取措施，如压迫颈动脉窦等，减慢心室率，降低 QRS 波群的宽度，才能实现顺利鉴别。

三、临床治疗

（一）心房扑动的临床治疗

1. 治疗原则

（1）以原发疾病为主要治疗目标。

（2）直流电复律是最有效的终止房扑的措施。将房扑转复为窦性心律通常只需低于 50 J 的电能就可迅速实现。如果患者使用电复律无效或已使用大剂量洋地黄则不宜采用电复律，可将电极导管插入食管至心房水平，或通过静脉穿刺将电极导管插至右心房处，以超过心房扑动的频率起搏心房。这种措施可以实现大多数心房扑动向窦性心律或心室率较慢的心房颤动的转复。

（3）射频消融是根治房扑的措施。射频消融技术适用于药物疗效不佳、症状明显以及引起血流动力学不稳定的心房扑动。

2. 药物治疗

（1）房扑伴有大于 140 次 / 分钟的极快速心室率时，静推维拉帕米（异搏定）5 mg，10 分钟内没有效果可追加 5 mg，24 小时累计用药量不超过 10 mg。

（2）需要减慢房扑时的心室率可给药艾司洛尔 200 μg/（kg·min）。

（3）上述药物治疗无效时，可采用以下方式：口服地高辛，0.25 mg/ 次 / 天，或静推毛花苷 C0.4 mg，以将房扑暂时转变为心房颤动，停药后再恢复窦性心律；口服美托洛尔，12.5 mg/ 次，2 次 / 天，如一周后心率控制效果不佳，可增加口服药量为 25 mg/ 次，2 次 / 天，此后依据药效每周可增加剂量 25 mg/d，直至心率控制在 100 次 / 分钟以下；口服心律平（普罗帕酮）150 mg/ 次，3 次 / 天。

（4）冠心病、充血性心力衰竭等患者发生房扑时，Ia、Ic 类容易导致严重室性心律失常，甚至引发死亡的药物须慎用，可选用口服胺碘酮，0.2 g/次，3次/天，一周后减量为口服 0.2 g/次，2次/天，一周后再减量为口服 0.2 g/次，1次/天，维持量可为 0.2 g/d，5天/周。

（二）心房颤动的临床治疗

1.治疗原则

（1）寻找并针对房颤的原发疾病和诱发因素做出治疗。

（2）药物治疗。

（3）采用射频消融技术。

2.急性房颤治疗

（1）静脉注射毛花苷 C0.4 mg。

（2）按体重给药美托洛尔，0.2 mg/kg，或给药负荷量 15 mg，分三次缓慢静脉滴注（1mg/min），每次等剂量给药间隔 5 分钟。

（3）静推维拉帕米（异搏定）5 mg，10 分钟内没有效果可追加 5 mg，24 小时累计用药量不超过 10 mg。

（4）口服胺碘酮，0.2 g/次，3次/天，一周后减量为口服 0.2 g/次，2次/天，一周后再减量为口服 0.2 g/次，1次/天，维持量可为 0.2 g/d，5天/周。

3.慢性房颤治疗

（1）口服心律平（普罗帕酮）150 mg/次，3次/天。

（2）口服胺碘酮，0.2 g/次，3次/天，一周后减量为口服 0.2 g/次，2次/天，一周后再减量为口服 0.2 g/次，1次/天，维持量可为 0.2 g/d，5天/周。

（3）口服美托洛尔，12.5 mg/次，2次/天，如一周后心率控制效果不佳，可增加口服药量为 25 mg/次，2次/天，此后依据药效每周可增加剂量 25 mg/d，直至心率控制在 100 次/分钟以下。

（4）口服地高辛，0.125 ~ 0.25 mg/次，1次/天。

4.预防栓塞并发症

口服阿司匹林肠溶片 75 ~ 100 mg/次，1次/晚，或口服拜阿司匹林 0.1 g/次，1次/晚。

四、护理规范

（1）合理安排生活与工作，有序的锻炼，避免过度疲劳。

（2）保持心情舒缓，忌剧烈的情绪波动。

（3）多吃水果和富含纤维的食物，润肠通便，避免便秘。

（4）注意防寒保暖。

第五节　室性心动过速

室性心动过速（VT）即希氏束分叉以下的束支浦肯野纤维、心室肌等部位发生的快速心律失常。Wellens 的定义在国内的接受度最高，即频率超过 100 bpm，连续发生 3 个及以上的自发性室性电除极活动为室性心动过速。

室性心动过速并不局限于左心室或右心室，频率超过 100 bpm 是持续发作时的常态，会恶化血流动力学的状态，在缺乏及时有效的处理的情况下，会造成心脏性猝死或死亡。

一、疾病特征

（一）以临床表现为分类依据

（1）血流动力学维持在稳定状态时，无症状或轻微症状。

（2）血流动力学处于不稳定状态时，有晕厥前兆，如头昏、头晕、乏力或虚脱、黑蒙等临床表现；晕厥；心脏骤停；心脏性猝死（SCD）。

"血流动力学不稳定"应用较为广泛，其含义是伴有低血压和组织灌注不足的心律失常，在缺乏治疗的情况下，可导致休克或心脏骤停。

（二）以电生理为分类依据

非持续性室性心动过速（NSVT），即室速持续时间在 30 秒以内的单型或多型性心动过速；持续性室性心动过速，即室速时间超过 30 秒的单型或多型心动过速、束支折返性心动过速、双向性心动过速、尖端扭转性心动过速（Tdp）、室扑和室颤（VF）。

（三）以病因为分类依据

慢性冠心病、心力衰竭、先心病、心脏结构异常以及包括扩张型心肌病、肥厚型心肌病、致心律失常性心肌病在内的多种心肌疾病等都属于器质性心脏病型室速和无器质性心脏病的特发性心动过速范围。

需要注意的是，在临床表现上，室性心律失常与器质性心脏病在类型与严重程度方面有很大的相似性，比如，有心肌梗死（MI）病史和心功能受损的患者可能发生血流动力学稳定、耐受良好的心动过速。

二、诊断思路

（一）病史问诊要点

（1）明确患者不适感为临床所描述的"心悸"。

（2）追问发作诱因，如劳累、精神因素，喝酒等。

（3）详细询问病程。应详细询问患者心悸病程长短、每次发作持续时间、疾病进展情况，如何终止等。

（4）伴随症状。根据伴随症状不同，多提示不同病因及不同严重程度。

（二）常规检查

1. 12 导心电图检查

12 导心电图是检查技术中最常用的手段之一，在识别各种先天异常产生的室性心律失常和 SCD，如 Brugada 综合征，长、短 QT 综合征（LQTS、SQTS），致心律失常性右室心肌病（ARVC）方面有较为明显的成效，在辨别电解质异常、器质性心脏病导致的束支阻滞、房室阻滞、心室肥厚、Q 波 MI 等方面也有着较高的灵敏度。通过监视 QRS 间期的延长（120 ～ 130ms）和复极异常（QTc 420 ～ 440ms 或 300ms）能够有效预测 SCD 的发生。

室速心电图有以下几个特征：①连续出现 3 个或以上的室性期前收缩。②QRS 波群出现形态异常，时限范围超出 0.12s，QRS 波群主波与 ST-T 波反方向发展。③心室率维持在 100 ～ 250 次 /min 的范围，心律规则或略有变化。④房室分离，心房活动成独立状态，与 QRS 波群无固定关系，心房夺获偶发于个别或所有心室激动逆转的情况下。⑤室速发作无明显征兆或时间特征。⑥心室夺获与室性融合波，以室速发作为前提，在 P 波之后，提前发生一次正常的 QRS 波群，实现少数室上性冲动下传心室，进而实现心室夺获。室性融合波的 QRS 波群形态介于窦性与异位心室搏动之间，其意义为部分夺获心室。对室性心动过速的确立诊断需要由心室夺获和室性融合波的存在提供关键性依据。根据 QRS 波群在室速发作时的形态，室速可分为单行性室速和多行性室速，双向性室速表现为 QRS 波群方向的交替变换。

2. 动态心电图检查

动态心电图检查可应用于以下情况：诊断心律失常、明确 QT 间期或 ST 段改变，评价风险，确定治疗方案；事件记录器的监测结果为对患者症状与一过性心律失常的发作是否相关的判断提供依据；植入记录仪针对传统诊断技术无法判定的怀疑，如偶发性的与心律失常相关的病症（如晕厥），具有一定的效果。植入记录仪虽需要外科手术辅助，但在诊断有晕厥等致命性症状的患者是否严重心律失常方面有着显著的作用。

3. 运动试验

运动试验主要用于检测疑似冠心病（CHD）患者的无症状性心肌缺血。有中度或高度 CHD 危险因素（年龄、性别、心肌缺血导致的症状）的成年室性心律失常患者，运动试验可诱发心肌缺血或室性心律失常。已知 CHD 或无症状 CHD 患者，运动过程中或运动后频发室性期前收缩（PVB）与严重心血管事件的发生有关，但对 SCD 无特异性。

4. T 波电交替（TWA）

TWA 是运动试验或心房起搏过程中每搏心跳 T 波振幅或形态的变化，是识别心肌梗死（MI）后和缺血或非缺血心肌病高危患者的有效方法，并独立于左室射血分数（EF）值。TWA 有助于诊断室性心律失常或对有致命性室性心律失常风险的患者进行危险分层。

5. 左室功能与影像学检查

对于怀疑有心脏结构异常引起的室性心律失常和有严重室性心律失常或 SCD 高危因素的患者，如扩张型心肌病、肥厚型心肌病或右室心肌病、AMI 存活者或与 SCD 相关的遗传性疾病患者均应进行心脏超声检查。对于无症状心肌缺血的室性心律失常患者，当其存在中度 CHD 危险因素，常规心电图难以可靠诊断时，可行运动试验 + 心脏超声或单光子发射计算机断层显像（SPECT）检查，不能行运动试验者可行心脏超声或心肌灌注 SPECT 的药物负荷试验。心脏超声不能准确评估左室、右室的结构或功能改变情况下，推荐用磁共振成像（MRI）、CT 或放射性血管显像，必要时行冠脉造影。

MRI 可对心室容积、心室重量和心功能进行准确定量。尤其对疑诊致心律失常右室心肌病的诊断有重要价值，可对右室大小、功能和局部运动准确评估，还可检出右室心肌中的脂肪浸润。与 MRI 相同，CT 能对左室容积、EF 值和左室重量进行准确的定量分析，但与 MRI 不同的是，CT 能对冠状动脉节段及其钙化程度进行定量。

6. 心电生理检查

心电生理检查是确立室速的重要依据。对于室上速与室速的鉴别，心动过速时的 Hv 间期，也就是在发生心动过速时希氏束波（H）开始至心室波（v）开始的间期，具有十分重要的参考意义。以窦性心律时的 Hv 间期为标准，室上速的 Hv 间期应保持大于或等于标准，而室速的 Hv 间期需要小于标准或呈现负值状态（因心室冲动通过希氏束 – 浦肯野系统的逆转）。导管位置不当或心室束波掩盖希氏束波等情况会导致 Hv 间期无法测定。发生心动过速，可施行心房超速起搏，监测刺激频率和 QRS 波群的频率的关系，如果双方变化趋势一直且形态正常，说明原有心动过速为室速。

持续性单行性室速患者想要诱发与临床相同的室速，可以通过在发作间歇期应用程序电刺激技术的方式实现，实现的概率大概在 95%。相比于非冠心病的室速、非持续性室速，冠心病患者的室速和持续性室速的诱发成功率更高。有 75% 的持续性单行性室速发作，可以通过程序电刺激或快速起搏实现终止，剩余的室速发作则需要利用直流电转复。鉴于复制与终止持续性单行性室速方面的有效性，电刺激技术可用于标测和评价射频消融治疗的效果。

（三）病情的判定

室性和室上性心脏跳动过快带有室内区别性传输的心电图呈现形式非常相同，它们的临床作用与解决方法截然相反，所以必须要加以辨别。

（1）心电图呈现支持室上性心动过速带有室内区别性传输的诊疗。① 只要出现心动过速的现象，都是从期前的 P 波开始引起的。② P 波和 QRS 波群有一定的关系，一般房室比例为 1:1。③ 给予迷走神经一定的刺激能够缓解或停止心动过速。④ 长 - 短周期序列（即在长 R-R 间期后跟随短 R-R 间期）后经常会出现室内区别性的传输。另外，当没有使用任何药物进行医治时，心律过快的 QRS 时限会在 0.20s 以上、宽度不一样，心律不稳定，心率在 200 次 /min 以上，此时可诊断为预激综合征合并心房颤动。

（2）心电图呈现出室性心动过速。① 室性融合波。② 心室夺获。③ 室房脱离，如果心室跳动逆传心房，P 波与 QRS 波群存在一定的关系，这时就没有房室脱离而且会呈现 1:1 室房传输或者 2:1 室房传导阻塞。④ 全部心前区导联 QRS 波群主波的方向为同向性，也就是都一致向上或向下。

三、临床医治

（一）室性心动过速诊治标准

如果是血流动力学平稳的室性心动过速，在医治过程中一般是在静脉注射心律失常的药物来避免室性心动过速的发生。如果是血流动力学不平稳的室性心动过速，则要选择进行电复律，这样可以在短时间内结束室性心动过速的发作，保持血液循环流动的平稳，避免循环衰竭、心脏停止跳动或者突然死亡。如果是无休止性室性心动过速，心律失常药物和电复律都是没有效果的，只能进行导管射频消融诊治。如果患者患有器质性心脏病合并持续性室性心动过速，提议进行植入型心脏转复除颤器诊治，以此避免由心脏引起的突然死亡。

（二）急症处理

1. 药物治疗

（1）器质性心脏病室性心动过速。如果患者血流动力学稳定，可首先选用药物治疗。冠心病室性心动过速、心力衰竭室性心动过速和右心室心肌病室性心动过速等，首选胺碘酮，也可应用利多卡因治疗。

胺碘酮的静脉使用方法：静脉负荷剂量 + 静脉维持。首剂负荷量为 100 ~ 150 mg，溶液稀释后缓慢注入（约 10min 左右），必要时可在 10 ~ 15min 后重复给予 100 ~ 150 mg。静脉维持：1 ~ 2 mg/min，维持 6h，随后以 0.5 ~ 1.0 mg/min 维持 18h，第 1 个 24h 内总量一般为 1 200 mg，最高不超过 2 000 mg/d。普罗帕酮可应用于先天性心脏病室性心动过速等，对于冠心病室性心动过速和心力衰竭室性心动过速等不建议使用。

（2）特发性室性心动过速。必须按照室性心动过速的心电图确定其起源部位，右束支阻滞伴电轴左偏，可能对维拉帕米敏感，电轴不偏或右偏伴左束支阻滞图形，可选用 β - 受体阻滞剂或非二氢吡啶类钙离子拮抗剂，如无效则可考虑应用普罗帕酮，必要时选择胺碘酮治疗。

（3）尖端扭转型室性心动过速。这种室性心律过快应该竭力找到和除掉导致 QT 间期延长的病因，停用或可能诱发的药物。治疗上首选给予静脉应用镁盐，对心动过缓和明显长间歇依赖者可考虑心房或者心室临时起搏治疗，也可短时使用提高心率的药物，如阿托品、异丙肾上腺素以等待临时起搏安置。先天性长 QT 间期综合征治疗应选用 β - 受体阻滞剂，对于基础心室率明显缓慢者，可考虑起搏联合 β - 受体阻滞剂治疗。

2. 非药物治疗

（1）电复律。如果患者室性心动过速时患者血流动力学不稳定或为无脉搏室性心动过速，应尽早行电复律，双向 200J，单向 360J，单次复律不成功者可重复多次。如果患者血流动力学虽有改变，但心电监护显示室性心动过速波形振幅较大，尚未发展至室颤，可行同步电复律治疗，先从 50 J 开始，如无效可考虑逐渐递增至 100～200 J，对于复律失败者，可尝试给予抗心律失常药物后再行复律。

（2）心肺复苏。对于无脉搏室性心动过速，应立即启动基础心肺复苏，在电复律或电除颤的同时给予胸外按压、开放气道和给氧等其他心肺复苏治疗。

（三）预防室性心动过速复发

抗心律失常药物和电复律可终止室性心动过速发作，但并不能根治室性心动过速。因此，室性心动过速发作终止后必须给予有效的抗心律失常药物维持治疗，以预防室性心动过速复发。但长期应用抗心律失常药物可能会带来不良反应，应该严密观察。导管消融可能是目前唯一的根治性治疗措施，尤其是对于特发性室性心动过速患者，特发性室性心动过速的消融成功率高，器质性心脏病室性心动过速的成功率较低，消融后复发率也较高。此外，病因与诱因治疗如改善心肌供血，纠正低血钾、积极治疗心力衰竭等也十分重要。

四、看护规范

（一）持续平稳的心情

维持淡定平稳的心情，身心放松，不要太过紧张，避免易怒、过度欢喜和过度悲伤，尽量不看令人感到情绪紧张刺激的电视节目和球赛等。

（二）在规定时间内进行身体检查

复查相关项目，适时改变药物使用，由于抗心律失常的药物度对电解质及脏器功能产生不良反应，服药后必须到医院按期检查身体并适时观测吃药后的成效和改变服药量。

第六节　心室扑动与心室颤动

心室扑动与颤动常见于缺血性心脏病。另外，抗心律失常药物，尤其是能增加 QT 间期和扭转间端的药，也会导致缺氧、缺血、预激综合征合并房颤，加快心室率、电击伤等。心室扑动与颤动是最严重的心律失常。

一、病症特点

病症表现为无意识、抽搐、呼吸的停止、听不到心音、脉搏的停顿、测不到血压。存在急性心肌梗死而无泵衰竭或者心源性休克的原发性心室颤动，治愈后效果较好，抢救存活率较高，复发率很低。反之，非伴随急性心肌梗死的心室颤动，一年内复发率高达 20%~30%。

二、诊断思路

（一）病史问诊要点

1.关于晕厥前患者所处环境的询问

（1）体位。平卧位、端坐位或者站立位。

（2）活动情况。休息、改变体位、运动中或运动后、排尿中或排尿后、咳嗽或者吞咽、颈部转动。

（3）容易发生病症的条件。比如，在人多密集或周围环境比较热、站立时间较长的情况下等。

（4）预测发生的状况。比如，害怕、剧痛等。

2.是否会发生晕厥及晕厥前发生的状况

恶心、呕吐、腹部不适、发冷、出汗、颈部或肩部疼痛、视物模糊、眩晕、心悸。

3.病症发生时的具体状况

晕倒的状况、无意识的时间、呼吸状况、身体表现形式（强直、阵挛）。

4.关于发作结束后的询问

恶心、呕吐、出汗、发冷、模糊、肌肉疼痛、皮肤颜色、受伤情况、心悸、尿便失禁。

5.关于背景资料的询问

（1）有无猝死、先天性致心律失常的心脏病或者晕厥的家族史。

（2）既往心脏病史。

（3）神经系统病史，如帕金森病、癫痫等。

（4）代谢失调，如糖尿病等。

（5）治疗用药，如高血压药、心绞痛药、抗抑郁药、抗心律失常药、利尿药和QT间期延长药或其他药物，包括乙醇。

（6）对晕厥复发的患者，需了解复发的次数及距首次发作的时间。

此外，医生在询问的过程中，应注意鉴别"真性晕厥"和一些症状与晕厥类似的"假性晕厥"。

（二）常规检查

先进行心电图检查，以明确诊断，然后进行心电监护，随即进行电解质、肝肾功能检查，以便进一步抢救。

心室扑动表现为规则而宽大的心室波，向上和向下的波幅不等，频率为每分钟150～250次；心室颤动表现为形态、频率及振幅均完全不规则的波动，频率为每分钟150～500次。

三、临床治疗

（一）急症处理

室扑与室颤一旦确诊，应立即行体外电击复律。如果在患者发生室颤的现场，当时无体外除颤仪，则应立即行心肺复苏抢救。传统的心肺复苏程序为开发气道（A）→人工呼吸（B）→心脏按压（C），即 A-B-C 模式；2010 年美国心脏病协会制订的心肺复苏指南将复苏程序修正为心脏按压（C）→开放气道（B）→救生呼吸（A），即 C-B-A 模式。心肺复苏的同时应给氧及行心电监护。

1.直流电除颤

在心肺复苏中，直流电除颤是最有效的复律方法。通过心电图或心电监护诊断为室扑或室颤后，应立即给予电除颤（非同步除颤），单相波除颤功率为 360 J，双相波除颤 120 J。对于一次电除颤未成功者，可行连续电复律治疗。电复律间隙可行心脏按压等心肺复苏治疗，对于多次电击不能成功者，有时静脉给予抗心律失常药物可提高除颤的成功率。

2.抗心律失常药物的应用

室扑与室颤是致命性恶性心律失常，转复的时间越短，预后就越好。因此，电击复律应是首选，抗心律失常药物为次选，或为辅助治疗措施。相关研究表明，胺碘酮的疗效可能优于利多卡因，尤其是对严重心肌缺血或急性心肌梗死患者。对于 LQT 综合征患者，应选用 β - 受体阻滞剂治疗。

（二）预防室扑与室颤复发

1.病因治疗

根据不同的病因进行相关原发病的治疗，如针对冠心病患者急性心肌缺血的血运重建治疗，心力衰竭患者改善心功能的治疗，电解质紊乱患者维持电解质平衡治疗等，这些对于预防室扑与室颤的复发具有重要意义。

2.室扑与室颤成功转复后的抗心律失常药物的选用

电击或药物成功转复室扑与室颤并非根治性治疗，由于其病因的持续存在，室扑与室颤还会再度发生。抗心律失常药物的选用应根据不同的病因决定，如病因为冠心病和心功能不全者应选用胺碘酮和 P 受体阻滞剂，LQTS 和 CPVT 患者选用 p 受体阻滞剂，Bmgada 综合征选用奎尼丁，心房颤动伴经旁道前传者可选用 Ic 类抗心律失常药物。

3.心内转复除颤器（ICD）和带有除颤功能的心脏再同步化治疗（CRT-D）

近年来的大量临床试验证明，ICD 是目前室扑与室颤最有效的治疗方法，能明显降低室扑与室颤导致的死亡率。因此，欧洲、美国和我国关于室扑与室颤的相关指南均将 ICD 作为首选治疗措施推荐。CRT-D 不仅具有 ICD 的除颤功能，而且能改善心功能，降低心力衰竭患者的病死率。根据相关指南，对于心功能不全合并室扑与室颤患者或虽无恶性室性心律失常但左心室射血分数 < 35% 的患者，均应植入 CRT-D 治疗。

4. 导管消融

尽管近年来心律失常的导管消融技术大有改进，但室扑与室颤的导管消融仍仅处于探索阶段。应用射频导管消融治疗室颤的一些尝试包括：原发性室颤、Bmgada 综合征、LQTS以及冠心病室颤等。

导管消融治疗室扑与室颤的靶目标主要有两个：①消融触发室扑与室颤的触发灶——室性期前收缩。②在器质性心脏病患者中，通过导管消融消除或改良与室扑和室颤相关的心律失常基质，从而达到消除或减少室颤发生的目的。

四、看护规则

（1）主动乐观地医治各类器质性心脏病，调节自主神经功能失调。

（2）防止不稳定的心情，不喝酒、浓茶、咖啡。

（3）持续吃药，不能随便增加或减少药量以及停止医治。

（4）坚持锻炼身体，防止传染疾病。

（5）按期检查身体，做心电图，适时改变诊治计划。

（6）装有人工心脏起搏器的患者身上必须随时装有诊断卡和异丙肾上腺素或阿托品药物。

第七节　早期复极综合征

早期复极综合征（early repolarization syndrome，ERS）是一种较常见的正常心电图变异，主要表现为以胸痛、胸闷、心悸为主，心电图上 ST 段抬高，酷似变异型心绞痛、心肌梗死超急性期，急性心包炎等图形易误诊为器质性心脏病。

一、疾病特征

ERS 是一种良性的先天性心脏传导或电生理异常，并非器质性心脏病征象，多数无任何症状。部分患者有自主神经功能紊乱、迷走神经占优势的表现，常感头晕、心悸、易疲劳，心前区不适，有刺痛或挤压痛感，有时可放射至左肩、臂。心前区痛与体力应激无关，服硝酸甘油类不能缓解。ERS 患者长期随访 X 线胸片、冠脉造影及超声心动图和各种实验室检查均未发现明显异常。

ERS 的心电图表现类似器质性心脏病，当伴明显胸痛、心悸等症状时鉴别诊断较为困难。ERS 的心电图诊断标准依据两个以上的导联心电图出现下列改变。

（1）QRS 综合波 J 点处 ST 段抬高，0.5 mV 以上。

（2）ST 段呈凹面向上抬高，部位多见于 $V_3 \sim V_5$，肢导联亦可抬高，但 aVR 导联无抬高。

（3）ST 段抬高可持续多年，随年龄增加抬高幅度有下降趋势。

（4）R 波降支有明显切迹或模糊，类似右束支传导阻滞图形。

（5）T 波高耸或倒置。

二、诊断思路

（一）常规检查

目前都是使用心电图对病症进行判断，心电图检查 ERS 的特点具体如下。

（1）R 波降支与 ST 段相连的地方显现 J 点或 J 波，如果 J 波特别清楚，而且在 $V_1 \sim V_2$ 导联会出现 r&prime 形状，宛如右束支传导阻塞。

（2）ST 段呈水平型或下斜型升高 0.1 ~ 0.6 mV，升高的 ST 段弓背向下。

（3）ST 段抬高的导联，T 波呈对称性增高，ST 段与 T 波升支融合。

（4）胸前导联 R 波升高，S 波变小或消失。上述改变多见于 $V_3 \sim V_5$ 导联，可持续多年，但也可反复改变。

（5）T 波可出现倒置，常在 ST 段抬高的 $V_3 \sim V_5$ 导联。其特点是倒置 T 波两支不对称，有周期性变化，有时变浅或直立，口服氯化钾或普萘洛尔后方可变为正性 T 波，但 ERS 的特征 ST 段并无改变。

（6）其他心电图改变：P-R（Q）间期缩短，大于 0.12s，短于 0.14s；ST 段抬高的导联及 Ⅱ、Ⅲ、aVF 导联可见双峰型 P 波，属房内传导阻滞表现；可伴有室上性心律失常和心房颤动。

（二）鉴别诊断

1.变异型心绞痛

ERS 心电图表现为 ST 段抬高，如伴胸痛，易误诊为变异型心绞痛。但变异型心绞痛表现为～过性 ST 段凸面抬高，ST 段抬高是由胸痛的发生而引起的，胸痛结束，ST 段也不再抬高，出现胸痛时心率便加快，室性心律也表现为失常，运动试验 ST 段的改变不易发现，就可导致 ST 段抬高，以此进行辨别。

2.急性心肌梗死超急性期

当 ERS 显示胸痛、ST 段抬高，同时 T 波耸立，就断定不属于急性心肌梗死超急性期。心肌梗死会伴有胸痛，ST 段抬高限度大，而且存在明显的 ST-T 变化，病理性 Q 波和血清酶曲线也会发生改变，判别起来比较容易。

3.急性心包炎

急性心包炎发作时会出现弥漫性损伤电流，ST 段抬高导联较多，多出现在 Ⅰ、Ⅱ、aVF、和 $V_2 \sim V_6$ 导联，类似于 ERS。但是急性心包炎 ST 段抬高几天或者大约一个星期就能还原，T 波会发生倒置，出现心率变快，血压也会下降，听诊时会感受到心包摩擦音和 ERS 不一样。

三、临床治疗

ERS 是良性心电图变异，一般不需特殊治疗。若合并神经循环异常，可给予对症处理，胸痛可给予止痛剂，严重时可给予硝酸甘油制剂，若出现心律失常可给予抗心律失常药物治疗。

四、护理规范

（1）调整日常生活与工作量，有规律地进行活动和锻炼，避免劳累。

（2）保持情绪稳定，避免情绪激动和紧张。

（3）保持大便通畅，避免用力大便，多食水果及高纤维素食物。

（4）避免寒冷刺激，注意保暖。

第六章　动脉粥样硬化与冠心病临床思路

第一节　稳定型心绞痛

　　心绞痛是由于短暂的心肌缺血引起的以胸部不适为主要特征的临床综合征,是冠心病的最常见表现。其特点为阵发性的前胸压榨样疼痛感觉,主要部位为胸骨后部,可放射至心前区与左上肢,常发生于劳累或情绪激动时,持续数分钟,休息或用硝酸酯制剂可消失。通常见于冠状动脉至少一支主要分支管腔直径狭窄在 50% 以上的患者,在运动、情绪波动或其他应激情况下,冠状动脉血流不能满足心肌代谢的需要,导致心肌需求与供应不匹配,从而引起心绞痛发作。

　　本病多见于男性,多数患者在 40 岁以上,劳累、情绪激动、饱食、受寒、阴雨天气、急性循环衰竭等为常见的诱因。

一、疾病特征

(一) 劳力性心绞痛

　　由于运动后或者其他心肌氧气需求量增多引起的短时间胸痛时,可以立刻休息或者舌下含硝酸甘油,病情会立刻得到缓解。劳力性心绞痛包括稳定型劳力性心绞痛、初发型劳力性心绞痛和恶化型劳力性心绞痛三种。

(二) 自发性心绞痛

　　胸痛的发生和心肌对氧气含量的需要增加没有显著的关联。和劳力性心绞痛比起来,它疼痛的时间会更长,疼痛更加厉害,而且硝酸甘油也无法减轻病情,心肌酶检测无变化,心电图经常发生一些 ST 段下降或者 T 段的变化。自发性心绞痛会单独发作或者和劳力性心绞痛一起出现。自发性心绞痛分为卧位型心绞痛、变异型心绞痛、中间综合征和梗死后心绞痛四种类型。

(三) 混合性心绞痛

　　混合性心绞痛就是劳力性和自发性心绞痛一起发作。因为冠状动脉的异常变化导致冠状动脉血液流动的存储平稳缩减，而且出现短时间的再减损所导致，都属于劳力性和自发性心绞痛的症状。

最近几年，医学上大多使用不稳定型心绞痛表示存在于稳定型心绞痛与急性心肌梗死和突然死亡之间的病症表现形式，分为初发型、恶化型劳力性心绞痛和各型自发性心绞痛。

二、诊断思路

（一）病史问诊要点

病史问诊时主要询问患者胸痛特征。另外，需要仔细询问既往史及个人史，关注冠心病危险因素，如吸烟、高血压、高脂血症、高血糖、肥胖、早发冠心病家族史（一级亲属男性发病时间 < 55 岁，女性 < 65 岁）。

（二）基础检查

1. 静息心电图

有时会记录到房室传导阻滞、束支传导阻滞、室性或房性期前收缩等心律失常。诊断心肌缺血和心绞痛经常用的方法就是静息心电图，被怀疑患有心绞痛的患者需要记下 12 导联心电图。大约一半的患者在心绞痛没有出现的时候，心电图是没有异常表现的，对诊治慢性稳定型心绞痛的特殊性不足，或许存在年限时间长的心肌梗死的状况或非特殊性 ST 段或 T 波异常，偶尔会记录到房室传导阻滞、束支传导阻滞、室性或房性期前收缩等心律异常。当心绞痛出现时查看心电图，大部分患者的状况是短促的心肌缺血导致 ST 段的位置变化，ST 段下降经常出现，这是心内膜下心肌缺血的情况，症状减轻后 ST 段还原为原来的样子，偶尔会出现 T 波倒置。在日常生活中，T 波一直倒置的患者，症状发生时或者会呈现直立。当然 T 波的变化对心肌缺血特殊性的反应比不上 ST 段，但是相对于日常的心电图的显示状况还是有显著变化的，也对病情的判定有利。胸痛出现时，会伴随着心律失常、房室传导阻滞、束支传导阻滞等，有助于冠心病的判断和治疗。

2. 影像学检测

（1）胸片。这对判断和治疗慢性稳定型心绞痛没有太大的作用，它主要是诊治心功能不全、心脏瓣膜病或肺部有问题的患者。检查显示心脏增大、肺淤血、心房增大和心脏钙化对治愈后的判别有一定的积极作用。

（2）电子计算机断层扫描（CT）。可以检测出冠状动脉钙化以及病情程度的大小。检查冠状动脉钙化严重与否能够有效辨别出冠状动脉疾病高危患者，但是冠状动脉钙化的评价和预估通常不用于断定稳定型心绞痛患者。多排 CT 冠脉血管造影是当前最有发展潜力的无创性冠脉成像技术，探究结果证明，这项技术可以清楚地体现冠状血管壁和斑块的特性。多排 CT 冠脉血管造影适合用在患冠心病概率小且运动心电图和负荷成像检测无法给予确定判断的患者。

3.心电图运动试验

心电图运动试验是很常见的运动负荷试验。当人体开始运动时心肌消耗氧气就会增大，窄小的冠状动脉无法为心肌提供充足的氧气供其代谢，出现心肌缺血缺氧时，心电图可以记录到 ST 压低等缺血性改变。运动心电图诊断心肌缺血比静息心电图有更高的敏感性和特异性，并且费用不高、应用方便。运动心电图诊断敏感性约为 70%，特异性约为 90%。

4.动态心电图监测

动态心电图记录中的 ST 段变化诊断冠状动脉疾病的敏感性和特异性低于运动试验，但可以显示运动没有诱发的心肌缺血。与运动试验相比，动态心电图监测对慢性稳定型心绞痛难以提供额外的重要信息。

5.放射性核素心肌灌注显像

放射性核素 ^{201}TI、$^{99m}Tc\text{-}MIBI$ 等标记的显像剂静脉注射进入人体后，随冠脉血流很快地被正常心肌细胞摄取。体外应用放射性核素显像仪，可以显示显像剂在心肌的摄取、分布、代谢与清除的全过程。根据心肌灌注缺损情况，可以了解冠状动脉狭窄程度。心肌灌注显像分为运动负荷、药物负荷和静息心肌灌注负荷显像。运动试验是当前心肌灌注显像负荷试验中经常使用的办法，但是如果患者的运动量没有达到一定的标准或者突发其他状况时，应先选择药物负荷试验。

放射性核素心肌灌注显像的益处：① 试验成功的可能性较大。② 有较大的敏感性，特别是对累及回旋支的单支冠状动脉血管的异常变化。③ 如果在静息情况下出现多处左心室室壁运动失常时，可以有效估量缺血状况。④ 以很多的探究材料作为标准，特别是对病情结果的预测上。

6.负荷超声心动图检测

冠脉变窄引起心肌供血和供氧下降后，心脏功能出现变化。静息和复核超声心动图能够展现整个和节段性左心室室壁动态功能，确定冠脉支配区供血下降的具体情况和严重程度，甚至瓣膜构造和作用的特点变化。超声心电图负荷试验图像分析法，现在一般是使用美国超声心动图学会拟定的 16 节段分析法，就是半定量评价和估算心脏的 16 个节段。当处于静息状况和最高值负荷时，针对 16 个节段实施室壁的动态记录，若出现最新的或者更严重的室壁的不良反应，就判定负荷试验是阳性。

运动负荷和药物负荷都使用在负荷超声心动图检测，多巴酚丁胺负荷超声心动图的检测出冠心病冠脉狭窄的敏锐性效果要比血管扩张剂双嘧达莫和腺苷好很多，所以应用多巴酚丁胺进行检查更为妥当。

7.冠状动脉造影

冠状动脉造影对慢性稳定型心绞痛病情的判定和医治具有举足轻重的作用，可以正确地检查出冠状动脉的病理变化特征，是一种非常可靠的检查方式。考虑到心肌血运重建新技术的普遍应用，加上冠状动脉造影引起连带病症的情况很少，因为要明确慢性稳定型心绞痛的判定，下面几种状况应该实施冠状动脉造影。① 严重稳定型心绞痛（CCS 分级 3 级或以上），疑似诊断为冠心病，尤其是那些吃药后效果并不明显的患者。② 心脏停止跳动后依然能活下来的患者。③ 心脏搏动频率发生异常的患者。④ 进行过再血管化（PCI 或 CABG）医治，手术后初期病情又复发到心绞痛严重的患者。⑤ 无创性检查无法确定诊断，或者运用同样的无创性检查后最终结果并不一致。⑥ PCI 后再狭窄的可能性极高，而且执行 PCI 的血管位置对预测病情结果有重大作用的患者。

三、临床诊治

（一）通常情况下的诊治

（1）病情严重时期应该让患者在医院休息 1~3d，保证患者处在一个优良舒适的居住环境里，禁止任何人来探望，让患者调整好情绪，放松心情，有良好的睡眠质量，特殊情况下可以注射镇静剂。

（2）按照日常规定进行鼻导管吸氧、保持长期的心电监测、每天检查心肌损伤标志物，一直到患者情况恢复平稳结束。

（3）情绪烦闷、疼痛比较严重的患者可以注射 5~10 mg 的吗啡。

（4）日常要食用清淡的食物，不能吃太多，防止便秘。

（5）首先要医治病症的引发要素如高血压、甲亢、贫血等，限制吸烟、肥胖等。

病情不严重的患者住院观察的时候没有出现心绞痛，心电图没有显示缺血的变化，也没有发现左心衰竭的情况，12~24h 观察期间，肌酸激酶心肌同工酶（CK-MB）未上升，肌钙蛋白未发生异常，那么在 24~48h 候就可以离开医院了。如果是病情中度或重度的患者，尤其是心肌肌钙蛋白 T（cTnT）或心肌肌钙蛋白 I（cTnI）上升的患者，住院的时间要推迟，应加强内科方面的诊治。

（二）抗缺血诊治

在心绞痛出现时应该使用硝酸酯类药物；在症状暂时停止时可以使用 β - 受体阻滞剂与钙离子拮抗剂抗缺血治疗；严重不稳定型心绞痛患者常需联合应用硝酸酯类、β - 受体阻滞剂、钙离子拮抗剂。

（1）硝酸酯类。硝酸酯可以减少心肌对氧的需求量，并且能为心肌提供更多更充足的氧，有助于缓和心肌的缺血状况。心绞痛发生时，可舌下方含服 0.5 mg 的硝酸甘油，特殊情况下每 5min 可以连续服用 3 次，或应用硝酸甘油喷雾剂。服用硝酸甘油后病症没有任何变化，而且血压不低的患者，可静脉滴注硝酸甘油，硝酸甘油静脉滴注维持剂量通常在 10~30 μg/min，最大量时候是 200 μg/min，一直静滴 24~48h，不能时间过长，防止对该药产生抵抗力，再无效果。

（2）β - 受体阻滞剂。β - 受体阻滞剂经过负性肌力和负性频率作用，降低心肌需氧量和增加冠状动脉灌注时间，因而有抗缺血作用。因此，没有禁忌证时应当早期开始使用 β -

受体阻滞剂，尤其是合并有高血压和心动过速者。高危及进行性静息性疼痛的患者，先静脉使用，然后改为口服。中低危患者可以口服 β - 受体阻滞剂，应当优先选用无内源性拟交感活性的 β - 受体阻滞剂。使用 β - 受体阻滞剂的禁忌证为一度房室传导阻滞（AVB）（P-R 间期 > 0.24s）、任何形式的二度或三度 AVB 而无起搏器保护、严重的心动过缓（< 50 次 / min）、低血压 [收缩压（SBP）< 90 mmHg]、有哮喘病史或严重慢性心力衰竭。慢性阻塞性肺病（COPD）患者应当非常小心地使用 β₁ 受体阻滞剂。

（3）钙离子拮抗剂：已经使用足量硝酸酯和 β - 受体阻滞剂的患者，或不能耐受硝酸酯和 β - 受体阻滞剂的患者或变异性心绞痛的患者，可以使用钙离子拮抗剂控制进行性缺血或复发性缺血。ACS 在没有一起用 β - 受体阻滞剂时，因为释放迅速地短效二氢吡啶类会引起不良后果，最好不要使用。肺水肿或左心室功能不全的人，尽量不要采用维拉帕米和地尔硫䓬。慢性左心功能不全的患者能够耐受氨氯地平和非洛地平。所有钙离子拮抗剂不稳定性 / 心绞痛非 ST 段抬高心肌梗死（UA/NSTEMI）的好处大部分是限制缺血的状况，所以进行治疗时应该首选硝酸酯和 β - 受体阻滞剂，其次是二氢吡啶类钙离子拮抗剂。

一般情况下我们经常用的钙离子拮抗剂有硝苯地平、地尔硫䓬和维拉帕米，常用剂量为硝苯地平 10~20 mg，每日 3 次或 4 次，地尔硫䓬 30~60 mg，每日 3 次或 4 次，维拉帕米 40~80 mg，每日 3 次或 4 次。

钙离子拮抗剂的主要不良反应依不同制剂有所不同，硝苯地平的主要不良反应是低血压、心悸、头晕、双踝水肿；地尔硫䓬和维拉帕米主要不良反应是心动过速、房室传导阻滞和加重左心功能衰竭。

（4）ACEI。相关研究结果证明，ACEI 能够很好地改善不稳定斑块，应用时能够不管心脏功能是否正常，初期减少不稳定型心绞痛患者心血管病症和心肌梗死的发生，减少或者延缓心室重构，改善左室功能，特别适合左心室收缩力下降的患者。

常用制剂有卡托普利 12.5~50 mg，每日 2 次，依那普利 10~20 mg，每日 1 次，贝那普利 5~20 mg，每日 1 次，赖洛普利 5~20 mg，每日 1 次，福辛普利 5~20 mg，每日 1 次。

血管紧张素 Ⅱ 受体拮抗剂有氯沙坦 50 mg，每日 1 次，厄贝沙坦 150 mg，每日 1 次，缬沙坦 80 mg，每日 1 次。

ACEI 引起的最重要的不良反应是干咳，如果是肾动脉狭窄的患者会损害其肾功能，使血钾上升，尤其是当肾功能衰竭的患者使用了保钾利尿剂时，还有更多不良反应，如恶心、腹泻、头痛等。

（三）抗血小板与抗凝诊治

（1）抗血小板药物。当前抗血小板的药物分为水杨酸类、噻吩吡啶类和血小板膜糖蛋白（GP）Ⅱ b/ Ⅲ a 受体拮抗剂三种。病情严重期和长时间诊治主要使用阿司匹林联合氯吡格雷，病情危险性或 PCI 患者可以一并采用血小板膜糖蛋白（GP）Ⅱ b/ Ⅲ a 受体拮抗剂。

患者只要出现胸痛的症状，必须立刻进行抗血小板诊治，首先选择阿司匹林，马上对其用药，不能间断，病症严重期间一开始负荷剂量要在 160~325 mg，口服，能够迅速阻止血小板堆积，然后每天用药 75~100 mg 且不能暂时停药。长时间用药，一直诊治的患者，要马上使用 300 mg 氯吡格雷，然后每天 75 mg，氯吡格雷需要坚持使用一年，如果发生出血现象才能停止服药。进行初期 PCI 的住院患者，在服用阿司匹林的同时，应该一起服用氯吡格雷 9~12 个月；计划要行 PCI 的住院患者，存在裸金属支架的人，在使用阿司匹林的同时应该一起服用氯吡格雷 1 个月以上，有药物支架的人在服用阿司匹林的同时需要服用氯吡格雷 12 个月；计划进行择期冠状动脉旁路移植术（CABG），而且患者也在服用氯吡格雷，如果在病症稳定的情况下，应该暂时停止用药 5~7d；对于有使用阿司匹林禁忌证的患者，要单独使用氯吡格雷；准备进行侵入性手术 PCI 的患者，应该服用 600 mg 氯吡格雷来当作负荷剂量，从而更快地以抵制血小板的功能。GP Ⅱ b/ Ⅲ a 受体拮抗剂不经常使用，若通过常规双重抗血小板诊治后，缺血状况再次发生、心力衰竭或心脏搏动频率发生严重异常，需要进行 PCI 时，能服用 GP Ⅱ b/ Ⅲ a 受体拮抗剂，但是出血风险大的患者禁止使用。

（2）抗凝诊治。病症中度或者重度危险的患者通常采用静脉肝素诊治，肝素的一般用药量是 80 U/kg 静注，接着速度保持在 18 U/（kg·h）滴注，在诊治当中，应该在用药初期或者调解用药量后的 6h 检测一些凝血活酶时间，按照 APTT 改变肝素用药量，让 APTT 成为对照的 1.5~2 倍。静脉肝素诊治的时间最好的是 2~5d，然后每隔 12h 可以进行肝素 7 500 U 皮下注射，维持 1~2d。相对于平常的肝素，低分子量肝素是皮下注射，不用监控血凝，停止用药也不反跳，应用起来更加便捷简单。相关研究结果证明，低分子量肝素在防止血栓方面的效果要比平常肝素好，不用进行血凝监控，停止用药不反跳，简单便捷，所以现在普遍使用低分子量肝素，一般低分子量肝素的用药量为依诺肝素 40 mg、那曲肝素 0.4 mL 或法安明 5 000~7 500 U，皮下注射，每 12h 一次，通常在急性期连用 5~7d。普通肝素和低分子肝素（LMWH）在 UA/NSTEMI 治疗中都是作为 Ⅰ 类建议被推荐的。

（3）其他直接抗凝血酶制剂。只是用于肝素诱导的血小板减少患者的抗凝治疗。CARS 等试验显示，华法林低强度或中等强度抗凝不能使 UA/NSTEMI 患者受益，因而不宜使用。但是如果有明确指征，如合并心房颤动和人工机械瓣，则应当使用华法林。

TIMI- Ⅲ B、ISIS-2、GISSI-1 等试验均证明 UA/NSTEMI 时使用溶栓疗法不能明显获益，相反会增加心肌梗死的危险，因此不主张在 UA/NSTEMI 时使用溶栓疗法。

（4）他汀类药物在 ACS 中的应用。不稳定型心绞痛发生心肌梗死的关键是冠状动脉粥样硬化继发血栓形成，故应注意保护血管内皮，减轻炎症反应，稳定斑块，进行调脂治疗。

很多研究证明，初期让患者服用他汀类药物，对其病症结果的预测有利，所以患者要在 24h 中检测血脂，在住院期间使用更多的他汀类药物。

四、护理规范

（1）保证积极向上的心情。长时间心情极度紧张、暴躁易怒、焦灼不安、消沉不堪等，能导致大脑皮质振奋和控制能力不平衡，因此拥有积极乐观的心情很重要。

（2）日常生活中要多加休息，工作和生活相结合，生活有序，拥有积极向上的心态有利于预防疾病。规范饮食，保证生活起居有序，不要过于辛苦，形成正确的日常习惯。

（3）保证饮食正常摄入，多吃高纤维素的食物和蔬菜水果，营养物质摄入要平衡，保证身体必需的营养素如蛋白质、糖、维生素等，荤素要均衡食用，要保证食物多样化，有助于防范疾病的发生。

第二节　非 ST 段抬高型急性冠状动脉综合征

非 ST 段抬高型急性冠状动脉综合征（non-ST segment elevated acute coronary syndrome，NSTE-ACS）包括不稳定型心绞痛（unstable angina，UA）和非 ST 段抬高型心肌梗死（non-ST segment elevated myocardial infarction，NSTEMI），是冠状动脉粥样硬化病理变化的同时出现的斑块侵蚀、破裂、内膜下出血，进而血小板和纤维蛋白聚集而造成血栓，导致病情发展快或不是很快的心肌氧量供给减少所造成。NSTE-ACS 随着血清心肌标志物而显著上升，能够确诊 NSTEMI，因为它们的病症发生规律、表现和心电图显示特点很相像，一般情况下不刻意进行划分，而危险分类的主要标准是心电图的缺血状况、心肌损害标志物上升。

一、疾病特征

（一）症状

最主要的表现是心绞痛发作，也可表现为呼吸困难、胸部不适、上腹部或颈部疼痛、心悸，可伴随出汗、恶心、呕吐、濒死感。对于典型的胸痛发作，诊断并不困难。对于不典型的胸痛发作，需要仔细询问病史，尤其是发作时间是否为几分钟至十几分钟，诱因是否与劳累或情绪激动有关，每次发作的表现类似，或仅有程度的不同。对于已经确定心肌缺血引起的胸痛，应评估心肌缺血严重情况。

（二）体征

NSTE-ACS 患者体格检查一般无明显阳性体征，一旦出现明显心律失常、血压下降、心尖部收缩期杂音、喀喇音以及急性左侧心力衰竭，提示病情严重。

二、诊断思路

（一）病史问诊要点

由于胸痛及其伴随症状是冠心病和其他疾病重要诊断依据，因此应重点询问胸痛发生特点、诱因和缓解方式。通过询问病史，还能够进行初步鉴别诊断，并对病情的严重程度做出初步判断。

（二）常规检查

1.心电图检查

（1）静息心电图是诊断 NSTE-ACS 的最重要的方法。指南建议对疑似急性冠状动脉综合征（ACS）患者在接诊后 10min 内完成 12 导联心电图检查，并作出初步的诊断和筛查，明确有无 ST 段抬高。如果无明显 ST 段抬高，在心电图上出现以下情况提示心肌缺血：① 新出现 2 个或更多的相邻导联 ST 段水平或下斜型下移 > 0.05 mV（V_1~V_3 导联 ST 段水平型或下垂型压低 > 0.1 mV）。② 具有诊断价值，新出现的 T 波倒置 ≥ 0.1 mV。③ 少数情况下可出现 T 波高耸。

（2）特殊的心电图改变。① de winter 综合征：在胸痛发作时，V_1~V_6 导联 ST 段下移 > 0.1mV（上斜型）；T 波高尖并对称，可以较长时间存在，提示左前降支近段的严重病变。② Wellens 综合征：胸痛发作后心电图显示胸前导联对称的 T 波深倒置并呈动态改变，多提示左前降支严重狭窄，又称为 Wellens 综合征。③心电图大致正常：心电图正常并不能排除 ACS 的可能性，胸痛明显发作时心电图完全正常，应该考虑到非心源性胸痛。如果临床上怀疑 NSTE-ACS，但标准导联心电图结果阴性或非特异性改变，建议增加右胸导联及后壁导联检查，少部分正后壁心肌梗死患者只表现为前胸导联 ST 段压低，如果不做 V_7~V_9 导联心电图，就会把正后壁的 ST 段抬高型心肌梗死（STEMI）误诊为 NSTE-ACS 或 NSTEMI。对于 18 导联心电图也没有明显改变的患者，需要及时检查心肌损伤标志物肌钙蛋白（cTnI 或 cTnT）、肌红蛋白，并对患者进行留观，动态观察心电图变化。

3.心肌损伤标志物检测

心肌损伤标志物检测主要是肌钙蛋白检查。怀疑 ACS 时，要求 20min 内完成肌钙蛋白（cTnI 或 cTnT）检测。鉴于肌钙蛋白在患者心肌梗死后 2~4h 才升高，且 NSTE-ACS 患者的肌钙蛋白 IAT 升高幅度不大，因此尽量采用高敏肌钙蛋白（hs-cTnI 或 hS-cTnT），其升高时间更早，更敏感反映心肌的严重损伤、坏死，对于早期排查急性冠状动脉综合征可疑患者更有价值。如果患者首次检查结果阴性（不升高），肌钙蛋白应在 6h 后复查，而高敏肌钙蛋白应在 1~3h 后复查。如果第 2 次复查阳性（升高），提示 NSTE-ACS 诊断；两次肌钙蛋白检测结果均阴性，提示 NSTEMI 可能性很小，但如临床表现仍然提示 ACS，则考虑不稳定型心绞痛。

（三）鉴别诊断

1.急性 ST 段抬高型心肌梗死（STEMI）

心电图显示 ST 段抬高和 T 波改变、病理性波形成；包括肌钙蛋白在内的心肌损伤标志物明显升高。

2.主动脉夹层

患者血压升高、左上肢血压明显低于右上肢，心电图改变常不明显，主动脉 CT 造影、大血管超声检查有助于鉴别。

三、临床治疗

NSTE-ACS 是心血管内科急症，治疗目标是快速减轻胸痛状况，改变心肌缺血的症状，提升活下来的概率，减小死亡概率，早期诊断和及时治疗直接影响患者的预后。

（一）一般治疗

1. 休息

患者应住入冠心病监护室，卧床休息。

2. 吸氧

不推荐常规吸氧，对有发绀、呼吸困难和其他高危特征的患者应予吸氧，使血氧饱和度 > 94%。

3. 连续心电图监测

一旦发现心室颤动或室性心动过速时可快速除颤，而且监测 ST 段偏移，指导进一步进行危险分层。心电监护应有回放功能，以便确定在发生心脏事件时的心电图情况。

（二）药物诊治

1. 抗血小板诊治

（1）阿司匹林。归属于环氧化酶抑制剂，经过非选择性让环氧酶 COX-1 失活直接阻止 TXA_2 的结合和血小板集合堆积活性。对于没有禁忌症患者，建议立即给予口服阿司匹林，首次的负荷量为 300 mg，以后维持剂量为 75~150 mg/d，长期给药。

（2）血小板 ADP 受体拮抗剂。经过 P2Y12 受体，干预 ADP 介导的血小板活化。包括氯吡格雷、普拉格雷、替格瑞洛、坎格雷洛等，但目前国内只有氯吡格雷、替格瑞洛。

指南建议，关于 NSTE-ACS，若患者不存在危险性大的出血现象，需要在使用阿司匹林的同时增加替格瑞洛，使用剂量为 180 mg，此后每日 90 mg2 次 /d，坚持服用一年。关于不能使用替格瑞洛的患者，最好用氯吡格雷替代。氯吡格雷归属于噻吩吡啶类药物，只有通过肝脏细胞色素 P450 酶代谢才能变为活性代谢物，和 P2Y12 受体不可逆合成，通常负荷量为 300~600 mg，以后 75 mg1 次 /d，持续一年。因为在肝脏代谢酶基因多态性的作用，一些患者按照规定用药量服用氯吡格雷后并没有显著的效果。替格瑞洛归属于非噻吩吡啶类药物，是一种最新的口服 P2Y12 受体拮抗剂，不再受肝酶细胞色素 P450 基因多态性的作用，相对于氯吡格雷，它能抑制血小板堆积、见效迅速、停药后血小板功能恢复快等特点。

（3）替罗非班。替罗非班为血小板膜糖蛋白Ⅱb/Ⅲa受体拮抗剂，通过结合糖蛋白Ⅱb/Ⅲa受体，阻止与纤维蛋白原合成以及血小板的堆积，是最有效的抗血小板药物。考虑到合用会增加出血风险，因此在冠状动脉造影示有大量血栓，或出现慢血流或无复流和新的血栓并发症，同时患者出血风险较低，建议使用。但对于未预期行 PCI 的患者，不建议使用Ⅱb/Ⅲa受体拮抗剂。

NSTE-ACS 患者若对抗血小板药物有过敏现象而不能使用（阿司匹林或氯吡格雷），可以用环核苷酸磷酸二酯酶抑制剂西洛他唑。

2.抗凝治疗

抗凝剂用于抑制血栓的形成和（或）活化，可以防止血栓的发生。在 NSTE-ACS 患者联合抗血小板药物优于单用药。所有患者应在抗血小板治疗的基础上常规接受抗凝治疗。

（1）普通肝素。普通肝素存在较大的个体差异及较小的治疗窗，需要根据公斤体重给药，持续静脉用药的常规剂量为 600~1 000 U。应在使用过程中监测 APTT 进行剂量调整，使其比基础值延长 1.5~2.5 倍，治疗窗 50~75s，或 PCI 术中采用 ACT 监测，时间为 250~350s。

（2）低分子肝素。与普通肝素相比，低分子肝素具有可预测的剂量效益关系，引起肝素诱导性血小板减少症（HIT）的概率较低，无须实验室监测。对拟行 PCI 患者，可以 1 mg/kg，皮下注射，2 次/d。术前已给予注射低分子肝素的患者，可继续使用低分子肝素。

（3）磺达肝癸钠。选择性 Xa 因子抑制剂，通过可逆、非共价高亲和力的结合凝血酶发挥抗凝作用。研究表明，磺达肝癸钠能够减少心血管事件，对比肝素、低分子肝素，可降低出血风险。建议磺达肝癸钠 2.5 mg/d 皮下注射，无须调整剂量及实验室监测，对拟行 PCI 患者，术前已给予注射磺达肝癸钠，术中抗凝建议按公斤体重使用普通肝素。

（4）比伐卢定．选择性 Ⅱ a 因子抑制剂，通过直接抑制凝血酶进而抑制凝血酶诱导的纤维原转化为纤维蛋白，目前主要应用于拟行冠状动脉造影及 PCI 但出血风险较高的患者。也有研究指出，与肝素为基础的抗凝方案相比，比伐卢定为基础的抗凝方案增加了心肌梗死和支架内血栓形成的风险，但出血的风险有所降低，而出血风险是否降低取决于是否同时使用血小板糖蛋白 Ⅱ b/ Ⅲ a 受体抑制剂。比伐卢定的使用方法是在导管室行冠状动脉造影前就开始注射 0.75 mg/kg，然后以 1.75 mg/（kg·h）速度维持泵入，至少维持到术后 4h 或更长。术中监测 ACT，维持在 300~350s。

除非有其他用药指征，否则 PCI 术后都应该考虑停止抗凝药物。

3.抗心肌缺血治疗

（1）硝酸酯类药物。NSTE-ACS 最初 24~48h 的静脉应用硝酸酯类药物，可缓解持续缺血性胸痛、控制高血压或心功能不全。静脉应用硝酸酯类比舌下含服对于缓解症状和 ST 段压低恢复更有效。在没有低血压或者头痛等不良反应的情况下，可逐渐加大硝酸酯类药物直至症状缓解。若没有症状，无须常规使用硝酸酯类。

（2）镇痛剂。镇痛药，适用于硝酸酯类不能控制的疼痛，立即使用吗啡止痛，可静脉注射吗啡 1~5 mg，间接减轻心肌耗氧量。

（3）β - 受体阻滞剂。β - 受体阻滞剂可通过压制外周儿茶酚胺及抑制心率、心肌收缩力减少心肌耗氧发挥作用。如果患者持续表现缺血症状，且无 β - 受体阻滞剂的禁忌证（心动过缓、心脏传导阻滞、低血压、冠状动脉痉挛综合征等），应早期给予 β - 受体阻滞剂。对于心功能 Killip Ⅲ 级，建议从小剂量开始，逐渐递增，达到靶剂量（静息心率降至 55~60 次 /min），可减少心肌缺血发作和心肌梗死的发展。

（4）钙拮抗药。钙拮抗药可有效减轻患者症状，但研究表明，钙拮抗药不能预防 AMI 的发生或者降低病死率，仅用于最大耐受剂量硝酸酯及 P 受体阻滞剂效果不好时，或 β - 受体阻滞剂禁忌证的患者。

（5）血管紧张素转换酶抑制剂（ACEI）及血管紧张素 Ⅱ 受体拮抗剂（ARB）。没有禁忌证（低血压或肾衰竭等），尽早服用 ACEI/ARB 抗心肌重构，可降低病死率，改善预后。

（6）调脂治疗。他汀类药物可稳定斑块从而改善内皮功能，无禁忌证尽早应用他汀类药物。指南建议，尽量早期采取中至高剂量他汀治疗。

（三）经皮冠状动脉介入治疗（PCI）

近些年的循证医学证据显示，对于 NSTE-ACS 进行危险分层并应采取相应的策略。根据 2015 年版《非 ST 段抬高型急性冠脉综合征（NSTE-ACS）管理指南》，NSTE-ACS 患者的危险分层决定是否进行介入治疗以及介入治疗的急性程度。

1. NSTE-ACS 介入治疗的时机

（1）紧急 PCI。紧急 PCI 策略指发病 2h 内进行的 PCI，其指征包括① 血流动力学不稳定或心源性休克。② 药物难治性胸痛复发或持续性胸痛。③ 危及生命的心律失常或心脏骤停。④ 出现心肌梗死机械性并发症。⑤ 急性心力衰竭伴顽固性心绞痛或 ST 段下移。⑥ ST 段或 T 波重复性动态演变，尤其是伴有间歇性 ST 段抬高，有可能发生 STEMI 者。

（2）早期 PCI。对于高风险的 NSTE-ACS 患者应在 24h 内行冠状动脉造影术，其指征包括① 与符合心肌梗死的肌钙蛋白升高或降低；② ST 段或 T 波动态演变（有症状或无症状）；③ GRACE 评分 > 140。

（3）延迟 PCI。中等危险患者应在 72h 内完成，如低风险，可在 72h 内转运到 PCI 中心行冠状动脉造影。72h 内进行 PCI 的指征包括① 合并糖尿病。② 合并肾功能不全 [eGFR < 60 mL/(min · 1.73m^2)]。③ LVEF < 40% 或充血性心力衰竭。④ 早期心肌梗死后心绞痛。⑤ 近期做过 PCI。⑥ 以前做过冠状动脉旁路移植术。⑦ GRACE 评分在 109~140。

2. NSTE-ACS 介入治疗策略

NSTE-ACS 患者的年龄常较 STEMI 患者大，常常合并多器官的病变，如肾功能不全、心功能不全、肺功能低下等，出血风险大。同时，冠状动脉病变多为多支病变、钙化病变和弥漫病变，对于能开展介入治疗的县级医院来说，NSTE-ACS 介入治疗的挑战比较大，应采取以下策略：

（1）术前应仔细评估患者的情况，尤其是计算 GRACE 和 CRUSADE 评分；仔细权衡缺血与出血风险利弊，尤其是肾功能不全的患者。

（2）进行冠状动脉造影和有创检查或治疗，建议使用低渗或等渗造影剂。

（3）尽量采用经桡动脉途径进行冠状动脉造影和 PCI 术。

（4）如果实施 PCI 治疗，建议首选新一代的药物洗脱支架（DES），而不是金属裸支架（BMS）。

（5）若患者患有多支血管病变的冠状动脉疾病（CAD），但手术风险超出了可接受的范围，应对 NSTE-ACS 的病变血管进行判断和评估，同时采取分步的措施进行 PCI 治疗，首先解决缺血相关的血管或罪犯血管。

（6）对于县级医院或基层医院采取的介入治疗策略，在处理病变血管上，除考虑处理罪犯血管外，还要考虑处理的血管病变相对比较简单（A、B 型病变）、介入容易实施、失败率和并发症发生的可能性比较低等综合因素。

（7）关于特别烦琐且危险性冠状动脉的病理变化，最好转移到上级医院做介入诊治。

（四）冠状动脉旁路移植术（CABG）

如果左冠状动脉主干病理变化比较危机、多支血管发生变化而且左心室功能不健全或者患有糖尿病的患者，预测 PCI 疗效不佳或强化药物治疗后仍有缺血的患者，建议施行 CABG。

第三节　急性 ST 段抬高型心肌梗死

ST 段抬高型心肌梗死（ST-segment elevation myocardial infarction，STEMI）是指急性心肌缺血性坏死，多是由于各种原因（冠状动脉不稳定斑块破裂、糜烂及血管内皮损伤基础上继发血栓、栓塞、主动脉夹层累及冠状动脉开口、冠状动脉血管炎、冠状动脉痉挛等）导致冠状动脉血供急剧减少或中断，所支配心肌细胞严重而持续缺血、损伤和坏死。患者常表现为急性剧烈的胸痛、急性循环系统功能障碍，伴有对应心电图导联的特征性动态变化，血清心肌损伤标志物可升高。本节主要介绍由于冠状动脉内斑块破裂导致血栓形成所致 STEMI 的诊疗要点。

一、疾病特点

患者的日常症状与其年龄、基础疾病、梗死面积、部位侧支循环形成等有密切的关系。

（一）诱因

超过 50% 的患者在 STEMI 发病前有明确的诱发因素，包括剧烈运动、过度劳累、情绪激动、应激、寒冷、饱餐、应用可卡因和拟交感类药物等，其他还包括创伤、失血、休克、感染、肺栓塞等。

（二）前驱症状

部分 STEMI 患者在发病前曾有胸痛、胸闷、活动后气短、心悸等发作，且较前期症状发作频繁、程度加重、持续时间延长、硝酸甘油治疗效果欠佳。心电图检查可以出现一过性

ST 段抬高或压低，T 波倒置或增高。

（三）症状

（1）胸痛。STEMI 患者常有梗死性心绞痛发作，其特点为严重的心绞痛（位于胸骨中上段，上至咽部，下至剑突），呈压榨感、窒息感，时间超过 20min，可向左侧上肢放射；休息和含服硝酸酯类药物不缓解；常烦躁不安、出汗、恐惧或有濒死感。对于老年人和糖尿病患者来说，症状常不典型。

（2）不典型症状。部分患者可出现恶心、呕吐和上腹胀痛等消化道症状，易被误诊为急腹症。其他不典型心绞痛还可出现于下颌、颈部、背部等，易被误诊为骨关节痛。

（3）心律失常。多发生在 1~2 周内，在发病 24h 内最多见，患者有乏力、头晕、黑蒙、晕厥或短暂意识丧失，严重时可能出现猝死。其中，室性心律失常最多，包括室性期前收缩、室速等。下壁心肌梗死时可出现完全性房室传导阻滞。

（4）心力衰竭。患者由于心脏泵功能显著下降、舒缩能力不协调，可出现心力衰竭。患者左侧心力衰竭时，常有呼吸困难、咳嗽、气短、烦躁等症状，严重时可突发急性肺水肿。当累及右心系统时，可出现颈静脉怒张、肝大、下肢水肿等表现。右侧心力衰竭患者发病即出现右侧心力衰竭表现，且血压降低。

（5）心源性休克。当坏死面积超过 40% 时，如在纠正胸痛的前提下，患者出现烦躁不安、面色苍白、四肢湿冷、大汗、尿量减少（< 20 ml/h），则考虑发生心源性休克。多在发病后数小时到 1 周内发生。

（6）全身症状。患者心肌梗死后，由于坏死物质的吸收和炎症反应，可能出现发热、心动过速等。通常发病 24h 后出现，体温一般不超过 38℃。

（四）体征

STEMI 患者常无特异性体征，体格检查时可能有以下情况出现。

（1）心率增快或变慢，心脏轻度或中度增大，心尖部第一心音低钝，左侧心力衰竭时可闻及第三或第四奔马律。

（2）前壁心肌梗死早期，由于心室壁反常活动，可在心尖部和胸骨左缘触及收缩期膨出。

（3）一些患者在病症发作 2~3d 后会有心包摩擦音。

（4）室间隔穿孔的患者能够在胸骨左下缘听到清晰的收缩期杂声，同时经常有震颤。

（5）二尖瓣乳头肌功能失衡的患者，心尖部能够听到粗糙的收缩期杂声。

（6）右心室心肌梗死比较严重的患者会发生颈静脉怒张。

二、诊断思路

（一）病史问诊要点

1.患者年龄及性别

中青年患者和急性心肌梗死多见于男性，老年患者男女均较常见。

2.患者不适主诉及具体描述

此次胸痛的部位（急性心肌梗死患者典型胸痛常在胸骨后方，可向下颌部或左上肢放射）、诱因、性质（典型梗死性心绞痛发作剧烈，呈压榨性、紧缩性，伴有恐惧、窒息感、濒死感）、持续时间（常持续半小时以上不缓解）、诊疗经过（患者是否就诊于其他医疗机构，其诊断是否明确，是否予以药物治疗）、缓解方式（急性心肌梗死患者休息或含服硝酸酯类药物症状无明显改善）及伴随症状（急性心肌梗死患者可合并胸闷、发热、大汗，严重时可出现黑蒙、晕厥甚至猝死），此次发病之前是否有过类似症状的发作（部位、诱因、性质、持续时间、诊疗经过、缓解方式、伴随症状等情况，与此次是否相同，急性心肌梗死患者既往可有心绞痛间断发作，常由运动、寒冷、饱餐、情绪激动等诱发，症状持续时间 < 30 分钟，休息或含服硝酸酯类药物后可缓和，发作时心电图可有一过性 ST 段压低）。

3.既往史、个人史及家族史

患者既往是否合并高血压病、糖尿病、血脂异常等危险因素，是否患有其他疾病，其外伤、手术、输血、过敏等情况也应询问，烟酒嗜好时间和摄入量，是否有兴奋剂类药物摄入，患者其他家庭成员是否有类似心血管病史。

（二）常规检查

1.心电图检查

标准 12 导联心电图是临床上早期确诊 STEMI 的重要辅助检查之一。一旦怀疑 STEMI，应立即完成 18 导联同步心电图。然而，一些因素，如心肌损伤面积、发病时间及导联连接位置、传导阻滞、既往陈旧性心肌梗死病史、电解质水平等可能限制心电图对 STEMI 的诊断和定位。

2.实验室检查

（1）血清酶学检查。STEMI 发病后，血清酶活性随时间而发生变化（表 6-1）。现有应用于临床诊断 STEMI 的血清酶学指标包括肌酸磷酸激酶（CK）及其同工酶 CK-MB、乳酸脱氢酶（LDH）及其同工酶、谷草转氨酶（AST）等。LDH、AST 诊断 STEMI 特异性较差，因此，目前 CK 及 CK-MB 在临床中应用较多。

表6-1 STEMI 相关血清酶学指标及检测时间

项目	肌红蛋白	心脏肌钙蛋白		CK	CK-MB
		cTnI	cTnT		
出现时间（h）	1~2	3~4	3~4	6	3~4
峰值时间（h）	12	11~24	24~48	24	16~24
持续时间（d）	1~2	7~10	10~14	3~4	3~4

（2）肌钙蛋白和肌红蛋白测定。在心肌梗死发作时，心肌内某些蛋白质类物质（肌钙蛋白和肌红蛋白）也会由心肌坏死组织内释放入血，通过测定该蛋白水平可以评估心肌损伤程度。临床中 cTnT 和 cTnI 应用较多，而肌红蛋白（MYO）虽然早期即可升高，但特异性较差。

（3）其他实验室检查。心肌梗死发病 1 周内，血常规白细胞计数、中性粒细胞百分比会出现升高，嗜酸性粒细胞减少或消失。血细胞沉降率、C- 反应蛋白计数增加，随机血糖可升高，糖耐量可暂时降低。BNP 或 NT-proBNP 的升高对于早期心肌梗死后心力衰竭的诊断具有提示意义。

3.心脏超声

在评价胸痛而无特征性心电图变化、诊断不明的患者时，心脏超声有助于除外主动脉夹层等急症。心脏超声能够合理评价和估计患者室壁跳动失常状况、心脏整个和一部分的功能，而且可以早点辨别乳头肌功能不健全、室壁瘤和室间隔穿孔等连带引发的症状。

4.放射性核素心肌显影

运用放射性核素显示心肌的影像能够看到心室壁的动态状况、心肌详细情况以及左心室射血分数，有利于判定心室功能、室壁运动失衡和室壁瘤。

5.磁共振成像

磁共振成像分辨率较高，可评价室壁厚度、运动及心功能情况，结合对比剂还可评价心肌组织灌注缺损情况、微血管床阻塞及心肌纤维化。但技术要求较高，且操作时间长，部分老年、心力衰竭患者可能无法完成。

6.选择性冠状动脉造影

必须要进行各种各样的介入诊治时，可以先进行选择性冠状动脉造影，确定病理变化的详细状况，拟定具体的诊治计划，如果患者已经进行了溶栓诊治，能够经过冠状动脉造影确定溶栓疗效，有时候也可做 PCI 进行补救。

（三）鉴别诊断

1.心绞痛

STEMI 还需与变异型心绞痛相鉴别。变异型心绞痛常在静息时发生，无明显诱因，发作时心电图显示对应导联 ST 段一过性抬高、R 波增高，常并发各种心律失常。变异型心绞痛主要由冠状动脉痉挛引起，部分患者冠状动脉造影显示正常，主要通过创伤性激发试验确诊。

2.应激性心肌病

应激性心肌病又称为 Tako-tsuho 综合征，临床表现类似 STEMI，患者有明确的情绪诱因，重新做超声显示左心室收缩功能异常、左心室中远段室壁运动异常，心尖部球形扩张。冠状动脉造影缺乏有意义狭窄。

三、临床治疗

由于 STEMI 患者心肌梗死面积与心肌总缺血时间密切相关，因此，STEMI 的救治原则即尽可能缩短心肌总缺血时间，力争尽早开通梗死相关血管，恢复有效、持久的心肌再灌注保护和维持心脏功能，挽救存活心肌，防止梗死面积扩大，减少并发症的发生。还应强调的是，虽然再灌注治疗是决定 STEMI 治疗成功的关键，但整体规范化救治的各个环节也与患者最终救治效果密切相关。

（一）一般治疗

1. 休息

根据病情应选择合理、舒适的体位（端坐位、半坐卧位或平卧位），避免用力活动，给予患者及家属语言安慰和心理疏导，消除患者紧张、恐惧情绪。

2. 监护

首次医疗接触（FMC）10 分钟内应完成 12 导联（必要时 18 导联）心电图检查，并做出诊断报告。所有确诊 STEMI 患者立即进行心电监护、血压监测，除颤器进入备用状态。严重心功能衰竭患者还需检测肺毛血管楔压和静脉压，及时了解患者心率、血压、呼吸、血氧饱和度情况。

3. 吸氧

根据患者情况，可酌情考虑不同方式给氧（如鼻导管、面罩、无创辅助呼吸等）。

4. 搭建静脉通路

搭建一条有效的静脉通路，同时注意采血。

（二）止痛治疗

（1）当确定 STEMI 胸痛患者无不良反应时，可向患者实施镇静止痛疗法，镇痛药物可选择吗啡，药物剂量为 3~5 mg/ 次，严重时，用药频率可以达到 5 分钟 1 次，但每日最大耐受量为 15mg。应密切观察患者用药情况，必要时，还可选用地西泮、咪达唑仑、罂粟碱、盐酸曲马朵等其他品类镇痛药物。

（2）酸酯类药物具有降低心脏负荷，减轻胸痛及提高动脉供血的性能。硝酸甘油为首选，初始剂量 10~20 μg/min，持续静脉滴注。根据患者血压情况可渐加量（每 3~5 分钟增加 5 μg/min）直至收缩压降低 10~20 mmHg（仍 > 90 mmHg）为止。当发生伴右心室心肌梗死时，应停止使用硝酸酯类药物，采取垫高下肢、扩容或静脉注射多巴胺予以急救纠正。若患者没有禁忌证，可适当服用或注射应用硝酸甘油。

（3）β - 受体阻滞剂对心肌耗氧、恶性心律失常、梗死等症状具有显著疗效。可静脉或口服给予，小剂量开始，根据患者反应加量。若患者没有低血压、心律失常或支气管哮喘等禁忌证，应尽早接受药物治疗。

（三）再灌注治疗

再灌注治疗是一种非常紧急的抢救性治疗，关键在于时间上的迫切性。再灌注治疗是 STEMI 的核心救治环节，因此，临床医师需谨慎对待，寻找最佳的再灌注时机。

1. 直接经皮冠状动脉介入治疗（PCI）

目前，直接 PCI 已被认为是早期最安全有效的恢复 STEMI 再灌注的首要手段，包括经皮腔内冠状动脉成形术和支架植入术，通过机械性手段开通 IRA，恢复心肌血流和再灌注，再通率高，住院病死率降低。

对于预计从发病起到来院时间超过 3 小时或有溶栓治疗禁忌的患者，首选 PCI 治疗。一般要求患者 FMC-B（FMC to balloon）时间 < 90 分钟。

溶栓再通后应尽早将患者转运到有 PCI 资质的医院，3~24 小时内行冠状动脉造影（CAG）和血运重建治疗；溶栓治疗失败者，即胸痛或 ST 段抬高在溶栓开始后持续 60 分钟以上或胸痛和 ST 段抬高复发，则应尽早行补救性 PCI 治疗。无条件行介入治疗的医院应迅速将患者在起病 6 小时内转运到有能力行介入治疗的医院。如转运时间超过 6 小时，则宜就地进行溶栓治疗或溶栓后转送。PCI 围手术期应重视抗血小板聚集、抗凝等辅助治疗。对于血栓负荷较重的患者，可以考虑血栓抽吸。术中避免支架过度扩张，释放压力避免过大，可在围手术期应用 GP Ⅱ b/ Ⅲ a 受体拮抗剂，如替罗非班或钙拮抗药等辅助治疗，降低无复流的发生。

2. 溶栓治疗

患者如不能 120 分钟内行 PCI 开通血管，就应在 30 分钟启动溶栓治疗，且越早开始，成功治疗患者的概率越大，恢复情况也越好。但非 ST 段抬高型急性冠状动脉综合征（ACS）与此不同，溶栓治疗不仅没有获益，反而增加血栓倾向，因此标准溶栓治疗仅适用于 STEMI 患者。

STEMI 溶栓疗效评估：在溶栓治疗过程中，应时刻观察和判断患者状态，实时监测患者心电图 ST 段回落程度以及心律波动，并通过检测心肌损伤标志物以衡量溶栓效果。患者接受治疗后，若有以下几项指标，则说明溶栓成功。

① 治疗后 1~1.5 小时内抬高的 ST 段回落至原来的 1/2.

② 治疗后 2 小时内胸痛大幅减轻。

③ 治疗后患者肌钙蛋白峰值提前至发病 12 小时内，CK-MB 酶峰值提前至 14 小时内。

④ 治疗后 2~3 小时内传导阻滞有明显改善或消失，或下壁心肌梗死患者出现过性窦性心动过缓等。

不良反应：出血是溶栓治疗中最常见、最主要的临床不良反应，无论是发生颅内出血还是内脏器官出血，患者都将面临严重的生命危险。因此，所有 STEMI 溶栓患者应评价其出血的高危因素，决定是否接受溶栓治疗及抗栓抗凝力度。若溶栓治疗过程中不幸出现了颅内出血情况，需马上中断溶栓治疗，立即使用甘露醇为颅内降压。若患者在 4 小时内使用过普通肝素，应立即使用鱼精蛋白中和，并联系上级 PCI 医院转院。

3. 冠状动脉旁路移植术（CABG）

急诊 CABG 适应证包括① 实行溶栓或 PCI 后仍有持续的或反复的胸痛；② 冠状动脉造

影显示高危冠状动脉疾病（左主干病变、三支弥漫病变）；③出现心肌梗死机械并发症，如室间隔穿孔、乳头肌功能不全等。

（四）抗凝治疗

1.普通肝素（UFH）

一旦患者被诊断为 STEMI，需立即接受普通肝素 5 000 U 静脉滴注和溶栓治疗，溶栓与溶栓后活化凝血活酶或活化凝血时间（ACT）直至对照值的 1.5~2.0 倍的时间，一般为48 小时。之后逐渐降低对患者使用的肝素剂量，重叠低分子量肝素治疗。若患者直接采取 PCI 疗法，则为患者实施静脉注射普通肝素 70~100 U/kg，维持 ACT 在 250~300 秒。若联合血小板表面糖蛋白 GP Ⅱ b/ Ⅲ a 受体拮抗剂（GPI）时，可将普通肝素用量适当降低，一般在静脉推注 50~70 U/kg，维持 ACT 在 200~250 秒。

2.低分子量肝素

目前唯一具有循证医学证据和指南推荐的低分子量肝素为依诺肝素。PCI 围手术期应根据年龄、体重、肌酐清除率选择依诺肝素，年龄 < 75 岁时，静脉推注 30 mg，维持每12 小时皮下注射 1 mg/kg（前 2 次最大剂量 100 mg），年龄 > 75 岁的患者，每 12 小时皮下注射 0.75 mg/kg（前 2 次最大剂量 75 mg），如肌酐清除率 < 30 ml/min，则应每 24 小时皮下注射 1 mg/kg。低分子肝素（LMWH）可作为 STEMI 患者 PCI 术后普通肝素抗凝的桥接替代治疗。

3.比伐卢定

比伐卢定半衰期为 25 分钟，具有更好的可控性，该药应用于直接 PCI 围手术期时，应静脉推注 0.75 mg/kg，维持 1.75 mg/（kg·h）静脉滴注（联用或不用替罗非班），维持至术后 3~4 小时。然而比伐卢定的价格相对昂贵，普及性不强，而且经系列研究提示，对于STEMI 行直接 PCI 术的患者而言，应用比伐卢定可能增加支架内血栓发生比例。

4.磺达肝癸钠

磺达肝癸钠抗凝作用较弱，不适合用于 STEMI 早期。此外，磺达肝癸钠有增加导管内血栓的风险，不建议在直接 PCI 术中单独作为抗凝治疗药物使用。溶栓时应静脉推注2.5 mg，之后每天皮下注射 2.5 mg，若肌酐清除率 < 30 ml/min，则不应使用磺达肝癸钠。

（五）抗血小板聚集治疗

1.阿司匹林

所有 STEMI 患者如无禁忌证，均应立即口服水溶性阿司匹林或嚼服肠溶性阿司匹林300 mg，长期维持 75~100 mg/d。

2.氯吡格雷、替格瑞洛

对于 STEMI 直接 PCI 患者，应尽早给予氯吡格雷 600 mg 负荷剂量，继以 75 mg/d，至少 12 个月。或首次应用时予以替格瑞洛 180 mg 负荷剂量，继以 90 mg/ 次，2 次 / 日。对于静脉溶栓患者，如年龄 < 75 岁，应予以氯吡格雷 300 mg 负荷剂量，75 mg/d，至少维持 12

个月；如年龄 > 75 岁，则无须负荷量，维持 75 mg/d。

3. 替罗非班

对于重症 STEMI、溶栓失败的患者可考虑酌情应用适量替罗非班，不推荐常规应用，冠状动脉内应用有助于减少无复流的发生，但应警惕应用替罗非班可增加出血风险。

（六）抗心肌缺血

1. 硝酸酯类药物

硝酸酯类药物可以扩张全身血管，减轻心脏负荷，同时扩张冠状动脉增加缺血区域的心肌供血，缓解心肌缺血。对于有持续性胸痛、高血压、充血性心力衰竭的患者获益更大。应用从小剂量（5~10 μg/min）开始，根据患者血压调整剂量，直至症状控制、血压正常者收缩压（SBP）降低 10 mmHg 或高血压患者 SBP 降低 30 mmHg 为有效治疗剂量，过高剂量可增加低血压的发生风险。硝酸酯类药物静脉应用时限为 24~48 h，超过 48 h 出现耐药。静脉用药后可使用口服制剂，如单硝酸异山梨酯或其缓释片等继续治疗。硝酸酯类药物的不良反应包括头痛、反射性心动过速和低血压等。当下壁、右心室心肌梗死或明显低血压（SBP < 90 mmHg）或心动过速时，禁用硝酸酯类药物。

2. 受体阻滞剂

β - 受体阻滞剂通过负性频率作用可以降低心肌耗氧量、增加冠状动脉灌注，从而发挥抗心肌缺血作用。心肌梗死发生后最初数小时内应用 β - 受体阻滞剂可缩小梗死面积、降低再梗死率、降低室颤等恶性心律失常的发生率。无禁忌证的 STEMI 患者应在心肌梗死发病的 12 h 内开始 β - 受体阻滞剂治疗。β - 受体阻滞剂从小剂量开始应用，逐渐加量，用药后严密观察。β - 受体阻滞剂治疗的禁忌证为：① 缓慢性心律失常。② 低血压。③ 中、重度心力衰竭（≥ Killip Ⅲ 级）。④ 二、三度房室传导阻滞或 PR 间期 > 0.24 s。⑤ 严重慢性阻塞性肺疾病（COPD）或哮喘。⑥ 末梢循环灌注不良。相对禁忌证包括：① 哮喘病史。② 下肢动脉硬化闭塞症。③ 胰岛素依赖性糖尿病。

3. 钙拮抗药（CCB）

STEMI 患者不推荐应用短效二氢吡啶类 CCB。非二氢吡啶类 CCB 可控制室上性心律失常，但并不能显著改善心血管事件，因此不建议对 STEMI 患者常规应用非二氢吡啶类 CCB，其主要用于硝酸酯类和 β - 受体阻滞剂无效或禁忌、心房颤动伴心室率过快的患者。存在低血压、房室传导阻滞及心动过缓的患者需禁用。地尔硫草用法为缓慢静脉推注 10 mg，维持 5~15 μg（kg·min）静脉滴注，用药时间不超过 48 h，注意观察心率、血压。

（七）抗心律失常治疗

1. 室性心律失常

STEMI 早期恶性心律失常的发生严重影响患者预后，其中，以突发心室颤动最常见，是急性期主要致死原因之一，需予以高度重视。

（1）应立即予以非同步直流电除颤（双相波 200 J，单相波 360 J），在未恢复有效的自主心脏搏动之前，应坚持持续有效的心脏按压，并配合人工呼吸机辅助呼吸。

（2）静脉使用 β - 受体阻滞剂。①美托洛尔。稀释或不稀释 2.5~5.0 mg 静脉推注，继以 25~50 μg（kg·min）静脉滴注维持，如病情需要，间隔 5~15 min 可再次予以 2.5~5.0 mg 静脉推注。②艾司洛尔。负荷剂量 0.5 mg/kg 静脉推注，继以 50 μg（kg·min）静脉滴注维持，如疗效不满意，间隔 4 min，可再次予以 0.5 mg/kg 静脉推注，静脉维持剂量可按 50~100 μg（kg·min）的间距逐渐递增。③若无静脉 β - 受体阻滞剂可予以利多卡因等其他抗心律失常药物。利多卡因 50~100 mg 静脉推注，继以 1~4 mg/min 静脉滴注维持，必要时间隔 5~10 min 可再 次给予静脉推注，最大量不超过 3 mg/kg。若上述药物无效时，可酌情予以胺碘酮静脉应用，其用法为：负荷剂量 150 mg，稀释后 10 min 静脉推注，继以 1 mg/min 静脉滴注维持，若需要，间隔 10~15min 可重复负荷量 150 mg 稀释后缓慢静脉推注，静脉维持剂量根据心律失常情况酌情调整，24 h 静脉最大用量不超过 2.2g。值得注意的是，在合并低钾血症时不应应用胺碘酮。④由于早期 STEMI 心室颤动患者大多合并急性绝对或相对血钾降低，故同时应积极予以静脉补钾治疗，维持血钾水平 > 4.5 mmol/L。

若患者突然出现交感风暴症状，应立即对患者实施静脉注射镇静类药物，甚至采取强制冬眠措施，然后马上开始灌注治疗，保证患者的生理状态稳定。应密切观察患者，如发现心室颤动先兆，需及时采取药物治疗，降低其交感压力，并使用镇痛镇静药物辅助治疗。若患者出现的是非持续性室性心动过速和加速性室性自主心律等再灌注性室性心律失常，虽然无须配合药物治疗，但仍需时刻跟踪观察患者生理状态。

2. 缓慢性窦性心律失常

若患者多次发生房室传导阻滞症状，需针对性应用阿托品静脉注射 0.5~1 mg/ 次，最大耐受剂量为 3 mg。也可静脉应用山莨菪碱 30~60 μg/min 提升心率。药物治疗无反应、伴血流动力学障碍的严重缓慢性心律失常患者，建议行临时心脏起搏治疗。

3. 房室传导阻滞

二度Ⅰ型和Ⅱ型房室传导阻滞、QRS 波不宽者以及并发于下壁心肌梗死的三度房室传导阻滞心率 > 50 次分且 QRS 波不宽者，无须处理，但应严密监护。安置临时起搏器的指征为：①二度Ⅱ型或三度房室传导阻滞 QRS 波增宽者。②二度或三度房室传导阻滞出现过心室停搏。③三度房室传导阻滞心率 < 50 次 / min，伴有明显低血压或心力衰竭，经药物治疗效果差。④二度或三度房室传导阻滞合并频发室性心律失常。STEMI 发病后 2~3 周进展为三度房室传导阻滞或阻滞部位希氏束以下者应安置永久起搏器。

4. 室上性快速心律失常

一般情况下，采取 β - 受体阻滞剂、洋地黄类、维拉帕米、胺碘酮等药品可有效治疗心动过速、心房扑动和心房颤动等突发症状，若常规治疗无效，应立即让患者接受同步直流电复律或人工心脏起搏器复律疗法。

5. 心脏骤停

患者如突发心脏骤停症状，需马上采取急救措施，如胸外心脏按压、人工呼吸、静脉注射肾上腺素等，或其他所有可行的心脏复苏措施。

（八）抗低血压和心源性休克治疗

低血压（BP ＜ 90/60 mmHg）是下后壁、右心室 STEMI 早期常见的并发症，还可见于迷走神经反射、低血容量、血管扩张药物应用过量等。大约 80% 的心源性休克由大面积心肌梗死所致，剩余 20% 主要包括室间隔穿孔、乳头肌断裂或右心室心肌梗死等机械并发症所致。心源性休克预后很差，病死率高达 80%。临床表现为持续（＞ 30 min）低血压（收缩压 ＜ 90 mmHg 或平均动脉压较基础值下降 ＞ 30 mmHg）、组织低灌注（神志模糊、皮肤苍白、四肢湿冷、少尿和酸中毒）、肺水肿（呼吸困难、双肺湿啰音）。治疗原则为升压、增加一氧化碳（CO）和组织灌注以及降低 PCWP 减轻肺水肿，具体治疗如下。

1. 补液治疗

临床应根据血流动力学监测结果来决定输液量，如中心静脉压低，在 5~10 cmH$_2$O，肺动脉楔压在 6~12 mmHg 以下，心排量低，提示血容量不足，可静脉滴注低分子右旋糖酐或 5%~10% 葡萄糖溶液，输液后如中心静脉压上升 ＞ 18 cmH$_2$O，肺动脉楔压 ＞ 15~18 mmHg，则应停止补液。右心室心肌梗死时，应适当补液，中心静脉压的升高不是补充血容量的禁忌。

2. 应用升压药

通过使用升压药物治疗来增加血容量，若出现血压不升而肺动脉楔压和心排量正常的情形，说明周围血管张力不足，此时为保证器官灌注，可选用升压药。

（1）多巴胺。若患者情况不严重，正常使用剂量为在 100 mL 的 5% 葡萄糖溶液中注入 10~30 mg 多巴胺，若患者情况严重，先弹丸式静脉推注 2.5~5 mg，间隔 3~5 min 反复用药，待患者血压恢复至 90/60 mmHg 以上的正常水平。特殊情况下，还可以配合间羟胺或去甲肾上腺素增加药效。

（2）多巴酚丁胺。多巴酚丁胺与多巴胺药效相似，不同之处是多巴酚丁胺由较强的增加心排量作用，其正常用药剂量为在 100 ml 的 5% 葡萄糖溶液中注入 20~25 mg 药品，以 2.5~10 μg/（kg·min）静脉滴注。

（3）间羟胺。正常剂量为在 100 ml 的 5% 葡萄糖溶液中注入 10~30 mg 药品，静脉滴注，或 5~10 mg 肌内注射。

（4）去甲肾上腺素。起效较快、药效较强、半衰期时间较短，0.5~1 mg 加入 5% 葡萄糖溶液 100 mL 中静脉滴注。

3. 血管扩张药物

血管扩张药物以通过扩张血管降低外周循环阻力和心脏后负荷，改善心功能，增加心排血量，改善休克状态。过度扩张血管可能造成血压降低，因此，血管扩张药物的应用要在血流动力学监测下谨慎进行。可选择小剂量硝普钠或硝酸甘油（5~20 μg/min 静脉滴注），扩张小动脉增加心排血量，同时降低肺动脉楔压减轻肺淤血，改善血流动力学状态。

4. 器械治疗

药物治疗无效时，可选择主动脉内球囊反搏术（IABP）或左心辅助装置改善心源性休克患者症状，增加治疗成功率。

IABP 通过降主动脉处气囊舒张期充气和收缩期放气，增加舒张期动脉压而不增加左心室收缩期负荷，增加心肌灌注，使患者获得短期的循环支持，适用于对上述药物治疗无反应、血流动力学不稳以及为外科手术或介入治疗需做冠状动脉造影的心源性休克患者。IABP 的不良反应包括穿刺部位出血、血肿、穿刺下肢缺血、血栓栓塞和气囊破裂等。

此外，体外膜肺氧合（ECMO）、左心室辅助装置（LVAD）、Impella 等辅助装置也逐渐应用于临床。

若遇患者心脏骤停需采取紧急抢救时，推荐首选气管插管和人工机械通气等机械通气方式，无创性机械通气方式效果并不显著，并不推荐抢救时使用该方式。

对于高容量负荷、利尿药抵抗、电解质紊乱的患者，还可选择超滤治疗。

5. 再灌注治疗

早期行心肌血运重建、恢复心肌血供是治疗 STEMI 合并心源性休克的首选方法。对于有持续性缺血、顽固性恶性心律失常、血流动力学不稳定或休克的患者，应尽早做选择性冠状动脉造影，随即选择 PCI 或 CABG 完成血运重建治疗，挽救患者的生命。

6. 治疗休克的其他措施

纠正代谢性酸中毒和电解质紊乱、避免脑缺血、保护肾功能、监测生命体征，必要时应用糖皮质激素和洋地黄。

（九）心力衰竭治疗

心力衰竭多见于高龄、既往陈旧性心肌梗死病史及急性大面积心肌梗死患者，严重影响 STEMI 患者的预后，需早期识别及处理。STEMI 后心力衰竭主要临床表现包括呼吸困难和肺部湿啰音。轻度心力衰竭表现为呼吸次数增加（> 20 次 / min），平卧后咳嗽伴肺部少量细湿啰音；重度心力衰竭表现为端坐呼吸、咯粉红色泡沫样痰、面色苍白、大汗，体格检查可有心动过速、奔马律、满肺水泡音。床旁胸部 X 线片有助于心力衰竭的诊断和肺淤血或肺水肿程度的判断。治疗原则为利尿、扩血管和强心，严重左侧心力衰竭、肺水肿时需要急救措施。

治疗方案取决于病情的严重性。病情较轻者，给予袢利尿药（如静脉推注呋塞米 20~40 mg，1 次 / d 或 2 次 / d）。病情严重者，应半坐卧位或端坐位，双腿下垂，选择鼻导管或面罩高流量吸氧，必要时无创性或气管插管呼吸辅助通气，应给予袢利尿药，如呋塞米 20~40 mg 静脉推注，如果必要应间隔 1~4 h 重复，也可交替使用托拉塞米、布美他尼等。对无低血容量、低血压患者，应给予小剂量静脉滴注硝普钠或硝酸酯类。对无效或重症患者建议静脉给予冻干重组人脑利钠肽，用法为先给予负荷剂量 1.5~2 μg/kg 静脉滴注，后维持剂量 0.007 5~0.01 μg/（kg·min）静脉滴注，应用过程中应密切观察血压。

STEMI 早期 24 h 内避免应用洋地黄。若血管重建或外科手术修复不可行时，应考虑心脏移植，移植过渡期可考虑左心辅助装置（LVAD）的临时应用。

第七章　先天性心脏病临床思路

第一节　动脉导管未闭

动脉导管（DA）是一条存在于胎儿期的连接肺动脉与主动脉的重要血流通道。动脉导管在婴儿出生后 10~20 h 功能性关闭，并于约 4 周时间内逐渐闭合成为一条纤维条索，我们称之为动脉导管韧带。若因种种原因，婴儿的动脉导管不能如期闭合，该症状即动脉导管未闭（PDA），此症状多发于女婴，是先天性心脏病的常见类型。

早在 19 世纪，人类对 PDA 有关的发病率就有了认识，1938 年 Gross 成功为 1 例 17 岁的女孩进行了 PDA 结扎，开创了新纪元。

一、疾病特征

（一）症状

患者的动脉导管未闭症状严重程度与主动脉向肺动脉的血流分流量成正比。轻症患者无明显症状，重症患者表现为气喘、乏力、胸闷、心悸、咳嗽、咯血等，晚期患者可导致心力衰竭，并危及生命。肺动脉高压患者动脉导管有明显异状，如动脉导管青紫甚至破裂出血。

（二）体征

动脉导管未闭患者的胸骨左缘第二肋间在整个收缩期与舒张期有明显的杂音与震颤，尤其以收缩期为甚。监听重度患者心尖区在舒张期亦有明显杂音，出现右向左分流者上述杂音减轻，并有发绀，此种发绀下半身较上半身更为明显。

二、诊断思路

（一）病史问诊要点

询问病史时，主要询问先天性心脏病常见症状如气促，呼吸困难、发绀、多汗、乏力、反复肺感染；声嘶、晕厥、抽搐；蹲踞现象；生长发育情况；喂养困难现象等。

（二）常规检查

1.心电图检查

常见改变有左室、左房大，严重时肺动脉高压者可出现双室肥厚伴 ST-T 改变，轻者心电图可正常。

2.X 线检查

分流量较大的患者，可见肺充血、肺动脉影增粗和搏动强、肺动脉总干弧凸起、主动脉弓影明显、左心室增大，近位闭合处主动脉扩张，在肺动脉段相交处骤然内收而形成"漏斗征"。

3.超声心动图

可见左心室内径增大、二尖瓣活动幅度及速度增加。通过超声心动图能清晰检测出未闭合的动脉导管，通过彩色多普勒血流显像能直观观察到经未闭动脉导管进入肺动脉的血流。

4.右心导管检查

通过检查分析能得出这样的结论：肺动脉血氧含量较右心室高出 0.5vol% 以上。

5.选择性主动脉造影

可观测到主动脉弓与肺动脉都显影。

（三）鉴别诊断

1.室间隔缺损伴有主动脉瓣关闭不全

若心室间隔缺损碰巧位于主动脉瓣下方位置，则存在导致主动脉瓣关闭不全发病隐患。在这种情形下，监听心室位置，可听到源于胸骨左缘第三、四肋间的往复性杂音，这种杂音是间断性的。若给患者做心电图和 X 先检查可以发现其左心室肥大的发病体征，通过超声心动图和右心导管检查则通过右心室水平的左向右分流，这有助于症状鉴别。

2.主动脉窦动脉瘤破裂

主动脉窦动脉瘤破裂可侵蚀并穿破至肺动脉、右心房或右心室，从而引起左至右的分流，其连续性机器声样杂音与动脉导管未闭极类似，但位置常低 1~2 个肋间。另外，本病多有突然发病的病史，如突然心悸、胸痛，随后有右心衰竭的表现，可助诊断。

三、临床治疗

（一）内科治疗

预防并发症（如急性感染性动脉内膜炎、心力衰竭、肺栓塞等），早产儿可试采用吲哚美辛闭合未闭的动脉导管。

（二）介入治疗

主要适用于 PDA 内径 < 10 mm，无重度肺动脉高压，年龄 > 3 个月者。介入治疗是通过心导管检查术将海绵状塑料塞送到未闭动脉导管处使之闭塞的疗法。

（三）手术治疗

儿童和成人 PDA 的存在是手术闭合的适应证，明确诊断即手术。由于手术有导致心内膜炎发生的可能性及生命危险，因此建议儿童尽早手术治疗，没有症状的儿童若有要求亦应在学龄前进行手术治疗。

1.手术适应证

通过诊断首先确定适应证，然后通过辅助检查措施可知左心容量负荷升高，肺动脉血流加大，抑或是通过检查心导管发现其 Qp/Qs 值高于 1.5，那么此时应采取手术措施。

2. 术前准备

术前要保证无一遗漏地向患者确认是否存在合并畸形或并发症病史，然后据此制订手术方案，同时进行如下事项。

（1）完成术前常规化验检查。

（2）所有患者应测量四肢血压以除外是否合并主动脉畸形，如主动脉弓中断和主动脉缩窄。

（3）合并呼吸道感染者应积极使用抗生素治疗，待感染控制后再考虑手术。在经积极的抗感染治疗后仍不能控制感染者，也可以考虑急诊手术。

（4）婴幼儿患者心肌酶增高时，应使用心肌营养药物治疗，待复查结果正常后再进行手术。

（5）重度肺动脉高压患者，术前给予间断吸氧治疗和应用血管扩张药，有利于降低全肺阻力，为手术治疗创造条件。

（6）有充血性心力衰竭者，首先考虑强心利尿治疗以改善心脏功能。

（7）病情严重的婴幼儿应注意术前的营养支持治疗。

3. 手术方法

（1）导管结扎术。适用于非中度以上肺动脉高压的婴幼儿，同时要确保其导管直径在 1 cm 以下、导管壁弹性好。

（2）动脉导管切断缝合术。通过动脉导管切断缝合术可显著改善患者症状，并有效防止导管再通和动脉瘤发病隐患。

（3）体外循环下导管闭合术。术中意外发生大出血和急性心力衰竭等危及生命的患者，存在并发细菌性心内膜炎、严重肺动脉高压、室间隔缺损、（窗型）动脉导管未闭和合并高血压的患者应在第一时间进行体外循环下导管闭合术。采用胸骨正中切口和建立心肺转流后，根据实际情况选择用结扎，直接缝合或者切开肺动脉用补片闭合导管。

（4）经心导管封堵术适用于大部分患者。

4. 手术并发症

（1）出血。通常在后壁或者上角出现大出血。当出现大出血时暴露局部，明确出血位置后阻断导管两端，缝合止血。

（2）喉返神经损伤。术后表现为声音嘶哑甚至失声。

（3）假性动脉瘤。术后两周发热不退，出现声音嘶哑或者咯血，左前胸上方可以有杂音，胸片上方纵隔增宽，肺动脉端突 出呈现块状，一旦明确诊断，需马上进行动脉瘤切除或者血管修补。

（4）术后高血压。应用降压药物以防止脑部并发症的发生。

（5）乳糜胸。

（6）导管再通。

（7）肺膨胀不全。

（8）急性左心衰。防治措施是在阻断导管前进行降压，术者逐渐阻断导管，一旦发生左心衰的征象，予以对症治疗。

5.术后注意事项

（1）高血压是术后出现的最普遍的症状，推荐轻度患者宜用镇痛药物，中度及以上患者可采用 β - 受体阻滞剂治疗。

（2）采取体外循环下行导管闭合术治疗的患者，因需确保其体内电解质稳定和不增加左心室的前负荷，所以切记液体入体量不超标。

（3）严重肺动脉高压的患者术后应受到重点监护，及时观察患者病情，患者术后应尽早采取高氧辅助呼吸，中和酸中毒以及一氧化氮防护肺高压等医护措施。

6.治疗效果

单纯的 PDA 手术闭合对于现代医学水平来说并无难度，手术成功率已很高，已接近 100%，患者手术致死率为零。但是若存在其他并发症需同时进行手术治疗时，术中危险性则会陡增，如早产儿患者，对其生命造成最大威胁的是并存难度肺部病症。绝大比例的 PDA 患者在术后可恢复正常健康人的水平。

四、护理规范

（一）避免感冒

据统计，百分之七八十的先天性心脏病儿童是由室间隔缺损、房间隔缺损与 PDA 造成的。这些患儿因为肺部疾病，抵抗力较差，感冒后容易引发肺炎和呼吸道感染等并发症，甚至导致心脏功能衰退。作为孩子的监护人，家长一定要合理照顾患儿，应注意多带孩子去户外晒太阳，室内经常通风，少去人多的公共场所，以防感染传染病。

（二）加强营养

孩子患病后家长往往急于让孩子多吃，认为这样可以增加孩子抵抗力，但让孩子吃开胃药以及吃得过多并不适宜，甚至会增加孩子的心脏等器官负担。正确的加强营养的方式是采取少食多餐的方式，若孩子吃得少，可选择营养价值高的食物为孩子提供必需的营养成分。如富含高蛋白的蛋类、奶制品、鸡肉、鱼肉、应季蔬菜等。家长应明白，术后孩子胃口小是正常反应，待其病症减轻，身体日渐好转后，胃口也会相应变大，体质也随着变强。若患病的婴幼儿还处于吃奶期，家长喂奶应保持足够的耐心，防止呛奶发生。呛奶对于患儿危害极大，存在引起气管炎和肺炎的可能性，严重时甚至危及生命，必须引起家长足够的警惕。也可对吃奶的婴儿辅助增加特殊配方的高营养素，但建议在医生的指导下进行。

（三）鼓励运动

除了严重心脏功能患儿，其他的患儿术后进行适当的运动是值得提倡的，家长应多鼓励孩子进行适量的锻炼与健体。因为每位患者的病情存在差异，患病程度不同，因此患病孩子在进行体育锻炼之前，建议先咨询医生，医生指导后再进行适应性锻炼，以充分了解适合孩子的活动量，如果能够清楚知道孩子承受的最大活动量是多少是最好的。

（四）应急缺氧

应急缺氧多发生于婴幼儿患者，婴幼儿患者家长应当对此引起重视，做好防范准备。比如，青紫型先心病婴幼儿患者，诱发缺氧发作的行为包括哭闹、体温下降、排便等，缺氧发作后的表现有呼吸急促、焦躁乱动、气息微弱等，当这些情况发生时，家长应立即对孩子实施急救，方法为将患儿下肢屈起，置胸膝卧位，吸氧等，严重的应立即送医抢救。存在重大隐患以及发作频繁的患儿家庭，建议常备氧气设备。

（五）接种疫苗

先天性心脏病患儿并不是接种疫苗的禁忌证。因此患儿应正常按期接受各种疫苗接种计划，如百日咳疫苗、卡介苗、白喉疫苗、脊髓灰质炎疫苗、麻疹疫苗等都应按时接种。如果在接种日患儿发病，应在治疗后补打。

（六）注意服药

先天性心脏病患儿用药服药必须谨遵医嘱，保证定时定量，绝不能随意乱吃，一是为保证对患者的治疗效果，二是防止因错用药造成的中毒情况发生。

（七）培养健康心理

一个健康的孩子不应只是身体健康，心理和精神都应该健康。孩子在经受病痛折磨和治疗过程后，在心理上或多或少会受到一定影响，这些不应被家长忽视，而是要引起足够的重视，否则会对孩子的成长造成不利后果。患儿家长要悉心对孩子进行呵护照料，但不能溺爱，同时应多鼓励孩子，培养其坚强乐观的性格，避免孩子因为病症而形成自卑与胆小的性格。目前我国的医疗水平在不断提高，先天性心脏病的治愈成功率已经高达 90% 以上，术后可恢复正常生活质量，影响很小。因此，无论是患儿还是家长，都应该保持乐观向上的态度，积极配合治疗。

第二节　房间隔缺损

房间隔缺损（ASD）是一种常见的先天性心脏病，为左右心房之间异常交通而造成的心脏先天畸形，胎儿期下腔静脉血经右房、卵圆孔、左房流至全身，比例为所有表现先天性心脏病发病率的 10%~20%。按照其形成和发病机理不同，可分为上腔型、中央型、下腔型、单纯性、部分性及完全性继发孔型等几种类型房间隔缺损。中央继发孔型是最常见的一种病例，男性婴幼儿是主要患病群体。

一、疾病特征

（一）症状

房间隔缺损症状表现区别很大，有的毫无患病迹象，有的患病迹象明显，主要表现为咳嗽、呼吸急促、乏力、心悸甚至咯血等。患者通常抵抗力较低，容易感冒和得肺炎等。成年患者多被诊断出室上性心律失常，后期可导致心力衰竭，心脏血液右向左分流时发生青紫等。

（二）体征

房间隔缺损症严重影响孩子发育，应尽早治疗，否则会导致患儿发育迟缓，体质差，体格弱小。该症状患者体征明显异常，一般为左前胸隆起，严重者胸脊柱后凸。

二、诊断思路

（一）病史问诊要点

问诊时，主要询问有无家族遗传史；母亲妊娠服用药物史等。

（二）常规检查

1.心电图检查

所有类型房间隔缺损均可见 P-R 间期延长，继发孔缺损常示心电轴右偏，右心导联 QRS 波呈 rSR' 或 rSR 型，T 波倒置。晚期可见房扑、房颤或室性心律失常。

2.X 线检查

通过检查可发现患者肺血增多，肺动脉段突出，在医学上称之为肺门舞蹈。

3.超声心动图

通过超声心动图容易找到缺损的位置与大小。通过二维超声心动图可以确定间隔缺损与瓣膜改变之间的相互关系。

4.右心导管检查

当患者右心房平均血氧含量超过上、下腔静脉平均血氧含量 2.0 mL/L，或右心房血氧饱和度大于上、下腔静脉血氧饱和度 9% 时，通过右心导管检查，即能够确诊房水平左向右分流存在。

（三）鉴别诊断

1.体征不很明显的患者需与正常生理情况相鉴别

健康的孩子在听诊时其胸骨左缘第二肋间会发出类似二级风吹的连续性声音，期间同时存在第二心音分裂或亢进。若不确定是否患此病，可以进一步采取检查诊断措施。

2.肺静脉畸形引流

肺静脉畸形引流与心房间隔缺损的症状表现有很大的相似性，在诊断时很容易造成混淆。通过肺部 X 线断层影像能够对二者进行区别。

三、临床治疗

（一）外科手术治疗

诊断明确且右心容量负荷增加，肺血增多时需要择期手术治疗。血流动力学没有改变者是否手术尚有争议，成年人为了防止矛盾性血栓，建议行房缺封堵术。

随着医疗水平的不断提高，对继发孔房间隔缺损的治疗手段越来越丰富，常见的治疗手段有体外循环下与非体外循环下修补术两种。体外循环下房间隔缺损修补术可细分为正中切口修补与右腋下小切口修补两种；非体外循环下房间隔缺损修补术可细分为 X 线或和超声指导下的介入治疗与右胸骨旁小切口封堵手术两种（二者均需要采用封堵器）。

1. 手术适应证

房间隔缺损诊断明确，辅助检查提示右心容量负荷增加，肺血增多，或心导管检查 Qp/Qs > 1.5，需要手术治疗。血流动力学没有明显改变者，是否手术尚有争议。

2. 术前准备

（1）完成术前常规化验检查。

（2）所有患者应测量四肢血压以排除是否合并主动脉畸形，如主动脉弓中断和主动脉缩窄。

（3）合并呼吸道感染者应积极使用抗生素治疗，待感染控制后再考虑手术。在经积极的抗感染治疗后仍不能控制感染者，也可以考虑急诊手术。

（4）婴幼儿患者心肌酶增高时，应使用心肌营养药物治疗，待复查结果正常后再进行手术。

（5）重度肺动脉高压患者术前给予间断吸氧治疗和应用血管扩张药，有利于降低全肺阻力，为手术治疗创造条件。

（6）有充血性心力衰竭者，首先考虑强心利尿治疗以改善心脏功能。

（7）严重的婴幼儿患者在术前应做好补充营养，以保证其在手术时有足够强的体质支撑。

（8）拟行经皮介入导管封堵术的患者，手术治疗之前需先经过食管检查。

3. 手术方法

（1）直视下房间隔缺损修补术。一般采取正中切口，若考虑美容效果，也可以在右侧胸部切口。

（2）经皮介入导管房间隔缺损封堵术。治疗效果较好的是中央型房间隔缺损、缺损边缘明确的患者。X 线下介入治疗的适应证：年龄大于 3 岁，小于 60 岁，体重大于 5 kg；继发孔房间隔缺损其局部解剖结构必须满足最大伸展直径小于 40 mm，边缘至少是 4 mm，特别是离上下腔静脉冠状静脉窦口和肺静脉开口；房间隔缺损直径大于 14~16 mm。

右胸部小切口房间隔缺损封堵术的适应证和禁忌证：适用于无其他合并畸形的继发孔型房间隔缺损，如中央型房间隔缺损，房间隔缺损缘部分如少于其周长 1/4 的混合型房间隔缺损；不适于合并其他需手术治疗矫正畸形的继发孔缺损及原发孔型房间隔缺损。

（3）杂交技术。对于婴幼儿患者，应谨慎对待，一般采取在必要的辅助手段下，直接将封堵器置于缺损处的方式。

4.手术并发症

（1）残余分流。

（2）室上性心律失常。

（3）迟发性心包积液。

5.术后必须注意事项

① 术后患者应尽早接受强心利尿治疗，增加体内钾元素含量。② 术后必须控制液体入量。③ 术前存在心脏过大、心力衰竭的患者，术后强心、利尿治疗期限至少为3个月。④ 患者在术后3~6个月内应进行心脏功能性复查。⑤ 术后1年时再次进行复查。

（二）内科治疗

内科主要治疗项目为心力衰竭、心律失常、心内膜炎等病症。

四、护理规范

（一）术前护理

（1）按心血管外科围手术期术前一般护理常规。

（2）测量四肢血压。

（3）有肺动脉高压者避免剧烈活动，防止缺氧发作。

（4）遵医嘱吸氧。

（5）遵医嘱给予极化液，调整心功能者，使用强心、利尿、扩管药，确保药物的准确输入，监测水、电解质平衡，必要时记录出入量或尿量。

（二）术后转入 CICU

（1）与心血管外科围手术一样，进行 CICU 常规护理。

（2）及时严密观察，保证左心功能完善，避免出现肺水肿、严重心律失常症状。

（3）对于房间隔缺损严重者，提高医护级别。

（4）患者单位时间内液体入量应特别引起关注，标准为 CVP<8 mmHg，LAP<5 mmHg

（5）对于术前有肺动脉高压或反复肺感染者，① 增加呼吸机辅助呼吸时间，初期高浓度吸氧，适度过度通气。② 有效镇静，吸痰操作轻柔。

（三）术后转出 CICU

（1）按心血管外科围手术期转出 CICU 一般护理常规。

（2）可能出现传导阻滞者，应及时启用起搏器或输入异丙肾上腺素。

（3）根据病情指导适量运动。

第三节　室间隔缺损

室间隔缺损（VSD）是一种常见的先天性心脏病，为左右心室之间异常交通而造成的心脏先天畸形，比例为所有表现先天性心脏病发病率的12%~20%。分为单纯性和复杂性两种，如在法洛四联征、大动脉转位、矫正型大动脉转位、完全性房室通道、三尖瓣闭锁与主动脉弓中断等。后天性者可由急性心肌梗死、感染性心内膜炎或外伤等引起。本节仅涉及单纯先天性室间隔缺损的有关内容。

一、疾病特征

分流量大小是导致室间隔缺损的症状表现差别的主要因素。

（一）分流量小的轻微患者

轻微患者分流量小，前期几乎没有发病迹象。

（二）分流量中等患者

中度患者体质较差，不能剧烈运动，运动后常见气喘、咳嗽、乏力或感染肺炎等。在听诊时可闻及明显的杂音，同时伴有震颤体征。

（三）缺损大，分流量大者

分流量大的患者为重度患者，严重者甚至会导致心力衰竭发生，出现右至左分流时发生发绀，听诊可发现患者胸骨左缘收缩期杂音降低为3级，P_2亢进。

二、诊断思路

（一）常规检查

1.X线检查

缺损小、分流量少者，心脏和大血管的形态正常；缺损中等、分流量较大者，左心室增大，主动脉较小，肺动脉圆锥凸出，肺门血管影增粗，搏动增强（肺门舞蹈）；缺损较大、分流量大者，肺动脉段明显扩张，肺动脉分支粗大，呈充血状态，且见肺门舞蹈，左、右心房均扩大，左、右心室均肥厚。

艾森曼格综合征的放射线照片，肺动脉显著扩大，但心脏阴影扩大反而不明显，属于正常者占45%，肺门血管阴影增大，但外周肺纹理纤细而稀少，呈残根状改变。

2.心电图检查

心电图可反映分流及心室肥厚及负荷程度。分流较少的室间隔缺损，心电图可无特殊变化。分流量较多者，左心室负荷加重，代偿性肥厚，V_5、V_6导联示R波高电压，T波高耸，Q波加深；P波增宽，存在有切迹，这就是说左心房变大，并且右心室也开始轻度增厚，V_1

导联示 rsR'。在肺动脉的阻力逐渐增加之后，由于右心室的负担显著增加，右心前区导联显示出高 R 波。在患有艾森曼格综合征患者中，心电图基本上是右心室肥大和变形，右前导联的 R 波高而尖锐，左前导线没有超载。相反，R 波比正常数低，Q 波消失，而且 S 波非常深。另外，可能存在诸如右束的分支块，一度或二度的房室传导阻滞的变化。

3. 超声心动图检查

二维超声心动图可以对室间隔连续性的中断进行正确的反应，并观察 VSD 的位置、大小、形状和相邻心脏结构之间的关系，以测量各房、室的大小及心脏的形状和功能阀。但对于非常小的 VSD，特别是位于肌肉中的小型 VSD，多普勒超声可以显示分流器的位置。我们对血流的速度进行测量，评估部分血流，并且可以预测肺循环与全身血流的比率。再根据心脏的大小，依靠缺损的大小、流速和肺血管阻力综合评估肺动脉的直径和其他指标。

诊断要点：① 切断室间隔回声。② 左或合并右室储存量负担过重的病症。③ 左房与主动脉内径比大于 1，主肺动脉内径比大于 1。④ 在将对比造影剂插入外周静脉后，如果从左到右存在分流，则在右心室间隙中出现负阴影区域。如果从周围静脉引入对比，则左右分流会在右心室空间中产生负阴影区域，如从右到左分流，左室内出现声影。⑤ D 型超声在室间隔的缺口处或两侧可录得湍流频谱及异常血流。

4. 心导管检查

对于单纯性 VSD，只通过超声心动图便可确定患者的问题，不需要再做心导管检查或造影。但是也有特殊情况，那就是一些比较特殊并且复杂的案例，比如复杂畸形、重症肺动脉高压、超声检查后没有确认病情的患者。通过测量心腔和主动脉压，血液中的氧含量、氧消耗和各种压力参数，可以使用右心导管和心血管选择性血管造影来计算全身和肺循环中的血流量，从左到右或从右到左的分流，肺血管阻力等，依据所得的数据得到肺动脉的阻力和分流量的大小，对诊断、明确手术方案及预后的判断提供了科学合理的依据。

（二）鉴别诊断

（1）房间隔缺损。左胸骨第二和第三肋骨中 2~3 个收缩期存在杂音，多不伴震颤，室间隔缺损是左胸骨第三和第四肋骨的响亮且粗糙的全收缩期吹风样反流型杂音，杂音几乎伴随着震颤。可以通过超声心动图和心导管检查进一步确诊。

（2）在左胸椎第三和第四肋间通常听到肺动脉狭窄，但肺循环不会超出负担，肺纹理很少见，心脏右导管可以在右心室之间找到收缩压梯度，没有左至右适当分流的有效性，可以建立诊断。

三、临床治疗

（一）手术治疗

1. 手术适应证

（1）确诊无误，其他帮助检查的结果显示左心容量的负担较大，肺部血供氧量增加，或心导管检查 Qp/Qs ≥ 1.5 的患者，这是需要手术治疗的。

（2）患者有时伴有非常严重的肺部感染，并且经过医嘱使用抗生素后治疗效果不是很显著的，或者是患有严重的心力衰竭且经过强心利尿治疗后效果不显著的，必须要考虑是不是进行手术治疗。

（3）出生时间小于三个月的婴儿有时会患室间隔缺损，还会伴有顽固性左心衰，这个时候可以采用肺动脉环缩手术，之后再根据情况进行根治性的手术。

（4）患有限制性室间隔缺损的儿童，在一岁内的室间隔缺损很有可能发生自我闭合的情况，但是在五岁之后，这种自我闭合的情况便不太可能会发生，就目前来说，这种情况是否应该手术还存在很多看法。

2. 术前准备

这个手术的术前准备和房间隔缺损的术前准备是一样的。

3. 手术方法

（1）室间隔缺损的直接缺损手术。一般采取中间切口，为了更加美化的效果，可以在右胸部进行小切口手术。

（2）室间隔缺损的经皮介入治疗手术。这种方法对于肌肉缺陷尤其是多个肌肉缺陷和小的周边缺损是有利的。

（3）肺动脉束扎术。这个手术方法在早些年是经常运用的，近年来，由于科学技术的进步，即使是修复婴儿的第一阶段也取得了令人满意的结果，并且没有得到保护，除非是瑞士干酪型多发肌部室间隔缺损。对于某些医疗单位，如果没有新生儿手术经验，当患者存在严重的充血性心力衰竭或肺部感染时，药物治疗的效果不是很好，这种手术还是一个比较好的选择。

4. 手术并发症

（1）残余分流。

（2）主动脉瓣损伤引起的主动脉瓣关闭不全。

（3）三度房室传导阻滞。

（4）三尖瓣关闭不全。

（5）肺高压危象。

（6）低心排综合征。

5. 术后注意事项

（1）对于重度肺动脉高压患者，术后初期镇静，充分吸入高浓度氧气，适当过度通气，及时纠正酸中毒，必要时吸入一氧化氮，防止肺动脉高压的发作和主动控制肺部感染。

（2）其他同房间隔缺损术后注意事项。

6. 手术结果

大龄患儿的手术死亡率已经接近于 0，月龄小于 6 个月，特别是体重小于 5 kg 的小婴儿，死亡率在 3%~5%。

（二）内科治疗

预防和治疗心力衰竭和感染性心内膜炎等并发症。

四、护理规范

（一）术前护理

1. 心理护理

护理人员必须根据患者和家属的具体情况开出心理咨询。① 从行为、态度和语言方面建立与患者及其家属的诚信互助的关系，鼓励他们表达害怕和焦虑的心理感受；② 让患者了解自己所处的地方，介绍手术知识，减轻患者的害怕、焦虑和紧张；③ 组织和操作一些类似已成功治疗的病患与患者沟通，增加患者与家属对手术治疗的信任，帮助家庭建立起对病情的自信度并减轻家庭压力。

2. 病情观察

① 观察患者的生病特征，频率为 1 h 一次，如果趋于稳定，便可将频率变为 8 h 一次，每次观察后都要记下 1 d 的出入量。② 观察患者是否存在不正常的哭闹、烦躁、四肢发冷的情况，如果有，通知医生。③ 观察患者有无心力衰竭、上呼吸道感染或肺部感染等症状，发现异常通知医生。

3. 维持循环和呼吸功能稳定

① 将患者的活动量进行控制，为患者提供更多的休息时间，谨防哭闹现象的发生。② 心功能不全患者遵循医生的建议，使用强心剂和利尿剂，改善血液循环功能。③ 有比较严重的心律失常的患者，要进行连续性的心电监测，且遵循医生的建议使用抗心律失常药物。④ 加强患者的呼吸管理，如果患者呼吸困难、缺氧，应间歇性或持续性提供氧气，对低氧血症进行纠正，用呼吸机帮助通气。⑤ 让患者进行深呼吸或者有效的咳嗽，用来维持患者的呼吸道顺畅，如果有必要，还应进行吸痰。

4. 改善营养状况

患者多吃热量高、蛋白质量高、富含维生素的产品，手术前增加身体的耐受力，对于吃得比较少的患者，必要时进行高含量的静脉治疗；心脏功能不良分患者应限制水和钠的摄入量；低蛋白血症和贫血的患者应该根据医生的建议，给予清蛋白、新鲜血液的输入。

5. 积极控制感染

指导患者进行保暖保温并且预防呼吸道的疾病感染，对口腔和皮肤的卫生进行保持，避免损伤黏膜和皮肤，并积极治疗感染。

6. 术前准备

① 听从医生的建议进行药物变应原的试验，并对患者说明试验需要注意的问题，准备接下来手术中需要使用的药物。② 对患者进行备皮，备皮范围是胸前的两侧到腋窝后，从上到下为下颌至会阴。③ 在手术前 24 h 按照医生的要求使用镇静剂。④ 手术当天测量身高、体

重、基础血压；⑤患者送手术后，病房进行紫外线消毒，氧气、吸痰等装置准备完善。

（二）术后护理

1. 心理护理

在患者经历麻醉之后，在重症监护病房的不熟悉的环境中存在害怕焦虑的感觉，特别是各种管道、仪器、监视器和其他设备留在身体中，会加剧患者的恐惧。护理人员必须进行自我介绍，耐心地介绍环境，告知手术完成情况，消除对患者的恐惧，使他们冷静地接受治疗和护理。

2. 严密观察病情

（1）心脏功能。手术后两天的时间内，每15分钟一次，持续监测和记录生命体征，稳定后更换为30分钟一次，监测心电图，对于不同类型的心律失常，监测心房压力、右心房压、肺动脉和肺楔压，为恢复和维持正常血流动力学提供必要的数据。在测定压力时注意防止导管折断或接口脱落、出血，若患者有咳嗽、呕吐、躁动、抽搐等时，应在其安静10~15分钟后测量，否则将影响所测结果。

（2）血压。心脏外科手术患者常经桡动脉插管进行有创动脉监测，可以连续观察动脉收缩压、舒张压和平均动脉压数值。动脉测压时应注意①严格执行无菌操作，防止感染发生；②测压前调整零点；③测压、取血、调零点等过程中严防空气进入；④定时观察动脉穿刺部位有无出血、肿胀，导管有无脱落以及远端皮肤颜色和温度。

（3）体温。由于患者一般在低温麻醉下手术，术后要做好保暖工作，可以用暖风机复温。若体温 > 38℃，成人或较大的患儿可采用冰袋或酒精擦浴等方式物理降温；婴幼儿体表面积少，为不影响其循环功能，可采用药物降温，但6个月以内的患儿禁用阿司匹林、吲哚美辛等药物降温。

（4）血容量进行循环，对患者的尿量和液体的出入量进行全天式记录，用这些数据去观察血容量的情况。

（5）观测患者的反应和身体的情况，记下患者有反应的苏醒时间。

3. 促进有效通气

患者在手术后应该使用基础的呼吸机进行帮助。

（1）正确地纠正气管插管，定期测量气管插管与切牙门齿的距离，并在必要时正确标记，以防止气管插管的脱离和移位。

（2）仔细观测呼吸频率、节奏和振幅，无论呼吸机是否与患者的呼吸同步，是否有发绀，鼻腔唤醒，张口呼吸，检查肺呼吸音，检查血气分析，按照病患的情况对呼吸机的参数进行调整。

（3）不要让呼吸受到阻碍，准确选择合适的吸痰管，呼吸道分泌物和呕吐物要有意识地进行清理，防止气道阻塞导致肺不张。

（4）尽快拔除气管插管。患者清醒后，身体体征稳定，自己可以很好地呼吸之后，气管插管可尽快消除。需要注意以下事项：① 按照医生的建议吸入超声波喷雾，以减轻喉头水肿，将痰湿黏度减轻；② 将患者置于半坐位，定期吸入氧气以维持充足的氧合作用，防止低氧血症对重要器官的破坏；③定期协助患者翻身、拍背，促进咳嗽和痰液的排出；④咳痰时，指导患者进行深呼吸锻炼（吹气球或应用深呼吸辅助器），以促进肺膨胀；⑤保暖防寒，避免受寒后呼吸道感染。

（5）当重症患者需要气管切开术时，护理人员必须配合医生进行气管切开术并监测手术后的护理气管切开术。

4.体位护理

有气管插管和帮助通气的患者，头部和颈部必须保持平坦，一定要预防气管插管变形导致通气不畅。在病患醒来之前，用固定带纠正患者的肢体，以此来预防气管插管、输液管、引流管或监测线的去除。当患者醒着并且血液循环平稳时，可以将约束去掉，并且可以升高床头，使患者有一个舒适的姿势。

5.营养和体液护理

在患者清醒并且气管插管被移除后，如果患者没有呕吐便可以分几次饮用少量水，不可以进行食物的摄入，这样是为了避免吃错造成不必要的损伤，但是，手术后一天内如果恢复排便，患者便可以进液体饮食，并逐渐变成半液体饮食和一般食物。在手术后初期降低心脏应激，对液体的摄入进行控制，并使用利尿剂清除体内残留的水分，同时警惕因限制液体或过度利尿而发生低钠血症、低氯血症、低钾血症、低钙血症。

6.切口护理

术后胸带固定于伤口，以减轻疼痛，观察切口是否有渗血和感染，保持切口清洁、干燥，定期换药，敷料如有渗透应立即通知医师更换。

7.心包、纵隔、胸腔引流管的护理

① 手术之后，引流管应定期压缩，以保持畅通。当排出液体较暗，颜色为深红色时，应对引流管进行多次挤压。特别是在使用了止血药物时，必须对引流管的挤压量增加，以防止凝块排不出管并引起心包填塞；② 观察排出液体的体量、颜色、性状等。如果排出液体量水平过高且血液凝块或排出液体量突然下降且 CVP 不断增加，血压降低、轻微脉压、尿量减少和外周循环不良，就应该警惕活动性出血和心包填塞，这时应该听从医生建议，准备进行急诊开胸，止血或清除血栓。

8.活动和功能锻炼

保证充足休息，定时翻身，鼓励卧床患者尽早做四肢主动、被动活动，防止深静脉血栓形成。

9.给药护理

应用血管活性药物时，遵医嘱根据患者的体重严格配制药物的浓度及剂量，用输液泵或可控输液管控制输液速度和用量。

（1）常用的血管活性药有多巴胺、间羟胺、多巴酚丁胺、硝酸甘油、硝普钠等。

（2）多巴胺的用途。① 低剂量 [< 2 μg/kg·min] 的多巴胺可相对选择性地扩张内脏和肾动脉血管床，可用于对利尿剂无反应的患者以增加肾血流量，维持肾小球滤过率，也可直接作用于肾小管以促进利尿作用；② 中等剂量 [2~10 μg/kg·min] 的多巴胺可增强心脏肾上腺素能受体的活性，加强心肌收缩力；③ 较大剂量 [10~15 μg/kg`min] 的多巴胺可引起小动脉收缩，但冠状动脉、脑血管、肾血管扩张，血流量增加；④ 大剂量 [220 μg(kg·min)] 的多巴胺可引起广泛的血管收缩。

（3）硝酸甘油的作用。硝酸甘油可以直接松弛血管平滑肌，其对全身容量血管的扩张作用比阻力血管扩张更显著。这可以对心脏前后的负担减轻，主要是预负荷，减少心肌耗氧量，扩张冠状动脉阻力血管和心肌缺血区域的侧支血管，增加缺血区的灌输。

（4）心脏术后患者通常会联合应用硝酸甘油和多巴胺两种药物来增强心肌收缩力、增加心排血量、减少心肌耗氧量，以此治疗或预防心力衰竭。患者回普通病房的具体护理措施包括五个方面。① 电脑班接电话确定患者回病房后通知相关人员，消毒病房，并开窗通风准备接患者。② 管床护士再次检查所备用物是否齐全，性能是否完好。③ 患者过床后管床护士要对患者进行身份识别，连接心电导联开始心电监护，连接血氧饱和度监测血氧。理顺各种输液管道和输液泵，检查静脉穿刺处是否有液体渗漏、红肿等。安置好心包纵隔或胸腔引流管及水封瓶，接低负压吸引调节负压。固定好尿管及尿袋，检查皮肤情况。测量生命体征，详细听护士交班，了解术中经过情况及在 ICU 时的监护情况，血管活性药物的剂量，浓度和输入速度。④ 整理病历记录转入时间，生命体征及其他护理记录数据并向医生汇报。⑤ 核对电脑医嘱，打印输液记录单及瓶签，按医嘱及时应用抗生素，配备补液，处理临时医嘱。

第四节 法洛四联征

由于先天性心室漏斗或锥形发育不良，漏斗和一束壁的位移向左移动，致使右心室流出，室间隔缺损，主动脉肥大和右心室肥大的狭窄。

法洛四联征综合征是在婴儿期之后特别常见的一种发绀型先天性心脏病，10 000 名新生儿中会有 3~6 名婴儿患有此病，这种疾病在先天性心脏病中占比达到 12%~14%；在发绀型先天性心脏病中是处在首位的，占 50%~90%。法洛四联征患儿的预后主要取决于肺动脉狭窄程度及侧支循环情况，重症者有 25%~35% 在 1 岁内死亡，50% 患者死于 3 岁内，70%~75% 的患者死于 10 岁内，90% 的患者会夭折，主要是由于慢性缺氧引起，红细胞增多症，导致继发性心肌肥大和心力衰竭而死亡。

一、疾病特征

（一）发病原因

这个疾病是遗传和子宫内部环境共同作用下造成的。妊娠早期宫内病毒感染，服用了抗惊厥药和其他药物，孕妇生产年龄较大，营养不良，有糖尿病、羊膜病等，这些都是造成该病的危险因素。

（二）临床表现

1. 症状

一般来说，从幼儿期开始持续发生发绀和呼吸急促等状况，容易疲劳，在进行下蹲式休息后，有时因严重缺氧引起昏厥甚至癫痫发作，还伴有抽搐症状。

2. 体征

出生一年后，发育不良，有很明显的发绀和杵状指（趾）症状。心脏听诊在左胸椎边缘的第二和第三肋间隙中具有收缩、嘈杂的杂音，其间伴有震颤，肺动脉瓣区域中的第二心音减弱并裂开。

二、诊断思路

（一）常规检查

1. 心电图检查

法洛四联征患者均有电轴右偏和右房肥大、右心室肥厚等特点，且不随着年龄增长而出现明显的进行性加重。儿童期右心房可正常，随着年龄增大，逐步出现右心房增大。有不完全右束支阻滞者占 20%。

2. X 线检查

肺部异常清洁，肺动脉段不显著或凹陷，右心室扩大，顶部抬高，心脏阴影为靴子状。

3. 超声心动图

可能存在主动脉搭乘，心室间隔损失，右心室肥大，直接心室流出，肺动脉瓣或肺动脉狭窄。

4. 磁共振成像

作为一种非侵入性测试，磁共振成像显示心脏和大血管的病理解剖和血液分流。一个很好的选择是患有不明原因超声心动图和一般 X 线不确定诊断的患者，这些患者尚未明确诊断并且不适合心脏导管插入术和右心室血管造影术。

5. 心导管检查

对于需要手术的法洛四联征患者，应进行心导管检查。心导管可以直接从右心室进入主动脉，从而确认主动脉和室间隔的缺陷，并且动脉氧饱和度降低至 89% 以下，这就是说从右到左的分流，并且肺动脉狭窄导致右心室和肺动脉之间的压力收缩压差。

6.血常规

对红细胞计数、血红蛋白含量和血细胞的比例进行检测，它们的数量应该显著提高。

（二）鉴别诊断

1.完全性大血管错位

肺动脉起源于左心室，主动脉起源来自右心室，通常伴有心房或室间隔损坏或导管的动脉硬化。X线显示心脏阴影，肺部充血和超声心动图显著增加。

2.艾森—芒格综合征

当发生严重的肺动脉高压时，很多先天性心脏病患者都会发生艾森—芒格综合征。该综合征表现为发绀晚期，X线检测显示肺动脉完全干弧明显，肺血管皮层阴影粗糙，通过对视野上的导管进行适当的检查，发现肺动脉有明显的高压等。

三、临床治疗

（一）内科药物治疗

防治脑血管意外、感染性心内膜炎等，缺氧性的患者可以使用钙离子拮抗剂、镇静剂。

（二）外科手术治疗

1.手术适应证

本病在确定之后应该进行手术治疗。

（1）出生3个月以内无症状的患儿根治手术可推迟至生后3~12个月进行。

（2）患者出生1~2个月，并且有严重的病症，首先应该进行分流手术，然后在手术后的一年内进行根治性手术。

（3）当左前降支冠状动脉从右冠状动脉出现时，根治性手术可能需要经肺动脉瓣扩张部位。当患者为3~5岁时，应再次治疗有症状分流的患者，之后进行根本性操作，以便在必要时植入适当尺寸的合适外管道。

（4）患者室间隔缺损多，年龄太小，手术风险大，所以可先进行先行分流术。当孩子足够大时，使用干预方法来闭合室间隔缺损，然后进行根治手术。或者直接进行根治性手术。

（5）严重左右肺发育不良患者可先行姑息性手术，然后在肺动脉发育后进行根治性手术。

2.术前准备

（1）详细向患者及家属介绍可能采用的手术方式、手术的成功率、可能的并发症、远期的生存率等。

（2）间断给患者吸氧，每日至少2次。

（3）应建议红细胞增多症患者多饮水，以使血液黏稠度变低，预防脑梗死。

（4）对于身体任何部位的感染要进行切实的治疗，预防心内膜炎或脑脓肿。

（5）第二次昏厥的患者应增加氧气供应，使用适当数量的 β-受体阻滞剂并做好早期手术的准备。

3.手术方法

（1）根治性手术。彻底解除右心室流出道狭窄，严密修补室间隔缺损，恢复正常血流从左心室到主动脉和右心室进入肺动脉，闭合动脉导管未闭，体 - 肺流管道或体 - 肺侧支等异常交通以及矫治合并的其他心内、心外畸形。

（2）四联征矫正术。仰卧位，全身麻醉，胸部正中切口，一般主张使用中度低温体外循环，新生儿则建议在深低温循环和低流量体外循环条件下进行手术。用 4℃冷血心脏停搏液行冠状动脉灌注诱导心脏停搏，来对心肌进行保护。心内矫正的程序包括修复室间隔缺损和妥善解除右心室流出道梗阻。

四、护理规范

（一）术前

（1）按心血管外科围手术期术前一般护理常规。

（2）测量四肢血压。

（3）活动。有肺动脉高压者避免剧烈活动，防止缺氧发作。适当限制重症患儿活动，当缺氧发作时，立即吸氧、休息，以防缺氧性晕厥。

（4）血红蛋白较高患者，平时需多饮水，小儿术前 3~4 小时饮一次糖水或淡奶，或者给予静脉补液，防止脱水导致血液黏稠度增加诱发缺氧发作。

（5）对心力衰竭、肺部感染和感冒进行密切的观测。

（6）预防感染。保暖防寒，避免受凉后感冒，并发呼吸道感染。

（7）遵医嘱吸氧，对肺内氧分压进行提高，促进肺血管舒张，增加弥漫性肺功能并对缺氧进行矫正。

（8）遵医嘱给予极化液，调整心功能者，使用强心、利尿、扩管药，确保药物的准确输入，监测水、电解质平衡，必要时记录出入量或尿量。

（二）术后转入 CICU

（1）按心血管外科围手术期 CICU 一般护理常规。

（2）呼吸功能维护。呼吸机辅助，给予呼气末正压（PEEP），从 4 cmH_2O 开始，切忌瞬间加大，以免发生气胸。

（3）吸痰次数不应过频，充分镇静，防止躁动。

（4）密切监测心率（律）变化，带临时起搏器患者固定好起搏导线及按起搏器护理。

（5）补充血容量同时注意心功能维护。

（三）术后转出 CICU

（1）按心血管外科围手术期转出 CICU 一般护理常规。

（2）严格限制入量，在急性渗出期，按医嘱及时补充血浆和白蛋白。

第五节　肺动脉瓣狭窄

肺动脉瓣狭窄（pulmonary valve stenosis）最经常出现的原因是先天性异常，风湿性的很少见，风湿性心脏病很少伴有严重的肺动脉狭窄，总是与其他瓣膜病变相结合，临床表现往往被肺动脉狭窄所掩盖。先天性是由胎儿发育的前八周肺动脉瓣的异常发展引起的，疾病可以单独存在或作为其他先天性畸形的一部分存在，如法洛四联征。

一、疾病特征

（一）症状

肺动脉狭窄通常是无症状的，严重的肺动脉狭窄患者在休息时会降低心排血量，并且在活动后更明显。因此，主要临床表现为劳动能力低、疲劳无力、训练后气短、头晕甚至昏倒。另外，由于外周静脉回心受阻故出现周围发绀。心脏的心力衰竭可能发生在晚期。

（二）体征

严重的狭窄通常发展较差，心脏的前缘上升，心脏的叩诊心界增加。严重狭窄可以在左胸骨的第二肋间隙出现收缩性震颤，并且右心室的扩张可以在胸骨的下缘处实现类似提升的搏动。在听诊期间，在肺动脉瓣区域中听到2~4级的收缩期噪声和左颈部的传导性，并且第二心音减弱或消失。严重者可有颈静脉怒张、肝大、双下肢水肿等右心衰竭表现。

二、诊断思路

（一）心电图检查

根据狭窄程度可以出现正常、电轴右偏、不完全性右束支传导阻滞、右室肥大劳损等图形。

（二）X线

检查轻型患者可以不出现异常，中重度狭窄者肺血管影稀少，透过度增强，伴右心扩大。

（三）超声心动图检查

可以了解肺动脉口狭窄的性质、部位、程度。

（四）右心导管检查

右心与肺动脉之间的压力阶差正常时小于10 mmHg，肺动脉瓣狭窄时此压差常大于10 mmHg，狭窄越重压差越大。通常小于40 mmHg为轻度狭窄，40~100 mmHg为中度狭窄，大于100 mmHg为重度狭窄。另外，根据导管从右心到肺动脉记录的连续压力曲线图形可以判定狭窄的部位。右室选择性造影可以发现右心室与肺动脉之间排空延迟，可显示右心室、肺动脉及其分支的形态、范围、程度，有利于确定手术方案。

三、临床治疗

（一）内科治疗

防治肺部感染、心力衰竭及感染性心内膜炎；减轻右心室负荷。

（二）介入治疗

瓣膜型肺动脉口狭窄，可用经皮穿刺导管球囊扩张成形术，由于创伤小，不需开胸，易为患者所接受。

（三）外科治疗

可行瓣膜切开术或肥厚肌束切开术。若症状明显，狭窄严重或出现右心衰竭应尽早手术。

（1）手术适应证为① 症状进行性加重；② 右心室与肺动脉压力阶差 > 40 mmHg；③ 右心室收缩压 > 60 mmHg，右心室平均压 > 25 mmHg；④ X线与心电图均显示右心室肥大。

（2）手术方法。① 低温下肺动脉瓣直视切开术：仅适于单纯性肺动脉瓣狭窄，且病情较轻而无继发性漏斗部狭窄和其他伴发心内畸形；② 体外循环下直视纠治术：适合于各类肺动脉口狭窄的治疗。

这种手术的致死率很低，只有 2% 的可能性，术后取得的效果明显，之前的病症得到缓解并逐渐痊愈，最终回归到正常的生活轨迹中。

四、护理规范

（一）术前

（1）按心血管外科围手术期术前一般护理常规。

（2）测量四肢血压。

（3）活动。有肺动脉高压者避免剧烈活动，防止缺氧发作。

（4）遵医嘱给予吸氧。

（5）遵医嘱给予极化液，调整心功能者，使用强心、利尿、扩管药，确保药物的准确输入。

（6）监测水、电解质平衡，必要时记录出入量或尿量。

（7）预防感染。保暖防寒，避免受凉后感冒，并发呼吸道感染。

（8）密切观测患者是否存在心力衰竭、肺部感染和感冒等一些特殊情况。

（二）术后转入 CICU

按心血管外科围手术期 CICU 一般护理常规。

（三）术后转出 CICU

（1）按心血管外科围手术期转出 CICU 一般护理常规。

（2）可能出现传导阻滞者，应及时启用起搏器或输入异丙肾上腺素。

第六节 主动脉缩窄

主动脉缩窄是指主动脉的局限性狭窄或闭塞。病变可以很局限，还可以包括更长的片段，称为管状发育不良，可以单独或同时存在。这是一种经常见到的先天性心脏病，占先天性心脏病总数的 7%~14%。这种疾病在男性中较为常见，与女性发病的比例约为 4.5:1。主动脉骨折，左锁骨下动脉远端，动脉韧带附近，主动脉很少发生狭窄性损伤，下行主动脉或腹主动脉。

一、疾病特征

主动脉缩窄的临床表现变化很多，主要取决于缩窄的部位、严重程度、有无合并畸形以及就诊时患者的年龄。导管前缩窄容易合并心脏畸形。患儿常在婴儿期因充血性心力衰竭就诊。导管后型主动脉缩窄的患儿在婴儿期无明显症状，常在发育期前后开始出现症状。在缩窄程度较轻的病例中，常于体格检查时才被发现。

（一）症状

症状多发生在头和上肢高血压的部分，包括头痛、头晕、视力模糊、耳鸣、鼻出血、呼吸短促、心悸、头颈动脉搏动、面色潮红等；下肢则出现酸痛、乏力、麻木、间歇性跛行等供血不足的症状。增粗的侧支循环动脉压迫邻近器官，导致由臂丛神经受压引起的上肢麻木、瘫痪和脊髓受压导致的下肢瘫痪等症状。如果病症发生左心室衰竭、肺淤血、肺水肿，则说明病程已达晚期。

（二）体征

（1）脉搏和血压。本病上肢脉搏大，颈部和锁骨上窝感觉到动脉搏动。下肢的冲动减弱，出现时间晚于上肢，或者无法找到。它可以用作临床诊断的基础之一。在某些情况下，上肢脉搏有显著差异，即主动脉缩窄位于左锁骨下动脉起始端，或左锁骨下动脉狭窄或阻塞，左髂动脉搏动不能实现。

上肢高血压是这种疾病的重要标志，下肢的动脉压低于上肢 2.7~4kPa 以上，或者未测量出准确值。当狭窄与左锁骨下动脉的开口相关时，上肢的动脉压可能不同。当导管未闭合时，上肢和下肢的血压可能没有显著差异。

（2）侧支循环的迹象。在类型简单缩小的情况下，由于左上胸或左肩臂的侧支循环广泛存在，可以听到 2~3 级收缩期吹风样杂音。在具有复杂收缩的患者中，由于右静脉血通过动脉导管流入降主动脉，可能发生不同的发绀。

（3）心脏检查。心脏可以进行扩张，扩张的程度不限，左心室可以明显发现。如果存在主动脉瓣关闭不全，心脏下部会听到舒张期噪音。

二、诊断思路

（一）放射线检查

放射线检查的主要体征是① 心脏阴影可能正常，但左心室常增加适度，主动脉扩张增加，在心力衰竭的情况下，整个心脏阴影增加；② 主动脉弓阴影经常减少甚至消失，有时由于主动脉节点的突出，主动脉跳跃相邻，收缩后的降主动脉和降主动脉的三个部分形成所谓的"3"形阴影；③ 下边缘肋骨可以有腐蚀性阴影，大多数是双侧的，更常见于后弧的第四到第九边缘，右侧下侧单侧肋的侵蚀意味着主动脉收缩位于左锁骨下动脉的近端，或左锁骨下动脉具有狭窄的闭锁。大多数儿童在 10~12 年后开始出现肋骨下缘的侵蚀，CT 使用对比增强和主动脉弓的连续扫描来显示主动脉狭窄的位置。

（二）心电图检查

心电图的检查显示左心室肥大和心肌变形。在婴儿时期，特别是出生 6 个月内的婴儿，心电图的特征是右心室肥大，并且简单的左心室肥大很少见。

（三）非创伤性检查

非创伤性检查是对腔内凹坑进行二维超声心动图检查，它可以显示主动脉弓长轴的整个图像，并确定主动脉狭窄的位置和长度。彩色多普勒超声心动图、计算机断层扫描（CT）和磁性共振扫描（MRI）等也可以指示变窄的部分，并且可以建议或排除其他组合变形的存在或不存在，进而评估收缩的两端的压力梯度，这对诊断也很有用。

三、临床治疗

（一）手术适应证

主动脉缩窄一旦被诊断出，就应该手术治疗，不管有无症状。手术的最佳年龄为 6~16 岁。患者岁数小的时候，血管吻合狭窄不够大，成年后容易再狭窄，成人血管脆性增加，手术难度较大，并且高血压等继发性病变难以恢复。上肢高血压，上、下肢收缩压压差 ≥ 6.67 kPa 或主动脉缩窄处管腔直径减少 50% 以上，为手术适应证。单纯主动脉缩窄，无心衰症状，或有心衰症状但能用药物控制者，以 6 个月 ~1 岁时手术较安全。婴幼儿单纯主动脉缩窄，虽无心力衰竭，如上肢收缩压 > 20.0 kPa（150 mmHg），应尽早手术。如有心力衰竭，内科治疗无效，也应立即手术。就诊较晚，年龄较大者，甚至成人患者，一经确诊就应立即手术治疗。主动脉缩窄合并室间隔缺损，若缺损较小，可先矫治主动脉缩窄，再进行手术修补室缺。若室间隔缺损很大，可在矫治主动脉缩窄的同时行肺动脉束扎术。若条件允许，1 个月以上的小儿也可考虑一期手术修补室间隔缺损。主动脉缩窄合并其他心血管畸形，若畸形可矫治，则先矫治主动脉缩窄，术后密切观察，等待时机再次手术矫治合并畸形，若病情不允许等待，则在术后 2~3 天再次手术矫治合并畸形。合并动脉导管未闭时应同期手术，对心肌严重劳损，主动脉壁广泛粥样硬化或钙化，合并难以矫治的心内畸形以及有主要脏器功能障碍等情况，切勿在手术中发生。

对于 1 岁以内的患儿一般主张在左锁骨下的动脉壁主动脉手术，这样的好处是伤口容易吻合。伤口愈合后，主动脉峡部还能生长，再缩窄的发生概率较小。对于 3~4 岁以上、10岁以下的患儿或是缩窄段较为局限的患者，可以做缩窄段切除主动脉对端吻合手术，但是再缩窄的发生概率变大。对于年龄较大的患者，可以行涤纶补片主动脉成形手术，这种手术可以有效减少动脉粥样硬化对手术的负面影响，是较为安全的手术，但是发生假性动脉瘤和再缩窄的概率会变大。有主动脉弓严重发育不良的初生儿，可行缩窄段切除降主动脉与升主动脉端侧吻合手术。如果患儿的缩窄段较长，宜行缩窄段切除人造血管移植。缩窄部楔形切除手术或缩窄部纵切横缝吻合手术适用于缩窄段较短其偏在一侧、主动脉弓降部迂曲的患者。人造血管转流手术适用于对端吻合术后再缩窄者、缩窄段很长者，或缩窄段不易显露者。人造血管转流手术的优点在于能保持保护侧支循环，不必游离缩窄部，手术进行时也不用完全阻断主动脉，这样的手术还适用于需要缩窄胸主动脉或腹主动脉患者。

（二）术前准备

有主动脉缩窄的患儿，临床表现为心力衰竭、高血压和严重代谢性酸中毒（由于体循环缺血所引起的），这些症状随时可能危及生命。因此，手术前应该进行药物治疗，以稳定病情，为手术的顺利进行创造条件。可进行前列腺素 E1 的静脉滴注，可延缓动脉导管的关闭或促进动脉导管的再通，可改善肢体供血及缩窄远侧器官，缓解临床症状，减缓肺血流过快，如果把握好的话会使病情得到很好的控制和改善。还需要采取以下措施加以辅助，如应用多巴胺、洋地黄类药物来防止心衰；应用利尿剂和碱性药物来缓解酸中毒；应用抗高血压药物控制缩窄近侧血压等。经过综合治疗，患儿的病情能及时控制并有所改善，对手术的耐受力增强。

（三）手术方法的选择

手术的选择因人而异，要根据患者实际的情况如年龄、患病、主动脉缩窄段的矫治方法等进行选择，一般用常温麻醉、低温麻醉、左心转流等方法，防止脊髓以及肾功能的损伤。另外，手术者的经验也会影响手术的选择，一般的手术方法有以下八种。

（1）主动脉缩窄段切除和端端吻合术（Crafoord 手术）。主要适用的是缩窄部较短的主动脉缩窄的患儿，这是目前 4~8 岁的患儿采用的最常见的手术方法，切除段保持在 2~2.5 cm的长度，不宜超过这个长度。手术时，吻合口后壁需要连续缝合，前壁则间断缝合。

（2）主动脉缩窄段切除和人造血管移植术。此手术适用于 6 岁以上的儿童，所适用的是缩窄段较长或伴有缩窄后动脉瘤的患儿，在做广泛切除后用人造血管连接吻合。

（3）锁骨下动脉远端和主动脉缩窄远端吻合术。此方法又分为两类，一是端侧吻合法，称 Blalock 手术；另一种是端端吻合法，称 Clagett 手术。特殊情况下，也可在其中间连入人造血管来确保手术的成功。此手术适用的患者主要有① 锁骨下动脉显著扩大，管径几乎与降主动脉相等者；② 不易切除主动脉缩窄部的患者；③ 切除缩窄段后，不能完成直接端端吻合术的患者。由于此手术可能造成锁骨下动脉扭曲，患者术后的疗效不够显著，因而采用此手术时需要慎重。

（4）主动脉缩窄部楔形切除术（Walker 手术）。适用于缩窄部短小，偏于主动脉一侧的患者。

（5）主动脉缩窄成形术（Vosschulte 手术）。纵向切开主动脉的缩窄部，接着用人造血管或是左锁骨下的动脉血管，剪成尺寸适合的梭形补片，贴到缺口处，以此扩大管腔。此手术的优点是① 主动脉不需多游离；② 适用于婴儿，可以避免环状缝合，婴幼儿在生长发育过程中不会发生再缩窄的情况；③ 手术切口位于前壁，方便手术；④ 手术所切的切口的长度适中，可适用于任何情况的主动脉缩窄。

（6）血管移植转流术。用人造血管移植于升主动脉与降主动脉缩窄段远端或腹主动脉转流血运。此手术方法主要适用于那些缩窄部位较长却很难切除，或是缩窄段不能显露，或是左胸患过脓胸的患者。

（7）缩窄部纵切横缝吻合术。操作手术时，在阻断主动脉后，沿着主动脉的外侧，以纵向切的方式切开缩窄部，之后采用间断缝合发对主动脉切口处进行缝合。

（8）左锁骨下动脉瓣翻转术。首先将左锁骨下的动脉切断，进行远端结扎，以纵向切开的方式将左锁骨下动脉近端翻转，再与主动脉缩窄段进行主动脉成形手术。

四、护理规范

（一）心理护理

体贴、完善的心理护理，对患者术后的情绪与康复有重要的作用。患者回到 ICU 后，身体上的疼痛与病房环境往往会使其对治疗有抵触，这时就需要采取行之有效的护理对策。① 多与患者交流。当患者经麻醉醒来后，护理人员应该主动呼唤患者的名字，并且介绍患者做了什么手术，并 ICU 的环境做简单的介绍，与患者建立起互动，争取得到患者的认可。待患者完全清醒后，可以根据患者的动作、表情、手势等满足患者的需求，也可以为患者准备纸币，进行简单的交流。在拔管之后，要以患者为主，进行双向交流，与患者交流感受，对病患给患者引起的恐慌、害怕、煎熬、孤独等给予及时的疏导。对于患儿，护理者在严肃认真工作的同时还需要活泼一些，可以与患儿一起互动，如做简单的游戏、唱歌、做表演等，可以有效避免患儿因为生理或心理上的不适而哭闹。② 关爱患者。做好早晨、晚上的护理，在为患者擦拭身体的时候要细心、温柔，这样可以避免患者因为不适而排斥。患者入睡后的护理操作尽量保持清净，将监护仪的音量调小，灯光调柔，营造一个舒适的睡眠环境。患者在大小便时注意遮挡，照顾患者的感受，维护他们的尊严。

（二）循环系统护理

在行主动脉缩窄手术时，患者由于上下肢的血压有明显差异，一般会同时穿刺桡动脉和股动脉两大动脉，再使用三通连接这两大动脉测压管。患者手术完回 ICU 后，会将动脉测压管接上监护仪的压力传感器，这样就可以观测上下肢血压的情况。护理过程中，护理者应经常检查股动脉和足背动脉的情况，跟进患者恢复的情况。患者经过手术后，缩窄会变得松解，常常伴随着血压突然升高，临床表现为在手术后的24~36小时内收缩压会升高，然后舒张压升高。面对血压升高，如果处理不当，后果相当严重，可能引发脑出血或左心衰竭。治疗上常规泵入硝普钠，以降低前后负荷，一般为1~5 μg/（kg·min）。护理者需要根据血压的变化，随时调整硝普钠的流入速度，避免因为硝普钠的增减而带来的血压剧烈升降。另外，在使用硝普钠时应避光，这样可以防止氰化物中毒。

（三）呼吸系统护理

此类患者的症状常集中在主动脉峡部，进行手术时，常左侧开胸，因此左肺易受到挤压、损伤，手术后遗症一般表现为肺不张。在护理时，护理者需要确认患者肺部呼吸，及时发现并清理患者呼吸道的分泌物，预防肺部疾病。主动脉缩窄的患者对刺激表现敏感，如果发现痰液，在清理之前需要先给服镇静剂，吸痰的时候需要在无菌的环境下由两人配合操作。对于痰液黏稠的患者，在吸痰之前给生理盐水。

（四）尿量的护理

主动脉缩窄患者多有下半身缺血，常有不同程度的肾功能损害，尿量的观察甚为重要。ICU护士应准确的记录每小时尿量。小儿储尿量用50 ml无菌注射器，成人用500 ml输液瓶连接尿管（既比尿袋精确又节约成本）。成人尿量应 > 25 ml/h，小儿 > 1 ml/h。当尿量少时，应结合全身情况处理。在血压不稳定时，慎用利尿剂，首先应考虑是否存在血容量不足。心功能不全致尿量少时，应加强利尿。术后大量利尿会引起低钾，应结合实验室检查结果和尿量补钾，主动脉缩窄患者的补钾一般为100 ml尿补充钾离子1~2 mmol。

（五）皮肤护理

此类患者带管时间长，血压高，要避免剧烈搬动。在患者进入ICU时，在其枕部、臀部、脚踝部置水枕。对于小儿患者，由于其皮肤嫩，应用小儿被套装入柔软的棉絮加在铺好的床单位上，待病情平稳后再行翻身。

（六）营养支持

术后发热、伤口疼痛等都增加机体代谢，营养支持很重要，不仅为患者拔管打好基础，而且可以预防感染。一般术后24~48小时即可进行营养支持，如肠功能恢复，有肠鸣音时，可经胃管注入鸡汤、果汁等，必要时静脉输入营养。

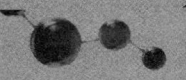

第八章　心脏瓣膜病临床思路

第一节　二尖瓣疾病

一、二尖瓣狭窄

（一）疾病特征

1. 症状

一般在二尖瓣中度狭窄（瓣口面积 < 1.5 cm²）时始有明显症状，常见有呼吸困难、咯血、咳嗽、声嘶、胸痛等症状。

2. 体征

重度二尖瓣狭窄常有"二尖瓣面容"，双颧绀红。

（二）诊断思路

1. 常规检查

（1）X 线检查。X 线表现与二尖瓣狭窄程度、疾病发展阶段有关，可有左心房增大，后前位见左心缘变直，右心缘有双心房影，左前斜位可见左心房使左主支气管上抬，右前斜位可见增大的左房压迫食管下段后移。其他 X 线征象包括右心室增大、主动脉结缩小、肺动脉干和次级肺动脉扩张、肺淤血、间质性肺水肿（如 Kerley B 线）和含铁血黄素沉着等征象。

（2）心电图。心电图检测对轻度的二尖瓣狭窄者相对不敏感，中、重度二尖瓣狭窄可有"二尖瓣型 P 波"，P 波宽度 > 0.12 秒，伴切迹，P_{V_1} 终末负性向量增大。QRS 波群示电轴右偏和右心室肥厚表现。

（3）超声心动图。这是明确和量化诊断二尖瓣狭窄的可靠方法。M 型示射血分数（EF）斜率降低，A 峰消失，后叶前向移动和瓣叶增厚。利用二维超声心动图可观测到狭窄瓣膜的状及活动度，并能测出二尖瓣口的面积。如果超声心动图显示心脏在舒张期前叶呈圆拱状，后叶活动的减少，交界处粘连融合，心脏瓣叶增厚以及瓣口面积缩小，遇到这些情况可判定为典型的二尖瓣狭窄。多普勒超声是定量二尖瓣狭窄程度的最准确的非侵入性检查。用连续多普勒测得的二尖瓣血流速度计算跨瓣压差和瓣口面积与心导管法结果相关性良好。彩色多普勒血流显像可实时观察二尖瓣狭窄的射流，有助于连续多普勒测定的正确定向。经食管的超声检查有利于发现左心房附壁血栓；经食管进行心脏彩色超声检查，将探头伸入左心房和左心耳后方，可以有效避免胸壁或肺组织对声波的衰减作用，能更加清楚地观测到心腔内的情况。其中，左房血栓的诊断正确率为100%，是检查血栓的最佳方法。超声心动图还能检测到心房与心室的大小、厚度、心室功能、肺动脉压、瓣膜异常以及先天性畸形等信息，为对症下药提供了依据。

（4）心导管检查。如果症状、体征与超声心动图测定和计算二尖瓣口面积不一致，在考虑介入或手术治疗时，应经心导管检查同步测定肺毛细血管压和左心室压，以确定跨瓣压差和计算瓣口面积，明确狭窄程度。

（5）放射性核素检查。左心房扩大，显影剂浓聚和通过时间延长，左心室不大。肺动脉高压时，可见肺动脉主干和右心室扩大。

2.鉴别诊断

心尖区舒张期隆隆的杂音也有可能出现在以下情况中，应予以区分。

（1）经二尖瓣口的血流增加。严重二尖瓣反流、大量左至右分流的先天性心脏病（如室间隔缺损、动脉导管未闭）和高动力循环（如甲状腺功能亢进症、贫血）时，心尖区可有短促的隆隆的舒张中期杂音，常紧随于增强的第三心音后。

（2）Austin-Flint 杂音。严重主动脉瓣关闭不全可以使心室舒张压迅速升高，使二尖瓣处于半关闭状态，影响二尖瓣的跨瓣血流而产生杂音。此杂音历时较短，不伴有开瓣音，性质较柔和。

（三）临床治疗

1.内科治疗

（1）进行适量、轻度运动。

（2）对风湿病进行预防及积极的治疗。风心病患者要特别注意链球菌的感染、风湿热的复发、心内膜炎等的防范。

（3）大咯血需要采取静坐的方式，降低肺静脉压通常需要注射镇静剂、利尿剂。

（4）急性肺水肿与急性左心室引起的肺水肿的症状相似，不同的地方在于急性肺水肿不适宜服用以扩张小动脉为目的的血管药物及强心剂，出现快速房颤时才需要使用降低心室率的药物，一般使用毛花苷C。当急性发作伴快速室律时，首选毛花苷 C 降低心室率。右心室衰竭宜低盐饮食，利尿剂与地高辛为主治疗。

（5）心房颤动易诱发心力衰竭，可先用洋地黄制剂控制心室率，必要时亦可静脉注射 β - 受体阻滞剂。对急性房颤伴快速心室率或持续性房颤病程小于 1 年、左房前后径 < 60 mm、无高度或完全性房室传导阻滞和病态窦房结综合征者，可选择电复律或药物复律（胺碘酮、索他洛尔等），于复律前 3 周和转复窦律后 4 周服用抗凝剂华法林，以预防转

复窦律后的动脉栓塞。对慢性房颤者，可以用 β - 受体阻滞剂控制心室率，并给予抗凝治疗，以预防血栓形成和动脉栓塞的发生。

（6）右心衰竭。限制钠盐，用洋地黄制剂，慎用利尿剂。

（7）抗凝治疗。出现栓塞情况时，除一般治疗外，可用抗凝治疗或血栓溶解疗法。

（8）经皮穿刺导管球囊扩张成形术，对于单纯二尖瓣狭窄的患者，可用带球囊的右心导管经房间隔穿刺到达二尖瓣行瓣膜扩张成形术。经皮穿刺二尖瓣球囊分离术的适应证：① 心功能Ⅱ～Ⅲ级。② 瓣膜无钙化，腱索、乳头肌无明显病变。③ 年龄 25~40 岁。④ 二尖瓣狭窄瓣膜口面积在 $1~1.5\ cm^2$ 为宜。⑤ 左心房内径 < 50 mm，房内无血栓。⑥ 近期无风湿活动或感染性心内膜炎已完全控制，无动脉栓塞的病史等。

2. 外科治疗

手术的目的在于扩张瓣口，改善瓣膜功能。

（1）分离术适应证为：① 二尖瓣病变为隔膜型，无明显二尖瓣关闭不全。② 无风湿活动并存或者风湿活动控制后 6 个月。③ 心功能Ⅱ～Ⅲ级。④ 年龄 20~50 岁。⑤ 有心房颤动及动脉栓塞，但无新鲜血栓时均非禁忌。⑥ 合并妊娠后，若反复发生肺水肿，内科治疗效果不佳时，可考虑在妊娠 4~6 个月期间行紧急手术。

（2）人工心脏瓣膜替换术适应证为：① 心功能不超过Ⅲ级。② 隔膜型二尖瓣狭窄伴有明显关闭不全，漏斗型二尖瓣狭窄，或者隔膜及隔膜下有严重粘连、钙化或缩短者。但需注意若患者有出血性疾病，不能进行抗凝治疗时，不宜置换机械瓣。生物瓣经济廉价，不需要长期抗凝，但有瓣膜老化问题存在。

二、二尖瓣关闭不全

（一）疾病特征

1. 症状

（1）急性。轻度二尖瓣反流患者会伴有轻微的劳力性呼吸困难。至于重度的二尖瓣反流患者，像乳头肌断裂等，会引发急性左心衰竭，更严重的会导致急性肺水肿及心源性休克。

（2）慢性。轻度二尖瓣关闭不全并没有明显的症状。重度的慢性二尖瓣反流由于心脏排血量的减少，伴随有浑身乏力、易疲劳、活动耐性变低、肺淤血等症状。

2. 体征

（1）慢性二尖瓣关闭不全。① 心尖冲动：搏动剧烈，左心室增大时伴随着心脏向左下方移动。② 心音：风心病患者由于瓣叶缩短，心脏留有很大缝隙，第一心音变弱。二尖瓣脱垂和冠心病患者的第一心音多表现为正常导致重度关闭不全时，第一心音减弱。二尖瓣脱垂和冠心病时第一心音多正常。由于左心室射血时间缩短，第二心音提前，且分裂增宽。严重反流时心尖区可闻及第三心音。二尖瓣脱垂时可有收缩中期喀喇音。③ 心脏杂音：瓣叶挛缩所致者（如风心病），有自第一心音后立即开始、与第二心音同时终止的全收缩期吹风样高调一贯型杂音，在心尖区最响。杂音可向左腋下和左肩胛下区传导。后叶异常时，如后叶脱垂、后内乳头肌功能异常、后叶腱索断裂，关闭不全的血流喷射常常朝向前，冲击邻近主动脉根部的房间隔，导致杂音向胸骨左缘和心底部传导。在典型的二尖瓣脱垂为随喀喇音之后的收缩晚期杂音。冠心病乳头肌功能失常时可有收缩早期、中期、晚期或全收缩期杂音。腱索断裂时杂音可似海鸥鸣或音乐性。反流严重时，心尖区可闻及紧随第三心音后的短促舒张期隆隆样杂音。

（2）急性二尖瓣关闭不全。心尖冲动为高动力型，第二心音肺动脉瓣成分亢进，非扩张的左心房强有力收缩所致心尖区第四心音常见。由于收缩末左室房压差减少，心尖区反流性杂音于第二心音前终止，而非全收缩期杂音，低调，呈递减型，不如慢性者响。严重反流也可出现心尖区第三心音和短促舒张期隆隆样杂音。

（二）诊断思路

1. 常规检查

（1）X线检查。急性者心影正常或左心房轻度增大伴明显肺淤血，甚至肺水肿征。慢性重度反流常见左心房、左心室增大，左心衰竭时可见肺淤血和间质性肺水肿征。二尖瓣环钙化为致密而粗的"C"形阴影，在左侧位或右前斜位可见。

（2）心电图。急性者心电图正常，窦性心动过速常见。慢性重度二尖瓣关闭不全主要为左心房增大，部分有左心室肥厚和非特异性 ST-T 改变，少数有右心室肥厚征，心房颤动常见。

（3）超声心动图。M型和二维超声心动图不能确定二尖瓣关闭不全。脉冲多普勒超声和彩色多普勒血流显像可于二尖瓣心房侧和左心房内探及收缩期高速射流，诊断二尖瓣关闭不全的敏感性几乎达 100%，且可半定量反流程度。后者测定的左心房内最大射流面积 < 4 cm^2 为轻度反流，4~8 cm^2 为中度反流，> 8 cm^2 为重度反流。二维超声可显示二尖瓣结构的形态特征（瓣叶和瓣下结构增厚、融合、缩短和钙化，瓣叶冗长、脱垂，连枷样瓣叶，瓣环扩大或钙化，赘生物等），有助于明确病因。经食管超声较经胸超声更为准确。超声心动图还可提供心腔大小、心功能和合并其他瓣膜损害的资料。

（4）放射性核素心室造影。可测定左心室收缩、舒张末容量和休息、运动射血分数，以判断左心室收缩功能。通过左心室与右心室心搏量之比值评估反流程度，该比值 > 2.5 提示严重反流。

（5）左心室造影。注射造影剂入左心室造影，观察收缩期造影剂反流入左心房的量，为半定量反流程度的"金标准"。

2. 鉴别诊断

由于心尖区杂音可向胸骨左缘传导，应注意与以下情况鉴别。

（1）三尖瓣关闭不全。为全收缩期杂音，在胸骨左缘第四、五肋间最清楚，右心室显著扩大时可传导至心尖区，杂音在吸气时增强，伴有颈静脉收缩期搏动和肝收缩期搏动。

（2）室间隔缺损。为全收缩期杂音，在胸骨左缘第四、五、六肋间最清楚，不向腋下传导，常伴胸骨旁收缩期震颤，而不是心尖部的震颤。

（三）临床治疗

1.急性二尖瓣关闭不全

（1）内科治疗。急性二尖瓣关闭不全患者中，如果平均动脉压正常，使用减轻心脏后负荷的血管扩张剂治疗，可暂时延缓急性二尖瓣关闭不全实行手术治疗。硝普钠或硝酸甘油、酚妥拉明经静脉滴注，可有效降低肺动脉高压，一定程度上增加心脏的排血量，减少了反流量。如果不需要立刻进行手术，可以口服药物进行治疗，一般可服用能降低心脏后负荷的药物，如血管紧张素转换酶抑制剂、肼屈嗪，这些药物能最大限度地增加心排血量，减少反流量，达到较好的效果。

（2）经皮主动脉内球囊反搏装置（IABP）治疗。IABP对治疗由于左室肥厚、扩张而出现急性肺水肿、心源性休克的患者有较好的疗效。尤其对于急性心肌梗死后，发生乳头肌、腱索断裂时，IABP植入治疗能迅速稳定病情，快速过渡到外科手术治疗。

（3）外科治疗。内科或IABP治疗医源性或感染性心内膜炎和腱索断裂引起的急性二尖瓣关闭不全患者，若未见明显成效，则需要进行经二尖瓣成形或瓣膜替换的手术。

2.慢性二尖瓣关闭不全

治疗慢性二尖瓣关闭不全，主要有内科和外科治疗两种方法。

（1）内科治疗。① 针对中度、轻度二尖瓣关闭不全的患者，应注意风湿病的复发，在进行手术之前之后需要服用抗生素，防止感染性心内膜炎的发生。除抗生素之外，其他治疗慢性二尖瓣反流的药物的疗效尚处于探索阶段。研究发现，血管扩张药能有效缓解急性二尖瓣反流症状，但运用在慢性二尖瓣反流上，目前尚处于试验阶段，没有大规模、可靠的试验来验证它的作用。有一些试验也有验证血管扩张药的效果，但大同而小异。② 对于心力衰竭的患者，可以使用利尿剂、洋地黄、血管扩张剂，包括血管紧张素转换酶抑制剂，并且需要注意避免过度的劳累，同时严格限制钠与盐的摄入。③ 对有心房颤动，伴有体循环栓塞史的患者，应长期服用抗凝药物，减少血栓栓塞的发生。④ 合并心房颤动的患者可服用减慢心室率及抗心律失常的药物，如洋地黄、β-受体阻滞剂。⑤ 对患有慢性二尖瓣关闭不全但尚无症状的患者，须进行特殊治疗，以预防为主，采取随访的形式跟踪。目前，关于血管扩张药物的疗效尚处于实验、开发阶段。

（2）外科治疗。二尖瓣反流外科手术治疗的目的是减轻患者的症状，或防止无症状患者左室功能的进一步恶化，如同所有的瓣膜疾病，二尖瓣反流增加心脏负荷，最终只能靠外科手术恢复瓣膜的完整。应正确把握手术时机，如二尖瓣关闭不全是心力衰竭的主因，早期手术能取得良好的远期预后。一旦二尖瓣反流出现左室功能的严重受损，左室射血分数 < 30%、左室舒张末内径 > 80 mm，已不适合手术治疗。

在术式的选择上，瓣膜成形术比瓣膜替换术更常用。瓣膜成形术不需要置入人工瓣膜，有助于保护左室功能。在左室功能严重受损，特别是腱索断裂而不适合行二尖瓣替换术者，瓣膜成形修补手术可以取得良好的效果。

1）二尖瓣替换术。二尖瓣替换术中，替换的瓣膜有机械瓣和生物瓣，机械瓣的优点是耐磨损性强，但血栓栓塞的发生率高，需终身抗凝治疗；机械瓣的偏心性血流，对血流阻力较大，跨瓣压差较高。生物瓣包括牛心包瓣、猪主动脉和同种瓣，其优点为发生血栓栓塞率低，无须终身抗凝和具有与天然瓣相仿的中心血流，但不如机械瓣牢固。

二尖瓣替换术的适应证为：① 二尖瓣关闭不全和狭窄，以二尖瓣关闭不全为主或者虽以狭窄为主，但为漏斗型病变。② 心功能Ⅲ～Ⅳ级或有急性二尖瓣关闭不全，症状进行性恶化并出现急性左心衰时。③ 年龄大于 75 岁的老年二尖瓣反流患者。④ 连枷样瓣叶引起的二尖瓣反流患者。⑤ 左室功能衰竭者，左室射血分数 < 50%，左室收缩末径 > 45 mm、平均肺动脉压均 > 20 mmHg 者，可考虑行瓣膜置换术。

2）二尖瓣成形术。若由于瓣环扩张或者瓣膜病变轻，活动度好，非风湿性关闭不全病例，如二尖瓣脱垂、腱索断裂，可考虑行二尖瓣成形术。二尖瓣成形手术呈现出疗效好且持久，降低了术后感染心内膜炎的机会，不需要进行长时间的抗凝治疗。

三、护理规范

（一）心理护理

心脏瓣膜疾病由于属慢性病，随时可能发作，给患者和家属带来精神和经济上的双重压力，尤其是患者，容易产生焦虑、消极、恐惧、绝望等不良情绪。这种情况下，护理人员应该对于患者交流，鼓励患者，帮助患者树立信心，战胜病魔。

（二）症状护理

保持皮肤干爽，出汗较多的患者，应该及时更换衣服，以免着凉，这样可以有效防止呼吸道的感染。对于发热的患者，应进行物理降温或药物降温。

（三）减轻心脏负荷护理

患者应该保持良好的作息时间，避免分神劳累，要限制探视的次数，保持安静的环境。对于心力衰竭的患者，需要卧床治疗，饮食上应采取少食多餐，限制钠的摄入；当出现呼吸不畅时，给予半坐卧位；严重时可给予氧气；随时检测体重，避免便秘。

（四）用药护理

应指导患者遵医嘱长期服药，服药的注意事项也应向患者着重强调。一些对胃有刺激的药物，如阿司匹林等应告诉患者放在饭后服用，这样可有效减少药物对胃黏膜的刺激。还应告诉患者可能有上腹疼痛、食欲不振、排黑便等不良反应。服用洋地黄及利尿药时，定时监测心率、心律、电解质变化，注意有无心律失常、胃肠道反应、神经系统的不良反应。

（五）评估栓塞风险

遵医嘱使用抗凝药物，注意栓塞表现。

（六）感染预防护理

（1）避免感冒和上呼吸道感染，发生上呼吸道感染时应及时治疗。

（2）积极预防和治疗风湿热。

（七）饮食护理

在饮食方面，需要少食多餐，饮食以清淡为主，可以吃一些易消化的事物，也可进食适量的蔬菜、水果，少吃腌制的食品，保持排便通肠。提醒患者多喝水，预防脱水。如果患者出现充血性心衰时，应该限制钠与水的摄入。

第二节　主动脉瓣疾病

一、主动脉瓣狭窄

主动脉瓣狭窄（aortic stenosis）是主动脉瓣膜先天性结构发育异常，或者是因为后天性的病变所导致的瓣膜异常，因而导致的主动脉瓣膜面积减少，造成脉瓣狭窄。此种疾病的成因多种多样，一般男性患病的人数多于女性，比例为（2~6）：1。

（一）疾病特征

1.症状

成年人主动脉瓣狭窄，一般无任何症状，潜伏期较长，症状出现较晚。一旦出现症状，情况不容乐观。一般出现症状后的寿命为3年左右，其中出现晕厥平均寿命为3年，心绞痛为5年，左心衰竭不超过2年。主动脉狭窄的典型症状伴随着呼吸困难、心绞痛、晕厥。由于主动脉瓣的狭窄，排血量会受到影响，会出现如疲劳无力、烦躁不安等临床表现。肺动脉高压较为严重时，可能导致右心衰竭、肝大、全身水肿等临床表现。

2.体征

（1）心音。第一心音正常，如果主动脉瓣出现钙化变僵硬，第二心音主动脉瓣成分减弱或消失。由于左心室射血时间延长，第二心音常为单一性，严重狭窄者呈逆分裂。肥厚的左心房强有力收缩可产生明显的第四心音。对于先天性主动脉瓣狭窄和瓣叶活动度不畅的患者，可以在患者的胸骨的左右两边和心尖处听到明显的主动脉瓣喷射音，喷射音不随呼吸的调整而改变，如果出现瓣叶钙化的症状，则喷射音随之消失。

（2）收缩期喷射性杂音。在第一心音稍后或紧随喷射音开始，止于第二心音前，为吹风样、粗糙、递增—递减型，在胸骨右缘第二或左缘第三肋间最响，向颈动脉、胸骨左下缘和心尖区传导，常伴震颤。对于钙化性主动脉瓣狭窄的老年患者，心尖区的杂音最响，脉瓣越狭窄，杂音越长。由心底部粗糙、高调成分传导至心尖区，呈音乐性左心室衰竭或心排血量减少时，杂音消失或减弱。杂音强度随每搏间的心搏量不同而改变，长舒张期之后，如在期前收缩后的长代偿间期之后或心房颤动的长心动周期时，心搏量增加，杂音增强。

（3）其他。动脉脉搏上升缓慢、细小而持续（细迟脉），在晚期，收缩压和脉压均下降。但轻度主动脉瓣狭窄合并主动脉瓣关闭不全的患者以及动脉床顺应性差的老年患者，收缩压和脉压可正常，甚至升高。在严重的主动脉瓣狭窄患者，同时触诊心尖部和颈动脉可发现颈动脉搏动明显延迟，心尖冲动相对局限、持续有力，如左心室扩大，可向左下移位。

（二）诊断思路

1. 常规检查

（1）X线检查。心影正常或左心室轻度增大，左心房可能轻度增大，升主动脉根部常见狭窄后扩张。在侧位透视下可见主动脉瓣钙化，晚期可有肺淤血征象。

（2）心电图。重度狭窄的患者常见的表征是左心室肥厚，并伴有ST-T继发性改变和左心房变大。常见的症状是心房与心室间传导不畅、室内传导阻滞（左束支传导阻滞或左前分支阻滞）、心房颤动或室性期前收缩等心律失常。

（3）超声心动图。这是判定是否患有主动脉瓣狭窄及狭窄程度的途径。其他超声诊断都存在着不足，如M型超声不能敏锐地诊断此症，缺乏独特性；二维超声心动图较之M型超声，可以敏锐地探测主动脉瓣的异常情况，能清晰显示瓣叶的数量、大小、厚度以及钙化的程度，还能探索心脏收缩期的圆拱形活动、融合度、瓣口的形状和大小、瓣环的大小等，属于较为清晰的超声诊断，但不能测定狭窄的程度。用多普勒超声测定通过主动脉瓣的最大血流速度，可计算出平均和峰跨膜压差以及瓣口面积，所得结果与心导管检查相关良好，而且超声心动图还提供心腔大小等多种信息。

（4）心导管检查。当超声心动图不能确定狭窄程度并考虑人工瓣膜置换时，应行心导管检查。最可靠的方法为用右心导管经房间隔穿刺进入左心室，另一导管逆行置于主动脉根部，同步测左心室—主动脉收缩期峰压差。但此法有损伤心房壁，导致心包压塞的危险，应慎用。根据所得压差可计算出瓣口面积，$> 1.0 \text{ cm}^2$ 为轻度狭窄；$0.75 \sim 1.0 \text{ cm}^2$ 为中度狭窄；$< 0.75 \text{ cm}^2$ 为重度狭窄，如以压力阶差判断，平均压差 $> 50 \text{ mmHg}$ 或峰压差 $> 70 \text{ mmHg}$ 为重度狭窄。

2. 鉴别诊断

主动脉瓣狭窄的杂音如传导至胸骨左下缘或心尖区时，应与二尖瓣关闭不全、三尖瓣关闭不全或室间隔缺损的全收缩期杂音区别。此外，还应与胸骨左缘的其他收缩期喷射性杂音鉴别。

主动脉瓣狭窄与其他左心室流出道梗阻疾病的鉴别：① 先天性主动脉瓣上狭窄的杂音最响在右锁骨下，杂音和震颤明显传导至胸骨右上缘和右颈动脉，喷射音少见，约半数患者右颈动脉和肱动脉的搏动和收缩压大于左侧。② 先天性主动脉瓣下狭窄常难以与主动脉瓣狭窄鉴别，但前者常合并轻度主动脉瓣关闭不全，无喷射音，第二心音非单一性。③ 梗阻性肥厚型心肌病有收缩期二尖瓣前叶前移，致左心室流出道梗阻，产生收缩中或晚期喷射性杂音，胸骨左缘最响，不向颈部传导，有快速上升的重搏脉。以上情况的鉴别有赖于超声心动图。

（三）治疗

1. 内科治疗

避免过度的体力劳动及剧烈运动，预防猝死，预防感染性心内膜炎。轻度主动脉瓣膜狭窄临床症状不明显，一般跨膜压力阶差 < 25 mmHg 可内科保守治疗，需要定期复查超声心动图，随时跟进病情。对于心力衰竭的患者，可使用洋地黄类药物，使用利尿剂应注意防止容量不足，对于心绞痛的患者可以服用硝酸酯类药物，这样可以有效缓解心绞痛的发生。扩血管治疗对主动脉瓣狭窄无作用。

2. 手术治疗

针对主动脉瓣狭窄的手术主要目标是使主动脉瓣膜恢复正常水平，降低跨膜压力差。对于患有先天性主动脉瓣狭窄的婴幼儿，容易心力衰竭，使用药物治疗一般无明显好转；对于症状明显并且伴有充血性心力衰竭的患儿，应该及早进行手术，防止心力衰竭的发生。

（1）经皮穿刺主动脉瓣球囊扩张术。可以快速减少跨瓣的血压差，增加心脏的排血量，有效改善症状。适应证为年龄较小的先天性主动脉瓣狭窄患者；不能耐受手术者；重度主动脉瓣狭窄、危及生命者；明显主动脉瓣狭窄，并伴有严重左心功能衰竭的手术前过渡。手术有禁忌的老年主动脉瓣狭窄钙化不重的患者，可行经皮瓣膜球囊扩张术，虽再狭窄率高，但术后症状和血流动力学改善满意。

（2）人工瓣膜置换术。这是目前治疗瓣膜性心脏病的主要方法。手术指征为中段主动脉瓣狭窄有猝死的危险，所以无论有无症状应尽早手术；钙化性主动脉瓣狭窄、主动脉瓣狭窄合并关闭不全，在出现临床症状前施行手术远期疗效较好，手术死亡率较低。即使出现临床症状如心绞痛、晕厥或心力衰竭，亦应尽早施行人工瓣膜置换术。虽然手术危险相对较高，但症状改善和远期效果均比非手术治疗好。对无症状，但心电图显示左室肥大，跨瓣压力阶差 > 75 mmHg 者应手术治疗。明显主动脉瓣膜狭窄合并冠状动脉病变时，宜同时施行主动脉瓣人工瓣膜置换术和冠状动脉旁路移植术。

二、主动脉瓣关闭不全

主动脉瓣关闭不全（aortic incompetence）是由于主动脉瓣膜、瓣环和升主动脉病变导致的。在瓣膜性疾病中主动脉瓣关闭不全约占 10%，男性多于女性，约占总数的 75%，女性患者往往合并二尖瓣病变。

（一）疾病特征

1. 症状

（1）急性。轻者并无症状，重者会出现左心负荷突然增加，心室壁压力加大，左心室扩张，可能出现急性左心衰竭、低血压等症状。

（2）慢性。一般无症状表现，最先表现为心悸、心前区不适、头部强烈搏动感等感觉，这是因为心搏量增加的缘故，晚期可能出现左心衰竭。心绞痛发生的概率较主动脉瓣狭窄时较小。导致心绞痛的原因可能是心脏明显扩大，左心室射血时升主动脉过分扩张，患者会感觉明显的绞痛。发生心绞痛时，往往持续的时间较长，且对硝酸甘油等药物反应较慢。另外，慢性主动脉瓣关闭不全的患者常伴有体位性头昏现象，但少见晕厥。

2. 体征

（1）慢性。① 血管：收缩压明显升高、舒张压明显降低，脉压增大。周围血管征常见，包括随心脏搏动的点头征（De Musset 征）、颈动脉和桡动脉扪及水冲脉、股动脉枪击音（Traube 征）、听诊器轻压股动脉闻及双期杂音（Duroziez 征）和毛细血管搏动征等。对于主动脉根部扩大的患者，在右胸骨旁第二、三条肋骨间可以感受到心脏收缩期的搏动。② 心尖冲动：位置处于左下方，搏动散乱但有力。③ 心音：心脏在收缩期因为前二尖瓣未完全关闭，导致第一心音减弱；第二心音主动脉瓣成分消减或欠缺；而有梅毒性主动脉炎的患者的第二心音表现为亢进，第二心音一般表现出单一音；可以听到心底部收缩期时的喷射音，这是由于扩大的主动脉因左心室心搏量的增多而再次扩张；左心室在舒张早期快速充盈迅速，心尖区出现了第三心音。④ 心脏杂音：当患者坐位，身体前倾并深呼吸时，用听诊器能听到由于主动脉瓣关闭不全和舒张早期呈现的杂音。轻度反流的情况下，舒张早期呈现杂音，音调较高；中或重度反流时，全舒张期都会有杂音，杂音粗糙。当杂音呈现音乐性时，则提示心脏瓣叶脱落、破裂或穿孔。主动脉瓣损害的患者的杂音一般位于胸骨左边的中下部分；升主动脉扩张的患者的杂音位于胸骨的右上部分，由右上部向左边传导；老年患者的杂音多集中在心尖上，在主动脉收缩期时，心底部常伴有喷射杂音，声音粗糙，有震颤感。这些症状由于左心室心搏量增多及主动脉根部扩大所致。重度反流患者常在心尖区听到舒张中晚期隆隆样杂音（Austin-Flint 杂音），这种杂音的产生是由于快速流动的血液在流经二尖瓣时，严重的主动脉瓣反流促使左心室舒张压在短时间内升高，从而使二尖瓣不能处于完全闭合状态。主动脉瓣关闭不全与器质性二尖瓣狭窄患者的杂音的区别在于：Austin-Flint 杂音，没有开瓣音及第一心音亢进。

（2）急性。收缩压、舒张压和脉压正常或舒张压稍低，脉压稍增大，无明显周围血管征，心尖冲动正常，心动过速常见。二尖瓣舒张期提前关闭，致第一心音减低或消失，第二心音肺动脉瓣成分增强，第三心音常见。主动脉瓣舒张期杂音较慢性者短而调低，是由于左心室舒张压上升使主动脉与左心室间压差很快下降所致，如出现 Austin-Flint 杂音，多为舒张中期杂音。

（二）诊断思路

1. 常规检查

（1）X 线检查。① 急性主动脉瓣关闭不全：心脏大小正常，除原有主动脉根部扩大或主动脉夹层外，无主动脉扩大，常有肺淤血或肺水肿征。② 慢性主动脉瓣关闭不全：左心室增大，可有左心房增大，即使为主动脉瓣的损害，由于左心室心搏量增加，升主动脉继发性扩张仍比主动脉狭窄时明显，并可累及整个主动脉弓。严重的瘤样扩张提示为 Marfan 综合征或中层囊性坏死，左心衰竭时有肺淤血征。

（2）心电图。急性患者一般表现为窦性心动过速、非特异性 ST-T 改变；慢性患者常见左心室肥厚劳损。

（3）超声心动图。主动脉瓣关闭不全的患者，M 型会显示舒张期二尖瓣前叶或室间隔纤细扑动，但敏感度较低，为 43%。急性主动脉关闭不全者的症状表现为二尖瓣提前关闭、主动脉瓣在舒张期纤细扑动，这是瓣叶破裂的表现。目前测量主动脉瓣反流方法最敏感、最可靠的方式是通过脉冲多普勒和彩色多普勒来检测动脉瓣心室侧的全舒张期的射流速度，通过流速来判断严重程度。通过二维超声可以观测到瓣膜及主动脉根部的状况，是病因确定的主要依据；经食道超声可以准确诊断出主动脉夹层和感染性心内膜炎；而实时的三维彩色多普勒血流显像可以提供瓣膜反流束容积的准确数据，它简便、易操作、可靠，将成为临床定量评估心脏瓣膜法流的新方法。

（4）放射性核素心室造影。可测定左心室收缩、舒张末容量和休息、运动射血分数，判断左心室功能。根据左心室和右心室心搏量比值估测反流程度。

（5）磁共振显像。此诊断能准确诊断出主动脉疾病，如夹层。通过数据监测，可目测主动脉瓣反流射流，可确定半定量反流程度，并能定量反流量和反流分数。

（6）主动脉造影。当出现利用无创技术也不能确定反流的速度与程度时，需要考虑外科治疗时，首选选择性主动脉造影，可半定量反流程度。

2.鉴别诊断

胸骨左边的主动脉瓣舒张时产生的早期杂音，应该和 Graham-Steell 杂音相区别。Graham-Steell 杂音的产生主要由于严重的肺动脉扩张所导致的肺动脉瓣闭合不完整，一般会伴有肺动脉高压的情况，如胸骨左缘抬举样搏动、第二心音肺动脉瓣成分增强等。

（三）*治疗*

1.内科治疗

避免高强度劳动和剧烈运动，控制钠盐的摄入量，做好感染性心内膜炎的预防工作，使用利尿剂、血管扩张剂、转换酶抑制剂等可以预防心功能衰竭。有心功能衰竭的患者，在前面提到的药物之外，还可使用洋地黄类药物，没有心力衰竭的患者也可以使用，主动脉瓣反流严重并发左室明显扩大的患者同样适用。心律失常及感染、梅毒性主动脉瓣炎可采用全程青霉素治疗。风湿性瓣膜病变需要做好链球菌感染、风湿活动和感染性心内膜炎的预防工作，避免瓣膜进一步损害。

2.手术治疗

主动脉瓣关闭不全可采用手术方式治疗，因为心脏失去代偿功能后，患者的病情会急剧恶化，多数会在产生心力衰竭之后 2 年内死亡。符合手术指征的患者应及早进行手术。主动脉瓣关闭不全的彻底的治疗方法是主动脉瓣膜置换术，最佳的手术时机为左心室功能衰竭刚刚开始即严重心衰发生之前手术，或虽无症状，但左室射血分数低于正常和左室舒张末期内径＞60 mm 左右，应进行手术治疗。

对左室功能正常，而无症状的患者，心脏结构改变不明显的应密切随诊，每 6 个月复查超声心动图以便及时发现手术时机，一旦出现症状或左室功能衰竭、左室明显增大应及时手术治疗。

对于急性主动脉瓣关闭不全的患者，应在积极内科治疗的同时，及早采用外科手术治疗，以挽救患者的生命。

三、护理规范

（1）休息与活动活动时应卧床休息，左房内有巨大附壁血栓者应绝对卧床休息。

（2）饮食护理给予高热量、高蛋白、低胆固醇、富含维生素及易消化的饮食。

第三节 三尖瓣疾病

一、三尖瓣狭窄

（一）疾病特征

1. 症状

心排血量低引起疲乏，体循环淤血致腹胀，可并发心房颤动和肺栓塞。

2. 体征

① 颈静脉怒张。② 胸骨左下缘有三尖瓣开瓣音。③ 胸骨左缘第四、五肋间或剑突附近有紧随开瓣音后的、较二尖瓣狭窄杂音弱而短的舒张期隆隆样杂音，伴舒张期震颤，杂音和开瓣音均在吸气时增强，呼气时减弱。④ 肝大伴收缩期前搏动。⑤ 腹水和全身水肿。

（二）诊断思路

1. 检查

（1）X 线检查。心影明显增大，右心房显著增大，不伴肺动脉扩张，后前位右心缘见右心房和上腔静脉突出。

（2）心电图。Ⅱ、aVF 导联 P 波增宽，常 P 波双峰，提示右心房增大。V_1 导联的 QRS 波振幅减低，V_2 导联的 QRS 波振幅增高。

（3）超声心动图。二维超声心动图确诊三尖瓣狭窄具有高度敏感性和特异性，心尖四腔观可见瓣叶增厚，舒张期呈圆拱形。通过连续多普勒测定的经三尖瓣口最大血流速度，可计算出跨瓣压差。彩色多普勒血流显像显示三尖瓣口右心室侧呈高速"火焰形"射流。

（4）心导管检查。监测右心房与右心室的同步血压，测算跨瓣压差。

2.诊断和鉴别诊断

三尖瓣狭窄诊断依据为典型听诊表现和体循环静脉淤血并不伴有肺部淤血两项。如果吸气时，剑突处或胸骨左下缘有隆隆样的随之增强的舒张期杂音，右心室扩大和肺部淤血情况没有或不明显，则可能为风心病二尖瓣狭窄，并伴有三尖瓣狭窄。三尖瓣区的第三心音后听到隆隆样的短促的舒张中期杂音，可能是房间隔缺损，如左心房至右心房分流两大，三尖瓣过血量增大引起的。超声心动图可对以上病症进行确诊。

（三）治疗

控制钠盐摄入量并给用利尿剂可以改善轻度三尖瓣狭窄的症状，重度三尖瓣狭窄需要采取外科治疗或球囊扩张的手段方能彻底治疗。三尖瓣狭窄患者往往并发其他需要手术治疗的瓣膜性疾病，因此二尖瓣或主动脉瓣的病变程度也可以决定是否进行外科治疗或球囊扩张术。三尖瓣的球囊扩张术与二尖瓣的具有同样的禁忌证。三尖瓣置换术中，生物瓣比机械瓣更适合。

二、三尖瓣关闭不全

（一）病征

1.症状

肺动脉没有产生高压，三尖瓣关闭不全通常在患者承受范围之内，肺动脉有严重高压的患者会伴有右心衰竭的症状，如疲乏、腹胀、肝脏肿大等。心房颤动和肺栓塞为常见并发症。

2.体征

① 伴有明显收缩期搏动的经静脉怒张，随吸气增强，血液反流情况严重的患者颈静脉收缩期会有杂音和震颤。② 右心室搏动时具有高动力冲击感。③ 发生重度反流，胸骨左下缘会出现第三心音，并在吸气时增强。④ 三尖瓣关闭不全的杂音呈高调、吹风样，伴随全收缩期，通常为剑突区或胸骨左下缘声音最大，当右心室严重扩大至心尖区时，则心尖区杂音最明显；吸气时杂音增强，当右心衰竭，心搏量不会继续增加之后，杂音消失。⑤ 严重反流时，三尖瓣过血量增大，胸骨左下缘发生第三心音并伴有短促的隆样舒张期杂音。⑥ 三尖瓣脱垂伴随收缩期喀喇音。⑦ 肝脏会发生收缩期搏动。

（二）诊断思路

1.常规检查

（1）X线检查。功能性三尖瓣关闭不全因常继发于右心扩大，故 X 线表现为明显的右心扩大，以右心房增大明显。上腔静脉和奇静脉扩大，可有胸腔积液。

（2）心电图。右心房增大、不完全性右束支传导阻滞和心房颤动常见。

（3）超声心动图。二维超声心动图对三尖瓣关闭不全的病因诊断有助。确诊反流和半定量反流程度有赖脉冲多普勒和彩色多普勒血流显像，后者尤为准确。

（4）放射性核素心室造影。测定左心室和右心室心搏量比值，估测反流程度，＜1.0提示有三尖瓣反流，比值越小，反流越大。

（5）右心室造影。确定三尖瓣反流及其程度。

2.诊断和鉴别诊断

典型者诊断不难，鉴别诊断见本章第一节"二尖瓣疾病"二尖瓣关闭不全的鉴别。

（三）治疗

不伴有肺动脉高压的三尖瓣关闭不全通常不采用手术方式治疗，三尖瓣关闭不全患者继发肺动脉高压的，在二尖瓣手术过程中利用瓣膜触摸的方式评估关闭不全的严重程度，轻度三尖瓣关闭不全一般不需要进行手术，会随二尖瓣手术的成功和肺血管压力的下降而趋向消失。患者发生重度风湿性三尖瓣关闭不全及交界处粘连时，需进行手术治疗，但严重的功能性三尖瓣关闭不全的治疗方案目前没有统一的结论。

Ebstein畸形或类癌综合征等器质性病变引起的三尖瓣关闭不全，程度严重的患者，手术一般采用瓣膜置换术。采用生物瓣可以避免机械瓣造成的三尖瓣栓塞危险大于二尖瓣和主动脉瓣。

海洛因吸入者的三尖瓣心内膜炎目前仍没有良好的有效的治疗方案。抗生素治疗不发挥作用的情况下，瓣膜置换术常会引起再感染和持续感染。因此，治疗时会先切除病变的额瓣膜组织以达到根除炎症的目的，继而进行抗菌治疗。瓣膜切除6~9个月并有效控制感染后，方能进行生物瓣置入。

三、护理规范

（1）注意膳食平衡、营养搭配，宜清淡，忌油腻。

（2）辛辣刺激性食物需要忌口。

（3）多吃有助于提高人体免疫力的食物和新鲜的蔬菜水果，保证人体充足的营养成分供应，提高免疫力和抗病能力。

第四节　多瓣膜病

一、疾病特征

（一）二尖瓣狭窄伴主动脉瓣关闭不全

二尖瓣狭窄伴主动脉瓣关闭不全为风心病常见症状。二尖瓣狭窄会造成心排血量减少，延缓左心室扩大并模糊周围血管征，主动脉瓣关闭不全产生胸骨左缘早期叹气样杂音容易被误导为 Graham-Steell 杂音，造成单纯二尖瓣狭窄的误诊。约有 66% 的严重二尖瓣狭窄患者会出现胸骨左缘舒张早期杂音，这其中又有大部分患者并发不同程度的主动脉瓣关闭不全，而不是 Graham-Steell 杂音。

（二）二尖瓣狭窄伴主动脉狭窄

主动脉瓣狭窄与严重的二尖瓣狭窄并存时，部分表现通常会被掩盖。二尖瓣狭窄造成的左心室充盈受限和左心室收缩压降低，延缓了左心室肥厚，减少了心肌耗氧量，因此使心绞痛不明显。心排血量的明显减少，会降低主动脉瓣压差，容易造成对主动脉瓣严重程度的错误评估。

（三）主动脉瓣狭窄伴二尖瓣关闭不全

这种情况在多瓣膜病中相对罕见，情况较为危险。主动脉瓣狭窄造成左心室负荷加重，二尖瓣反流加剧，心搏量减少的症状比两种情况单独存在的时候明显，肺淤血情况加重。X线见左心房、左心室增大也比两种情况单独出现时更为严重。

（四）主动脉瓣关闭不全伴二尖瓣关闭不全

左心室过度负荷，承受双倍容量，左心房和左心室扩大的情况十分显著，有进一步加剧二尖瓣反流的危险。

（五）二尖瓣狭窄伴三尖瓣或肺动脉瓣关闭不全

这些情况为多见于风湿性二尖瓣狭窄晚期的症状。

二、临床治疗

内科治疗方案与单瓣膜损害病例相同，根本性措施为手术治疗，但是相比于单瓣膜手术置换，多瓣膜手术置换的围手术期死亡率更高，预后更差，这就对术前的各个瓣膜病变程度的评估提出了更高的准确度要求。因此，部分患者需要术前进行心导管检查，年龄较大的病患还需要选择性冠脉造影。手术过程中，只需置换单瓣的尽量不置换多瓣，如果需要置换多瓣，则尽量控制在一次手术之内完成。

三、护理规范

（1）卧床，密切监测病情。患者体温超过 39℃ 后需每 4 h 测量 1 次体温，低于 39℃ 时每日测量 4 次即可。

（2）患者体温超过 39℃ 时，需要采取用药或物理降温等措施，及时补充水分，避免大量出汗退热造成虚脱。

（3）建议进食高热量半流质食品，鼓励多次进食，保证充足新鲜蔬果和饮水，避免出现便秘等情况。

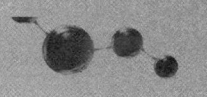

第九章　心肌病临床思路

第一节　扩张型心肌病

扩张型心肌病（dilated cardiomyopathy，DCM）是一种遗传因素和非遗传因素共同作用下产生的复合型心肌病，特征包括左室、右室或双心腔扩大和收缩功能障碍等，诊断依据通常为二维超声心动图。DCM 会造成左室收缩功能降低、进行性心力衰竭、室性和室上性心律失常、传导系统异常、血栓栓塞，甚至猝死。DCM 是比较常见的心肌疾病，在造成心力衰竭的原因中排第三位，是最常见的原发性心肌病类型。

一、疾病特征

（一）症状

DCM 在原发性心肌病中最为常见，多发于 30~50 岁人群，男性发病率高于女性，起病过程缓慢，可多年维持无症状的心脏扩大，或表现出各类型心律失常，逐渐发展为心力衰竭。也可先发生左心衰竭、心慌、气短、不能平卧等症状，继而右心衰竭，出现肝脏肿大、水肿、尿少等情况，也有患者起病即为全心衰竭。胸部有隐痛或钝痛感，典型心绞痛并不多见。心搏出量减少，脑供血不足，容易产生头晕、头痛，甚至晕厥。心脏内的附壁血栓可能会造成肺部、脑部、肾部四肢等动脉栓塞，比较常见的症状是心律失常，其中多数情况为异位心律，特别是室前期收缩，房颤发生的概率为 10%~30%，还可能出现不同类型不同程度的传导阻滞。患者表现出来的病症可能只有心律失常，或因心律失常或动脉栓塞猝死。

（二）体征

最为常见的是心脏扩大，心尖部的第一心音减弱，因为二尖瓣相对性的关闭不全，心尖处时常会出现收缩期杂音，偶尔会听到舒张期杂音，杂音随心衰加重而增强，随心衰减轻而减弱，甚至消失，有 75% 的患者能够听到第三心音或者第四心音。有 10% 的患者会出现血压升高，很大程度上是受到了心衰时儿茶酚胺分泌增多、水钠潴留的影响。心衰得到控制后，血压逐渐恢复到正常水平，但会出现并存高血压病患。

二、诊断思路

（一）病史问诊要点

询问病史时主要围绕诱发气短和下肢水肿的因素、发作特点、伴随症状，基础型心脏疾病及高血压病、糖尿病和血脂异常等相关危险因素，过去有没有肝、肾或呼吸系统疾病及过敏史等，以排查造成呼吸困难或下肢水肿的原因。

（二）常规检查

1.胸部 X 线检查

心脏造影范围扩大明显，心胸比超过 60%，肺部常有淤血。

2.心电图

主要筛查心房颤动、传导阻滞及各类型心律失常，其他需要关注的方面有 ST-T 异常、低电压、R 波减低和病理性 Q 波，大多数情况下是由心肌广泛纤维化造成的，但是 Q 波异常需要与心肌梗死进行区分。

3.心音图

测试可发现第三心音和或第四心音及肺动脉瓣区第二心音增强，血流动力学改变可造成以上结果。部分情况下会在心尖区或三尖瓣区监测到全收缩期杂音，这是因为相应的瓣膜环扩大造成了相对性二尖瓣或三尖瓣关闭不全，检查时需要与风湿性心脏瓣膜病区分。

4.超声心动图

图像会呈现左室扩张，流出道扩大，室间隔、左室后壁运动能力下降，提示心肌收缩能力降低。二尖瓣瓣体没有发生变化，但是前叶与后叶可以发生镜面像，并伴随振幅减小。

5.心导管检查和心血管造影

图像会显示左室舒张末期压、左房压和肺毛细血管契嵌压升高，心搏量、心脏指数降低。心室造影显示左室扩大，弥漫性室壁活动减弱，心室射血分数低下。冠状动脉图像一般没有异常，能够帮助区分冠状动脉性心脏病。

6.心内膜心肌活检

可以发现心肌细胞肥大、变性、间质纤维化等情况，一般性检查，不作为关键性诊断依据，但对病变程度和预后评估有一定的参考价值。

7.心脏核素检查

结果显示舒张末期和收缩末期心脏左室容积提升、心搏量减少，心肌显影不完整。

（三）鉴别诊断

鉴于此病没有关键性诊断依据，诊断仍需以排除为主，需要与下列疾病进行区分。

1.冠心病

出现胸痛、胸闷、心律失常的症状，心电图显示 ST-T 改变及 Q 波的情况下，两种病症不宜区分。特别是对于 40 岁以上的病患，误诊为冠心病的概率较高。

能够帮助鉴别的条件有：① 年龄：冠心病的患者多高于 40 岁，心肌病高发人群为中年人。② 病史：冠心病既往病史多为心绞痛或心肌梗死，心肌病既往病史则多为心衰、心慌、气短、下肢水肿，胸部可有刺痛或胸闷不适，有典型心绞痛者约占 10%。③ 心脏扩大：冠心病在反复心力衰竭后引起心脏扩大，心肌病时心脏扩大为主要表现，心脏扩大而搏动弱；④ 超声心动图：冠心病时，心脏扩大不明显，心脏呈局限性搏动减弱，而心肌病心脏显著扩张，心室壁搏动幅度普遍减弱。⑤ 冠心病易患因素：如高血压、高脂血症、高血糖、心肌病少见。⑥ 同位素检查：同位素心肌灌注显影，心肌病大多双侧心室均扩大，而冠状病以左心室扩大为主，右心室扩大者较少。⑦ 冠状动脉造影：是两者鉴别的最可靠条件，扩张型心肌病时，冠状动脉无 > 50% 的狭窄。

2. 高血压性心脏病（简称高心病）

心肌病时血压可正常、偏低或升高，心肌病心力衰竭时，由于水钠潴留，血容量增多，组织缺氧，动脉痉挛及儿茶酚胺分泌增多，可导致血压暂时性升高，以舒张压升高为主，心力衰竭纠正后，血压多于数日内降到正常。但是心肌病与高心病也有并存的可能性。

心肌病并存高血压与高血压性心脏病的鉴别依据主要有：① 高血压病程：排除急进型高血压，高血压病往往需要数年的发病时间才可能发展成高血压性心脏病心力衰竭。② 高血压严重程度：需要有较为严重的血压升高才能由高血压引发高心病心力衰竭。③ 高心病发病时左心室肥厚扩张，同时主动脉发生宽度增加。④ 高血压发病时，伴随的症状是高血压性眼底改变和肾脏改变。

三、临床治疗

（一）治疗原则

（1）抑制心力衰竭调控心律失常，预防栓塞并发症的发生，维护心肌代偿能力正常工作。

（2）规定体力劳动的强度和限度，避免疲劳，做好感染预防，忌烟酒，宜清淡饮食。

（3）发生心力衰竭时，与一般心力衰竭采取一致的治疗方案。使用洋地黄、利尿剂的同时，从小剂量选择性给药 β- 受体阻滞剂、血管扩张剂、血管紧张素 II 转换酶抑制剂、血管紧张素 II 受体阻滞剂，依据症状、体征变化改变用量，长期口服。

（4）患者发生心律失常，需要先消除心肌缺血、电解质紊乱等各种心律失常致病因，并提高抗心衰的治疗力度。快速室性心律与高度房室传导阻滞的症状可以采用心脏起搏器进行治疗。如果最佳治疗后，患者仍处于 LVEF ≤ 35%、心功能 NYHA III ～ IV、窦性节律时心脏失同步（当前定义值是 QRS 间期 > 0.12ms）的状态，可实行心脏再同步化治疗，以达到改善血流动力学的目的，从而增加运动耐量、改善生活质量。

（5）对预防栓塞并发症可口服抗凝药与抗血小板聚集药其中之一。

（6）经过长时间心力衰竭内科治疗，仍无效者可考虑心脏移植。

（二）药物治疗

（1）β-受体阻滞剂。小剂量初始给药选择性β-受体阻滞剂，美托洛尔 6.25 mg/ 次，1~2 次 / 天；或比索洛尔 0.125~0.25 mg/ 次，1 次 / 天，每 2 周递增 1 次；或卡维地洛 12.5~25 mg/ 次，1 次 / 天。

（2）ACE 抑制剂。卡托普利 6.25~25 mg/ 次，1~2 次 / 天，依那普利 5~10 mg/ 次，2 次 / 天，贝那普利 5~20 mg/ 次，1 次 / 天，一平苏 2.5~5 mg/ 次，1 次 / 天，培哚普利 4~8 mg/ 次，1 次 / 天。

（3）抗血小板用药。阿司匹林肠溶片 75~100 mg/ 次，1 次 / 天。

（4）患者发生心腔显著性增大并伴有射血分数低下、NYHA Ⅳ级、长期卧床、既往有血管栓塞史或深静脉血栓形成史的情况下，可给药华法林抗凝，并随时监控凝血酶原时间，保证国际标准化比值（INR）保持在 2~3 之间。

（5）心肌代谢改善类药物辅酶 Q_{10} 胶囊 10 mg，3 次 / 天，二磷酸果糖 10 g，1 次 / 天静滴，7~10 天为一个疗程。

四、护理规范

（1）提供安静舒适的环境，减少探视。指导患者休息，清淡饮食，宜少食多餐，保持精力充沛，情绪稳定，精神放松，忌烟酒等，改变体位时要缓慢，不能立即起床。

（2）随时监测血压、心率、心律等，如发现异常，应立即通知医生，及时治疗。

（3）遵医嘱给予强心、利尿、降压、护胃等治疗时，应注意观察用药后的可能出现的不良反应。

第二节　肥厚型心肌病

肥厚型心肌病（hypertrophic cardiomyopathy，HCM）表现为左心室或右心室及室间隔呈现不对称肥厚，其中左心室肥厚最为常见，典型病患多发室间隔非对称性肥厚或向心性肥厚，往往伴随心室腔缩小，也有左心室流出道（LVOT）狭窄和左室收缩期压力阶差等症状出现。肥厚心肌的顺应性会降低，心室充盈程度受限。HCM 形态学上的变化还有心肌细胞肥大、排列紊乱和纤维化，以 LVOT 狭窄与否、是否梗阻为依据，肥厚型心肌病被划分为梗阻性和非梗阻性两类。这种病为常染色体显性遗传性疾病，患者往往有家族病史。

一、疾病特征

HCM 起病多缓慢，约 13% 有家族史，症状大多开始于 30 岁以前，男女同样罹患，临床表现多样，可从无症状至严重的心源性猝死。

（一）主要症状

（1）呼吸困难。90%以上有症状的 HCM 患者出现劳力性呼吸困难，阵发性呼吸困难、夜间发作性呼吸困难较少见，是由于左心室顺应性减低，舒张末期压升高，继而肺静脉压升高，肺淤血之故。与室间隔肥厚伴存的二尖瓣关闭不全可加重肺淤血。

（2）心前区疼痛。13%的 HCM 患者出现劳力性胸痛，但冠状动脉造影正常，胸痛可持续较长时间或间发，或进食过程引起。HCM 患者胸痛与以下因素相关：心肌细胞肥大、排列紊乱、结缔组织增加、供血、供氧不足、舒张储备受限；心肌内血管肌桥压迫冠状动脉；小血管病变。

（3）头晕、乏力和昏厥。15%~25% 的 HCM 患者发生过至少一次昏厥；大约 20% 的患者主要表现为黑蒙或瞬间晕眩。多发于活动过程中，因心率过快造成舒张期充盈欠佳的左心室情况恶化，舒张期进一步缩短，充盈不足加剧，心排血量减少而造成。活动或情绪波动较大时，交感神经会作用于肥厚的心肌，使其收缩增强，加重流出道梗阻，心排血量骤减从而造成头晕、乏力甚至昏厥。

（4）心律失常。HCM 患者往往多发各种形态室上性心律失常、心室颤动、房颤、室性心动过速、房扑等，房性心律失常也较为常见。

（5）心力衰竭。晚期患者多发，因心肌顺应能力降低，心室舒张末期压明显升高，造成心房压升高，并且往往合并房颤。晚期患者普遍具有心肌纤维化现象，心室收缩能力下降，易发生心力衰竭。

（6）猝死。HCM 是青少年和运动员猝死的主要原因，占 50%，主要的危险因素包括恶性心律失常、室壁过厚、流出道压力阶差大于 50 mmHg 等。

（二）常见体征

（1）心浊音范围向左侧延伸，心尖冲动位置向左下方偏离，有抬举性冲动，或者发生心尖双搏动，这是心房向顺应性降低的心室排血时触发在心尖冲动之间的搏动。

（2）右心室流出道梗阻患者多于胸骨左缘下段心尖内侧出现收缩中期或晚期杂音，呈喷射性，向心尖传播，可伴随收缩期震颤发生。杂音可随增加心肌收缩力或减轻心脏负荷的措施，如给药洋地黄类、异丙肾上腺素（2 μg/min）、亚硝酸异戊酯、硝酸甘油，或做 Valsalva 动作、体力劳动，甚至期前收缩等增强，反之，通过给药血管收缩类、β - 受体阻滞剂、下蹲、紧握拳等使心肌收缩力减弱或心脏负荷增加时，杂音相应减弱。大约有一半的患者能够同时听到二尖瓣关闭不全的杂音。

（3）第二心音会因为左心室喷血受阻，主动脉瓣关闭延迟而发生反常分裂。伴有二尖瓣关闭不全的病患则多有第三心音。

二、诊断思路

（一）病史问诊要点

病史询问主要是围绕胸痛的诱因、发作时的部位、性质、发病时长等特征、缓解和加重的因素、有无放射痛等，过去有没有基础心肺疾病、消化系统疾病，有无高血压、糖尿病、高脂血症等危险因素及药物治疗史，筛查胸痛的发病原因。此外，还要围绕晕厥发生的前驱症状、诱因、病发时的伴随症状、发作后的表现、过去有没有心血管及脑血管疾病史等，寻找晕厥的病因。

（二）常规检查

1.心电图检查

病症表现有① ST-T 改变：超过 80% 的患者会发生，普遍冠状动脉无恙，少数患者心尖区局限性心肌肥厚，会因冠状动脉异常而有巨大倒置的 T 波。② 左心室肥大：大约 60% 的患者有这种表现，会因心肌肥大的程度和部位不同而发生变化。③ 存在异常 Q 波：V_5、V_6、aVL、Ⅰ 导联上的 Q 波会表现出深而不宽的状态，反映的是不对称性的室间隔肥厚，不考虑心肌梗死的可能。Ⅱ、Ⅲ、aVF、V_1、V_2 导联上也可出现 Q 波，频率不会太高，或因左室肥厚后心内膜下与室壁内心肌中冲动不规则和延迟传导造成；④ 左心房波形异常：可能出现在 25% 的患者身上；⑤ 部分患者合并预激综合征。Ⅰ、aVL、V_4、V_5、V_6 导联均发生 Q 波异常，是室间隔肥厚造成的较大的向右的心室起始除极向量造成的，V_1、V_2 为 RS 波型，R 波较高，是 Q 波在上述各导联中的相应变化。

2.超声心动图检查

病症表现为① 室间隔肥厚不对称：室间隔厚度与左室后壁厚度之间的比例大于 1.3:1，该比例重要性有所降低，高血压、主动脉瓣狭窄等也可出现这种情况，二维法在左室增厚程度的测量中更有说服力。② 二尖瓣前叶发生收缩期前移。③ 左心室腔缩小，流出道狭窄。④ 左心室舒张功能障碍，表现为顺应能力下降，快速充盈时长增加、舒张速度减缓。多普勒法可用于了解杂音的起源和梗阻前后压力差的计算。

3.X 线检查

普通胸片结果可能显示左心室增大，也可能显示正常。X 线或核素心血管造影则显示室间隔增厚，左心室腔缩小。核素心肌扫描可以表明心肌肥厚的部位和程度。

4.心导管检查

病症表现为心室舒张末期压升高。左心室流出道梗阻患者的心室腔与流出道之间存在收缩期压力差。

（三）鉴别诊断

需要注意区分的病症是左心室收缩或舒张期负荷过重造成的左心室肥厚及其导致的心绞痛、昏厥等疾病。非对称室间隔肥厚是诊断 HCM 的重要依据之一，但由于主动脉瓣狭窄、高血压性心脏病、心肌梗死以及会造成右心过负的先天性心脏病都具有该特征，因此，不能成为特异性依据。

1.轻型患者常需与运动员心脏的鉴别

"运动员心脏"的表现是心脏增大，有人称为运动员心脏综合征，有人认为这种现象介于生理与病理之间，有人认为这是运动员训练后的生理适应结果，或病理性征象。运动员心室肥厚严重者可达到左心室壁 16 mm 的程度，再加上运动员心脏往往具有窦性心动过缓、房室传导阻滞、ST-T 变化以及 S_3 和 S_4，因此会出现难以区分的情况。

2. 梗阻性肥厚型心肌病与主动脉瓣狭窄的鉴别

两者的相似性表现为主动脉瓣区有杂音，心电图显示左心室肥厚或劳损性改变，X 线胸片也有类似之处。但两种病症的病因和治疗方法都有较大差别，因此需注意区分。主动脉瓣狭窄的病症表现有：① 病变发生在主动脉瓣，主要表现为左心室对称性肥厚。② 非遗传，不具备家族史。③ 胸骨右缘第二肋间和胸骨左缘第二、三肋间杂音开始较早、持续较久、声音最响，且向颈部和心尖放射。④ 立位、坐位前倾呼气将尽时，杂音减轻。

三、临床治疗

（一）治疗原则

HCM 治疗的主要目标在于缓解症状、改善运动耐力和预防猝死，主要包括药物治疗、外科治疗、心肌化学消融治疗及预防猝死治疗。起治疗手段主要包括药物治疗和非药物治疗。

（二）药物治疗

HCM 的药物治疗主要是改善症状，除非不能耐受有效的药物治疗或虽经药物治疗后仍存在严重的症状，否则药物治疗应是 HCM 的首选治疗手段。对无症状的 HCM 患者是否用药存在分歧，部分学者主张无症状不用药；亦有学者建议服用 β - 受体阻滞剂及非二氢吡啶类钙离子拮抗剂。药物治疗的主要目的在于：① 控制心率，使心室充盈及舒张末容量最大化。② 减低心室收缩力，改善心肌顺应性。③ 控制心律失常。

主要治疗药物包括以下几种。

1. β - 受体阻滞剂

β - 受体阻滞剂通常是首选药物，使心肌收缩减弱，从而减轻流出道梗阻，减少心肌耗氧，增加舒张期心室扩张，且减慢心率，增加心搏出量，并降低运动过程中的流出道压差。初始治疗对 60%~80% 的患者有效，如按体重给药普萘洛尔 1 mg/（kg·d）[最大剂量 3~4 mg/（kg·d）]，3 次 /d，最近使用较为普遍的 β - 受体阻滞剂有阿替洛尔、美托洛尔、比索洛尔等。

2. 钙离子拮抗剂

可以同时发挥负性肌力作用和改善心肌顺应性的作用，一次性达到减弱心肌收缩和利于心肌舒张的目的，常用于 β - 受体阻滞剂疗效不佳者或哮喘病患者。给药维拉帕米 3~5 mg/（kg·d），3 次 /d，可以长期延缓症状，但血压过低、窦房功能或方式传导阻滞者用药需格外谨慎。地尔硫䓬的治疗效果也比较明显，用药量为 30~60 mg/ 次，3 次 /d。

3. 抗心律失常药

主要作用于快速性心律失常和房颤的控制，比较常用的是胺碘酮。药物治疗无效的情况下可以考虑采用电复律。

4.其他

对因为心室收缩功能损害而造成充血性心力衰竭的晚期患者，治疗方案与其他原因引发的心力衰竭一致。

（三）非药物治疗

重症患者可将 DDD 起搏器治疗、室间隔化学消融治疗（借助导管向左冠状动脉注射无水酒精，使相应的室间隔心肌脱水、坏死，达到降低收缩功能的目的，暂时减轻流出道梗阻）或手术治疗（利用手术切除肥厚的病变部分）纳入考虑范围。

四、护理规范

（1）休息。病程早期，虽不影响工作和生活，但仍应注意劳逸结合、规律生活、积极乐观，避免过度劳动、剧烈运动和大幅度的情绪波动。一旦患者发生明显的心力衰竭或心律失常，就需要在不引起胸闷、心悸等情况的前提下获得充分的休息，等病情稳定了，方可视情况增加活动量。

（2）病程早期没有饮食要求，建议多摄入维生素 C。晚期患者发生明显的心力衰竭就需遵循相应的需求指导来控制饮食。

（3）预防呼吸道感染。注意通风，温湿度适宜，保持病室环境安静、空气新鲜，预防呼吸道感染。

（4）做好润肠通便工作，避免便秘，用力排便的过程会增加心脏负担，可能造成病情急速恶化甚至猝死。肥厚型心肌病患者需要注意饮食，保证大便通畅，避免用力排便，必要时可使用缓泻剂。

（5）心理护理。肥厚型心肌病患者群多为青壮年，患病后容易忧思过度，造成心理压力过大。陪护者需要注意患者的心理状态，经常沟通，及时劝解，帮助患者舒缓心理压力，树立治病的信心，鼓励患者积极治疗。

第三节　限制型心肌病

限制型心肌病的病症表现为原发性心肌和（或）心内膜纤维化，或是心肌浸润性病变造成的心脏充盈受阻的舒张功能障碍。

一、疾病特征

高发病区主要包括非洲、南亚和南美在内的热带和亚热带地区，我国的病例也多散发在南方地区。此病起病比较缓慢，早期可有发热，逐渐出现乏力、头晕、气急。病变以左心室为主者有左心衰竭和肺动脉高压的表现，如气急、咳嗽、咯血、肺基底部啰音、肺动脉瓣区第二音亢进等；病变以右心室为主者有左心室回血受阻的表现，如颈静脉怒张、肝大、下肢水肿、腹水等。心脏搏动常减弱，浊音界轻度增大，心音轻，心率快，可有舒张期奔马律及心律失常。心包积液也可存在，内脏栓塞不少见。

二、诊断思路

（一）常规检查

X线检查示心影扩大，可能见到心内膜心肌钙化的阴影。心室造影见心室腔缩小。心电图检查示低电压、心房或心室肥大、束支传导阻滞、ST-T改变、心房颤动，也可在 V_1、V_2 导联上有异常 Q 波。超声心动图可见心内膜增厚，心尖部心室腔闭塞，心肌心内膜结构超声回声密度异常，室壁运动减弱。原发性患者室壁不会增厚；在浸润性患者室壁可能增厚，充盈速度在舒张早期快，中后期极慢。心包膜一般情况下不会增厚。心导管检查会显示心室的舒张末期压呈上升趋势，形成下陷后的平台波型，以左室为主的患者肺动脉压有可能升高，以右室为主的患者右房压升高，右房压力曲线中明显的表现为 v 波取代 a 波。收缩时间间期测定结果异常。

（二）鉴别诊断

缩窄性心包炎与限制型心肌病的区分难度较高，两种病症的表现都是与心室收缩功能不全或瓣膜功能异常不成比例的右心衰竭，区分要点参见表9-1。

表9-1 限制型心肌病与缩窄性心包炎鉴别要点

	限制型心肌病	缩窄性心包炎
病史	多发生在热带或潮湿地区有病毒或寄生虫感染	结核性或化脓性
心脏听诊	二尖瓣和三尖瓣关闭不全杂音，S_3 奔马律	心包叩击音
X线胸片	心内膜钙化	心包钙化，肺纹理减少
超声心动图	心内膜增厚、有房室瓣反流	心包增厚，无房室瓣反流
CT	心内膜增厚、钙化	心包增厚
MRI	心房内血液滞留症	心包增厚
心导管检查		
PCWP	大于 RAP	等于 RAP
RVSP	大于 50 mmHg	小于 50 mmHg
RVEDP/RVSP	小于 0.33	大于 0.33
VEDP/LVEDP 差值	大于 5 mmHg	小于 5 mmHg

续　表

	限制型心肌病	缩窄性心包炎
RAP	小于 15 mmHg	小于 15 mmHg
心肌活检	异常	异常

三、临床治疗

（一）治疗原则

（1）洋地黄对于治疗心力衰竭往往没有明显的疗效，利尿剂和血管扩张剂在发生明显充血性心力衰竭时可采取谨慎使用的态度参与治疗，因为维持适当的心搏量需要心室充盈压的适当升高。预防栓塞并发症，使用抗凝药物，如阿司匹林。

（2）利用手术剥除肥厚的心内膜，同时对房室瓣受损的患者进行人造瓣膜置换，是近年来比较有效的治疗方式。

（3）手术治疗方案不适用于患有心源性肝硬化的患者。

（二）药物治疗

（1）抗凝药物肠溶阿司匹林，0.1 g，1 次 / 晚。

（2）针对心衰药物治疗呋塞米 0.02 g，1~2 次 /d，螺内酯 0.02 g，1~2 次 /d，地高辛 0.125~0.25 mg，1 次 /d，依那普利 5~20 mg，2 次 /d。

四、护理规范

（1）心理护理。心肌病发患者群普遍年龄不高，病程长、病情复杂、预后效果不佳，因此容易产生紧张、焦虑和恐惧等情绪，甚至消极治疗，进而造成心脏负担加重，病情恶化。因此，心理护理是护理过程中的重点，陪护者需要积极鼓励和劝导病患，纾解病患的心理压力，增加信心，同时为患者创造安静、舒适的治疗环境，保证心情平和。失眠不利于心情舒畅，因此若患者出现失眠，可酌情使用镇静药物。

（2）休息。病程早期，患者无明显病症，可正常从事较轻的工作，避免过度劳累即可。心力衰竭患者在症状缓解后可在医护人员的协助安排下进行轻微活动，避免高强度活动。严重心力衰竭、心律失常和阵发性晕厥的合并患者需要绝对卧床，从而减轻心脏的负荷和心肌耗氧量。长期卧床的患者需要注意皮肤的清洁和护理，避免出现褥疮。

（3）饮食。建议以低脂、高蛋白、富含维生素的易消化型饮食为主，忌食辛辣刺激性食物。可少食多餐，每餐控制进食量，避免造成心脏的负担。心功能不全者应控制盐的摄入。对需要长期食疗的患者，需要及时沟通饮食的重要性。另外，患者需要戒除烟酒。

（4）随时注意监控病情。随时监测危重患者的血压、心率和心律，一旦出现高度房室传导阻滞，须立即通知医生，并尽快准备好抢救、完成心脏起搏治疗的准备工作。密切观察患者的生命体征，预防猝死。

（5）对于呼吸困难的患者，需要采取半卧位并持续吸氧，氧流量依患者病情而定。鼻导管或鼻塞需每隔12~24h更换一次，心力衰竭患者可通过血气分析了解治疗效果。

（6）心力衰竭和水肿合并的患者，需要限制液体摄入量，准确记录24h液体的摄入量和排出量，每天监测体重。进行利尿治疗时，要随时关注患者是否发生乏力、痉挛及脱水现象，定时复查血电解质浓度，及时补充钾元素，预防低钾血症。大量胸腹积水患者，需及时协助医生穿刺抽液，减轻病症。

（7）呼吸道感染对心肌病患者来说是十分危险的，会加重心力衰竭，因此需格外注意预防，特别是季节更替和气温骤变的特殊时期。长期卧床患者需要定时翻身、拍背，促进排痰。此外，实施心导管等创伤性检查后需进行抗生素治疗，防止诱发感染性心内膜炎等。

（8）保持大小便通常，避免用力排便。

（9）格外注意心肌病患者，特别是扩张型及限制型心肌病患者的脑、肺、肾等内脏及周边动脉情况，随时监测有无栓塞，必要时可以进行长期抗凝治疗。

第四节　致心律失常性右室发育不良

致心律失常性右室发育不良（arrhythmogemc right ventricular cardiomyopathy，ARVC）又称右室心肌病、致心律失常性右室心肌病，主要发病原因是心脏的右心室发育未完善，导致心肌产生疾病。这种病首次出现在20世纪70年代的Fontaine，青年时期最易发病。表现为患者右心室的功能异常和结构异常，最明显的特征是右心室心肌逐渐变异为纤维脂肪组织，最容易出现此症状的是游离壁心肌。ARVC为遗传病，患病者家族中大部分人患有此病。1995年，世界卫生组织将此病列为心肌病的一种。

一、疾病特征

（一）室性心律失常

ARVC最常见的病症是室性心律失常，具体表现为室性前期收缩、左束支阻滞型VT、心室颤动，最明显的特征是反复发生的室性心动过速。患者在情绪波动大、过度劳累的情况下容易发生VT，平时也有可能出现渐进性心悸、晕厥、气短的病症。

（二）心脏性猝死

一部分ARVC患者平常并无明显的病症，日常生活与正常人无异，但是一旦发病即猝死，这类患者发病年龄多在35岁以下。诱发心脏性猝死的原因包括情绪剧烈波动、超负荷运动等。如 Corrado 报道中，有六名运动员因 ARVC 猝死，发病均在运动过程中。少数病例有猝死家族史。

（三）右心衰竭

右心衰竭表现为不明原因的充血性心力衰竭，患者年龄多在 40 岁以上，伴严重左心受累者可发生全心衰竭，病变呈弥漫性酷似扩张型心肌病，两者鉴别困难。

二、诊断思路

（一）常规检查

1. X 线胸片

心脏正常或增大，轮廓呈球形，肺动脉流出道扩张，左侧缘膨隆，多数患者心胸比率 ≥ 0.5。

2. 心电图和信号平均心电图

心电图和信号平均心电图表现为① 窦性心律时常呈完全性或不完全性右束支阻滞表现，右心导联出现右室晚激动波（epsilon 波），T 波倒置。② 发作 VT 时，QRS 波呈左束支阻滞图形，常伴有电轴右偏。③ 心室晚电位检出率高。

3. 电生理学检查

对有自发性 VT 史的患者，大多数程序电刺激可诱发单形性或多形性持续性 VT，呈左束支阻滞图形，部分可见碎裂电位。

4. 超声心动图

① RV 扩大，流出道增宽。② RV 运动异常或障碍，舒张期呈袋状或呈室壁瘤样改变。③ RV 节制带结构异常，肌小梁紊乱。

5. 心血管造影

显示 RV 扩大，伴收缩功能降低或运动障碍，室壁膨突，造影剂排泄缓慢，射血分数（EF）减少。放射性核素血管造影对判断 RV 的病变特征、范围及其解剖学定位和左心受累情况，具有敏感性高，特异性强等优点。

6. 心导管检查

右房和左、右室压力正常或升高，右房压力可升高，重者可超过肺动脉舒张压，心脏指数减小。左室受累者舒张末期压力稍高，容积指数增大，伴左室 EF 减少。

7. 电子束 CT

① RV 扩大，游离壁呈扇贝形图像，心内膜下低衰减的肌小梁横过右室腔清晰可见。② 能直接显示心外膜脂肪和心肌内脂肪浸润程度。③ 可显示左室受累的各种形态异常。

8. 磁共振显像

此项能够检测 RV 形态与功能的改变，了解患者左心室受累程度，检测结果比较精确，并且可用于鉴别心肌是否发生被脂肪或纤维组织替代的情况。

9.心内膜心肌活检

此项用于对 ARVC 进行确诊，效果良好。检查所用材料来自受检者 RV 游离壁，RV 游离壁是 ARVC 病变最常出现症状的部位，但是发生病变后此处心壁变薄，质脆变软，在检测中容易发生穿孔，因此，应使用超声心动图进行引导，同时做好心外科处理的准备。

（二）鉴别诊断

1.特异性心肌病

特异性心肌病的发病原因有多种，具体包括感染性、家族遗传性、过敏及毒性反应、代谢性等，是病因明确或者与系统疾病相关的心肌病。

缺血性心肌病，临床病症类似于扩张型心肌病，但是无法证明其收缩功能受损及受损程度是因为冠状动脉疾病和缺血损伤。

2.高血压心肌病

其病症表现为左室肥厚，伴有心肌病（多为心腔扩张型或者限制型），并且常有心衰症状。此病属于继发性心肌病，但是医学界目前并没有决定采用此名称。

三、临床治疗

目前 ARVD 的治疗重点有两个，一是防止心律失常，二是预防猝死。患者在生活中应当避免剧烈运动，尤其是竞技活动，容易引发情绪剧烈波动及劳累，进而诱发猝死。治疗 ARVD 的方法有药物治疗和非药物治疗两种，药物治疗为主要治疗途径。

（一）药物疗法

药物疗法中效果最好的药物为Ⅲ类抗心律失常药物，其中索他洛尔的治疗效果为 68.0%~82.7%，治疗中常将其作为首选药物。胺碘酮对此病也有一定疗效，但在目前看来，疗效并未超过索他洛尔，不过为了避免长期药物治疗过程中潜在不良反应，胺碘酮不能成为首选药物，尤其是在治疗年轻患者时。对于 EPS 不会产生室速的患者而言，维拉帕米和 β-受体阻滞剂有一定疗效，但对其他患者没有效果。Ic 类药物中的普罗帕酮有部分效果，其他Ⅰ类药物均无效果。

如果采用联合用药的方式，胺碘酮和 β-受体阻滞剂可以合用，效果较好，原因在于室性心律失常的诱发因素为对儿茶酚胺过度依赖，而室性心律失常是该病的主要病症之一。β-受体阻滞剂与 Ic 类药物也可合用。

（二）非药物疗法

药物治疗无效或者不能使用药物的患者可以尝试非药物治疗，包括手术、植入除颤器、消融等方法。手术治疗一般针对难以治疗的患者，手术方法大致如下，检测 VT 起源部位并标记，然后进行切除，或者利用手术将周围的心肌离断，如果患者病变范围广，可以考虑完全性右室离断。高危患者，特别是心搏骤停急需抢救的患者，可以考虑在体内植入除颤器，以此治疗心动异常、心律转复等病症，并且消除心室颤动。如果条件允许，患者可以选择进行心脏移植。消融是较新的治疗方法，相对而言比较安全、效果好，但是复发率比较高，会产生形态不同的室速，并且过程中容易发生穿孔，所以此疗法目前受到限制。

四、护理规范

（一）心理护理

在为患者提供护理的过程中，医护人员应当体贴、关心患者，在精神上给予患者鼓励和支持。同时做好沟通工作，将患者的病因、病情发展状况以及转归情况告知患者与家属，并将疾病治疗方法与防止复发方法告知他们，以便患者及家属了解疾病知识，对自己的治疗目标与方式形成认知，积极配合治疗，使患者在以后的生活中尽量防止病发，回归正常生活。

（二）一般护理

患者入院后医护人员应为患者完成相关检查，如心电图、彩超，如有必要应当进行心脏MRI检查，同时加强日常病房巡视，尤其要密切关注高危患者的病情及心电图变化，加强中午、夜间巡查的频次，并且做好相关记录。对于出现胸闷、心悸症状的患者，医护人员应当密切注意患者是否有心律失常的征兆或症状。心电监护期间，医护人员应当密切注意患者是否有室性心动过速症状，一旦发现，应当立即为患者测量血压，并及时稳定患者情绪，避免患者因紧张加重病情。

（三）心律失常的护理

（1）心律失常发作间歇的护理。密切关注患者的病情与心电，以便在患者出现异常心电时及早发现。

（2）心律失常发作时的护理。对没有明显自觉症状的室性期前收缩患者，需配合医生评估其恶性心律失常的发病概率，如期前收缩频繁发作而没有自觉症状患者，可尝试使用 I 类和 III 类抗心律失常药物，并且在其间注意观察疗效和不良反应，并采取一定方式控制。

（四）心力衰竭的护理

如果患者急性心衰发病，可以根据实际情况酌情采取以下措施。

（1）体位。使患者保持半卧，或者将床头抬高，如果患者出现呼吸困难、胸闷、气促等症状，则让患者保持端坐，以此增强患者氧合，减少回心血量。

（2）给氧。让患者呼吸道保持畅通，并持续给氧，用量保持在 2~4 L/min，同时观察患者血氧饱和度，酌情调整给氧浓度。

（3）控制输入液体量。针对心衰水肿患者，在进行液体输入治疗时应不大于 1 000 mL/d，日常饮水量不超过 800 mL/d。但是，针对低钠血症患者，应当对入水量进行更为严格的控制，并且在治疗过程中注意补充钠，输液时应当控制滴速在一分钟 30 滴以内。

（4）对患者 24h 的液体出入水量进行记录，定期检测患者肾功能及电解质量。

（5）预防栓塞。患者血液淤滞，心收缩力低下，心室切变率降低，容易出现栓塞，通常采用口服抗凝药物进行预防。主要症状表现为心力衰竭的患者，医护人员应当注意监测患者心律失常的发生，如果患者出现躁动不安的情绪，心电图呈现恶性室性期前收缩、高度房室传导阻滞、室颤心律等状况应当及时联系医生进行处理，防止患者因此出现猝死意外。必要时，应当在患者病房内放置抢救药品及抢救器械，在猝死发生时及时进行抢救。

第五节　心肌炎

心肌炎是由感染引起的心肌疾病，任何感染源均有可能成为发病因素，最常见的是病毒性感染。心肌炎的临床表现轻重不一，可能毫无症状，也可能爆发心肌炎进而引起严重的心衰和心律失常。医学研究表明，在大量尸检数据中，心肌炎的出现概率为5%。最近医学数据显示由风湿热或者白喉引起的心肌炎逐渐减少，这两者不再是主要致病因素。除此之外，特发性心肌炎（其发病原因不明）多为病毒感染所致。

一、疾病特征

病毒性心肌炎个体的临床症状毫无规律，轻重各异，病症无显著特点，但是，一半以上的患者在发病前的20d内曾感染上呼吸道疾病或消化道疾病。

（一）症状

（1）心脏受累，常见症状为心悸、呼吸急促、胸闷、心前区隐痛。

（2）部分心肌炎患者首发症状为与心脏无关的突出症状，如① 心律失常为主诉症状。② 胸部突发剧痛，但是全身症状较轻，这种情况大多有病毒性心肌炎引起，进而心包、胸膜受损。③ 少量患者的主要症状为急性或重度心功能不全。④ 极少患者出现严重身痛、少尿、发热、晕厥等全身性症状为主，心脏并无明显症状。

（二）体征

（1）心率改变。心率减慢，或者心率增快，体温升高。

（2）心律失常。心脏节律常常不整齐，期前收缩较多，演变为房性或室性期前收缩。若出现缓慢性心律失常，房室传导阻滞、窦房结综合征也常伴随出现。

（3）心界扩大。患病较轻者不会出现心脏扩大，一般患者可能出现暂时性心脏扩大，治疗后可以恢复。

（4）心力衰竭体征。患病程度较重者，可能出现心力衰竭症状，甚至极少数出现心源性休克的一系列体征。

二、诊断思路

（一）病史问诊要点

病史问诊主要围绕心悸、呼吸困难的诱因，了解患者病情发作的特点，发病伴随症状及其与体温的关系，病史及治疗过程。

（二）常规检查

1. 心电图检查

心肌炎敏感性高但特异性低，若无心电图改变临床上难以诊断心肌炎，期前收缩最常见，室性期前收缩占 70%。其次是房室传导阻滞，多为暂时性，1~3 周恢复，可有 ST-T 改变，心室肥大、QT 延长、低电压也可出现，包括常规静息心电图检查和 24h 动态心电图检查。通过该类检查可获心律失常和（或）心肌缺血的发现，尤其对心律失常的诊断，心电图检查具有很高的敏感性。

2. X 线检查

25% 的患者有不同程度的心脏扩大，可有心包积液。调查研究显示，经 X 线检查的病毒性心肌炎患者中约有 25% 的患者有程度不同的心脏扩大，严重病例可见有肺淤血或肺水肿征象。病毒性心肌心包炎可见心包积液。

3. 超声心动图检查

病毒性心肌炎在该检查中无特异性，结果从正常到明显异常都可见到。异常所见有① 心脏扩大：可有左心室或右心室的增大。② 区域性室壁运动异常：主要是运动减弱、消失甚至矛盾运动，若中老年患者出现上述症状应当与冠心病进行区别。③ 左心室收缩功能障碍：其表现多为 EF 减小，短轴缩短分数较常人减小。④ 左室舒张功能障碍：在多普勒超声心动图中，其表现为二尖瓣血流频谱 E 峰低、A 峰增大、EA 比值减小等。

4. 病毒学检查

（1）病毒中和抗体测定。该项检查针对心肌炎急性期的病初血清与 20~30d 时的二次血清进行测定，以此评定病毒中和抗体的效价。具体标准为：如果二次血清效价高于第一次的 5 倍，或者第一次的血清效价大于 1:640，则为阳性；若第一次血清效价为 1:320，则疑为阳性。

（2）病毒分离检查。此项检查包括心肌活检组织病毒分离；肛、咽拭病毒分离。由于多数病毒性心肌炎属于免疫系统变态所致，因此，当出现心肌炎症状时，咽拭病毒等多已不存在，此项检查很少出现阳性结果。

5. 血清酶学检查

半数心肌炎患者会出现血沉增快的情况，心肌炎急性期或者慢性心肌炎活动期可能出现酶学异常的症状。肌酸磷酸激酶和它的同工酶、血清谷草转氨酶等都可能随病情不同时期出现不同的动态改变，并且其变化程度与病情严重程度有正相关关系。

6. 心肌活检和超声心动图

（1）心内膜心肌活检。此项检查的过程为活检钳经由静脉进入右心室，钳咬下右侧 2~3 mm 的心内膜心肌。首次活检结果分为无心肌炎、可疑性心肌炎、急性心肌炎。

（2）超声心动图。心肌炎经过超声心动图检查的表现为心脏搏动减弱、小部分患者病症为局限性室壁运动障碍，患者射血分数低，心肌回声异常。应当与冠心病区别。

7.放射性核素检查

该项检查针对病毒性心肌炎的多种症状具有良好的检查准度，包括心肌损伤程度、心肌坏死，同时能够对心功能状态进行评估。具体应用为：①使用 ^{201}Tl（铊）和 ^{99m}Tc-MIBI 心肌灌注显像能够诊断局灶性或弥漫性心肌坏死。② ^{111}In（铟）标记单克隆抗肌凝蛋白抗体显像检查能够百分百检测出心肌坏死病症，因此部分学者认为放射性核素检查使用性比心内膜肌活检好，但是此方法具有 58% 的特异性。③经放射性核素多门电路心血管造影检查能够发现心肌炎患者左心室的异常，检查表现为左室喷血指数降低。

（二）鉴别诊断

1.风湿性心肌炎

风湿引起的心肌炎患者常常患有扁桃体炎或者咽炎，也就是曾感染链球菌，因此患者咽拭物培养过程中会出现链球菌，患者抗链"O"增高，血沉明显增快。风湿性心肌炎患者常常表现出风湿热症状，发病急，伴有中度或低度发热，同时患有多发性关节炎，多为大关节对称性或游走性关节炎，少量患者出现局部红肿热痛，也有部分患者病症仅表现为关节酸痛。患者四肢内侧及躯干皮肤常出现渗出型边缘红斑，没有痛痒等异样感觉，按压后褪去。极少量患者出现皮下结节症状。

但是，病毒性心肌炎并无上述风湿热、皮肤症状，患者抗链"O"也不会出现增高，患者血清病毒中和抗体检查结果为阳性。风湿性心肌炎患者因为常患有心内膜炎，二尖瓣反流性收缩期会产生杂音，又可因瓣膜炎症水肿而有舒张期杂音。与此不同的是，病毒性心肌炎多无舒张期杂音。

2. β-受体功能亢进综合征

β-受体功能亢进综合征的主要症状无必然规律，常常因人而异，客观病症却十分稀少，不存在心脏扩大等身体病症。该病心电中常常出现窦性心动过速、ST 和 T 波的波动，并且此症状易出现在 Ⅱ、Ⅲ、aVF 导联上，但通过普萘洛尔试验可以消除上述心电异常。病毒性心肌炎短期内不能通过此项试验恢复，并且在此过程中会出现心律失常、心功能受损的病症表现。

三、临床治疗

（一）治疗原则

（1）患者应当卧床休息，饮食中应当注意不可食用不易消化的食物，多食用富含维生素和蛋白质的食物。

（2）一般治疗。主要针对心肌炎患者出现的心衰与心律失常进行治疗。

（3）中药治疗。根据药理研究结果，黄芪中富含的皂苷类成分能够抵抗病毒，并有明显正性肌力作用，而其中的多糖类成分能够提高身体免疫力，激活身体干扰素系统。同时，黄芪还能够清除体内的氧自由基，缓解心律失常。

（4）免疫抑制剂。用于急性期重症患者，如肾上腺皮质激素对抑制心肌炎中的炎症和水肿有效果，进而消除患者心脏变态反应，减轻身体毒素作用。适用的情况包括严重的毒血症状、恶性室性心律失常、重度房室传导阻滞、心力衰竭、心源性休克。

（5）增强心肌代谢、营养心肌治疗。这类药物包括辅酶 A、极化液、三磷酸腺苷、细胞色素 C、辅酶 Q_{10}。

（二）药物治疗

1. 促进心肌代谢

辅酶 Q_{10} 胶囊 20~60 mg，3 次 /d，口服；若使用门冬氨酸钾镁，则采用 2 片 / 次，每天 3 次的用量，口服；若使用肌苷片，则采用每次 0.2 g，每天 3 次的用量，口服；若使用二磷酸果糖，则采用每次 10 g，静脉滴注的方式，每天 1 次 ×（7~10）d。

2. 提高免疫功能

为患者提高免疫力可以采用的治疗方法是 5% 葡萄糖 + 黄芪注射液 40 mL 静滴，1 次 /d ×（7~10）d；或者使用免疫核糖核酸，用量为 6 mg，皮下注射，每周一次；或者使用胸腺素，用量为 10 mg/ 次，肌肉注射，每天一次。

四、护理规范

（1）患者应当多休息，进行体力活动应当遵循医生指导。患者若同时患有心力衰竭和重度心律失常应当卧床休息，未经医生准许不得下床。

（2）患者在饮食方面应注意低盐、低脂，选择清淡容易消化的食物。在进食时禁止暴饮暴食，应当少食多餐，严禁烟酒。

（3）医护人员应当密切关注患者的状况，注意患者是否有呼吸困难、急促、水肿、肝大等症状，严防猝死的发生。

（4）遵循医嘱进行药物治疗，观察患者的医治疗效，同时关注患者是否出现药物不良反应。

（5）注意保暖，防止患者出现呼吸道感染症状，加重病情。

（6）关注患者的心理状态，让患者保持情绪稳定，用积极的心态面对治疗。

第六节　克山病

克山病是一种在荒芜、偏僻地区、高原等地区多见的心脏病，多为心肌病。由于地域特点显著，也称为地方性心肌病。20 世纪 30 年代，这种心脏病在我国黑龙江克山县被发现，因此名为克山病。克山病的主要病症为心肌实质变性，甚至坏死，同时出现纤维化，心脏出现扩张，但是心室壁无明显增厚，常出现附壁血栓。临床诊断时常使用光镜和电镜，光镜可观察到心肌变性及坏死，电镜下可观察到线粒体肿胀、嵴分离和断裂。

一、疾病特征

本病分为潜在型、慢型、亚急型、急型四种类型。

（一）潜在型

潜在型克山病即克山病治疗之后或者早期克山病，病症一般为心脏扩大、心衰、心律失常，心音表现为奔马律及其他心功能不全相关杂音。克山病有流行病学特点，即地区、季节及人群发病特点，诊断并不难。

（二）慢型

慢型克山病的病症表现为心脏扩大（向两侧），心力衰竭（充血性），肝脏肿大，身体特征表现为下肢水肿，听诊能发现心尖部位收缩期杂音，其表现与扩张型心肌病十分相似。

（三）亚急型

亚急性克山病常见于儿童，春夏发病率极高，患者表现为食欲减退、精神萎靡、面色灰暗，出现全身性水肿。心脏扩大（向两侧）、肝脏肿大，听诊时能发现心脏舒张期奔马律。若三个月仍无好转，则转为慢型。

（四）急型

急性克山病多在冬天发病，诱因包括暴饮暴食、寒冷、分娩等。发病者会出现恶心、呕吐、头晕等症状，严重可能致死，同时常出现心源性休克及重度心律失常等症状。心脏扩大，水肿，肝肿，听诊时能发现心脏舒张期奔马律。若三个月仍无好转，则转为慢型。

二、诊断思路

（一）常规检查

（1）X线检查、心电图检查、超声心动图检查。与扩张型心肌病类似，为非特异性改变。

（2）化验检查。急性克山病患者血清 AST、CK 及 LDH 活性增高。慢性患者 AST/ALT < 1，而急性型患者 > 1，说明前者为肝淤血所致，后者以心肌损伤为主。急性患者可有白细胞增多及血沉加快。

（二）诊断和鉴别诊断

根据克山病的流行病学特点，即地区、时间、人群发病特点，结合心脏扩大、心律失常、奔马律等体征和心功能不全程度以及 X 线、心电图、超声心动图检查和心血管造影等，可诊断各型克山病，并可与风湿性心脏瓣膜病、先天性心血管病、冠心病、高血压心脏病、心包疾病和扩张型心肌病等鉴别。

三、临床治疗

（一）治疗原则

1.潜在型

潜在型克山病无须治疗，但患者应当注意定时体检，在日常生活中遵循医生嘱咐，防止病情恶化。

2.慢型及亚急型

慢型及亚急性克山病患者应当住院治疗，同时由患者家属陪同，治疗过程中主要针对病症中的心力衰竭（充血性）。可以使用洋地黄进行长期治疗，但是应当用药谨慎，遵循医嘱，适时调整。

3.急性型

急性型克山病治疗应当遵循"早发现，早确诊，早治疗"的原则。临床治疗时，采用静脉注射维生素 C 的方法，每次注射量控制在 5~10 g，注射后 2h 重复用药一次。如果使用葡萄糖，浓度应在 5%~10%，用量为 200 mL，采取静脉滴注方式。如果采取治疗措施后 6h 血压仍无回升，可以考虑使用多巴胺、酚妥拉明等进行静脉滴注。

（二）药物治疗

1.适用于治疗急性克山病

治疗急性克山病时可以使用大剂量维生素 C，具体用药量为首次注射时剂量控制在 5~10 g，采用静脉推注方式给药；2h 按照此剂量重复给药一次，24h 内用药剂量控制在 15~30 g。

2.流行区域预防措施

预防此病一般使用亚硒酸钠片，1~5 岁剂量 1 mg，6~10 岁剂量 2 mg，11~15 岁剂量 3 mg，16 岁以上剂量 4 mg，每 10 天用药一次，口服，若非发病季节可以停药 3 个月。

四、护理规范

（一）限制活动、注意休息

休息能够缓解心脏劳累，防止心脏扩大，心衰、心律失常。

（二）坚持长期治疗

患者治疗后如果病情好转，医生应当定期进行随诊，坚持长期治疗，患者应积极与医生沟通，掌握自己的病情，并且在日常生活中养成良好的生活习惯。

（三）提高机体免疫力

提高患者免疫力能够对病症进行积极的控制，防止病情加重、迁延、反复。除了治疗之外，对易发人群进行预防性用药也是十分必要的。

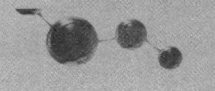

第十章 心包疾病临床思路

第一节 急性心包炎

急性心包炎的发病部位是心包膜的脏层和壁层，属于急性炎症。急性心包炎发病时可能并发心肌炎及心内膜炎。急性心包炎大多数在全身性疾病后继发，临床上十分常见，许多患者因为延误诊断、不当治疗而产生重度并发症导致残疾甚至死亡。

一、疾病特征

（一）症状

急性心包炎病情轻者可能无明显症状，也因此容易被忽视，一般病症如下。

（1）全身症状。畏寒、全身无力、发热、食欲减退，这些症状一般出现于胸痛前后，化脓性心包炎的症状最严重，而肿瘤性心包炎可能不出现发热症状。

（2）胸骨后、心前区疼痛。大部分患者会出现胸痛症状，其程度因病类型而异，特发性心包炎的胸痛症状最为严重。胸痛症状多在纤维蛋白性心包炎时期出现。胸痛感觉集中于心前区及胸骨后，亦可向左臂、左肩、左肩胛区或上腹部放散。一般为尖锐剧痛或者沉重闷痛，伴随呼吸或者咳嗽、吞咽等动作而加重。因心包膜只有在第五、六肋骨部位才有痛感纤维，当心包炎累及该部或并有隔胸膜炎时方出现疼痛。因此急性非特异性心包炎疼痛十分剧烈，而结核性及尿毒症性心包炎时，疼痛较轻。

（3）心包积液对周围器官产生压迫。如果肺部、器官及支气管、大血管等受到压迫容易引起肺部淤血，使患者呼吸困难症状加重；如果气管被压迫还有可能诱发剧烈咳嗽；食管受压迫可能出现吞咽困难；喉返神经、膈神经受到压迫可能使声音嘶哑，产生呃逆症状。

（4）心脏压塞。若出现心脏压塞，可能使患者呼吸困难、乏力、烦躁、面色苍白，同时身体出现上腹疼痛、水肿，严重时可能引起休克。

（二）体征

1.心包积液

心包积液会产生严重后果，若积液超过 200 mL 或者积液过速可能出现以下症状。

（1）心包压塞。出现急性心包填塞症状后，心搏出量明显下降，心率变快，脉搏细弱，动脉收缩压下降，脉压减少，严重者可出现休克、奇脉。如果出现慢性心包填塞，则会出现特别明显的静脉淤血，有可能出现静脉偾张且搏动减弱，并且在吸气时症状更加明显。同时，肝-颈静脉回流呈阳性，肝脏肿大，会伴有压痛和腹水，并出现下肢水肿症状。

（2）心包积液体征。心尖冲动减弱甚至消失，听诊时，可发现心浊音界迅速向两侧扩大，并随患者身体姿势改变而发生变化；心音出现遥远特征，心率加快；有部分患者可能在胸骨左侧听到心包叩击音，构成三音心率。

（3）左肺受压。一般情况下，心包积液现在心包腔开始积聚，随后产生大量心包积液充满胸骨后的心包腔，在这种情况下，可能压迫肺部及附近支气管，听诊时能够在左肩胛下方发现浊音区，并伴有支气管性呼吸音。

2.心包摩擦音

心脏壁层因为发炎会变得十分粗糙，在心脏活动时因与心包脏层摩擦而产生声音，即为心包摩擦音，这是急性纤维蛋白性心包炎的典型病症。心包摩擦音呈现搔刮样粗糙的高频声音，在心前区各处均可听到，在左胸骨第三肋骨和第四肋骨之间的部位最为清楚。患者坐姿时身体前倾，深呼吸后再屏气时听诊最为清楚。心包摩擦音可存在数小时、数天，少数可达数周，当心包积液增多，使两层心包分开时，摩擦音可减弱甚至消失。

二、诊断思路

（一）常规检查

1.血常规及血化学检查

白细胞计数和中性粒细胞在化脓性心包炎明显增高；心肌酶和肌钙蛋白正常或稍高；血沉在多数急性心包炎均可升高，在恶性肿瘤及结核增高特别明显。

2.心电图

60%~80% 者可出现心电图改变，多数在胸痛后数小时或几日内出现。主要改变为 ST 段及 T 波变化，认为这种改变与心肌表面炎症引起的损伤电流或心外膜损伤有关，典型演变可分为四个阶段。

第一阶段（2d~2 周）：除 aVR 和 V_1 外的所有导联出现 ST 段抬高，凹面向上，振幅 < 0.5 mV，V_6 导联 STT 比值 > 0.25（早期复级综合征时 < 0.25）。第二阶段（数天 ~3 周）：ST 段重新回到基线，T 波电压有所下降，并逐渐平稳。第三阶段（3 周~ 数周）：大部分导联 T 波倒置，并且达到最深，此现象可长期出现，或者只存在数月甚至数周。第四阶段（数周~3 个月）：T 波趋近正常，或者回到等电位线，但是，如果心包缩窄则 T 波将继续异常。

3. X 线检查

心包液若超过 250 mL，X 线检查时可发现心影增大现象，呈水滴状或烧瓶状，右侧心隔角变小，随身体姿势发生变化，肺野清晰。急性纤维性心包炎在 X 线检查时则无明显症状。

4. 超声心动图检查

心包腔正常情况下可能有少量积液，超声心动图难以发现。如果心动图检查中能够在整个心动周期发现心脏后液性暗区，证明积液至少在 50 mL 以上，则为心包积液症状。此项检查十分方便、安全，并且灵敏性和正确性都很高。

5. CT 及磁共振显像检查

此项检查能显示心包积液的具体情况，同时分辨积液性质，对肿瘤性心包炎的诊断有很大帮助，能够发现原发性或者转移性肿瘤。

6. 心包积液及心包镜检查

此项检查有助于诊断病因，一半以上的结核性心包炎的心包渗液中存在结核菌，且腺苷脱氨基酶活性高于 30 U/L。

（二）诊断鉴别

本病在诊断时容易与一些常见的引起胸痛等症状的疾病相混淆，因此需要进行诊断鉴别。

1. 急性心肌梗死

急性心肌梗死发作时会引起剧烈的胸部疼痛，因此常常与急性心包炎相混淆。但是，特发性心包炎疼痛部位是心前区，而且患者深吸气时会感觉到剧烈而持久的疼痛，心包也会出现摩擦的生硬。另外，特发性心包炎可能会出现发热的现象。特发性心包炎与急性心肌梗死的心电图也有所区别，急性心肌梗死的心电图的动态演变比特发性心包炎明显，而且心肌酶学序列的变化也很明显，特发性心包炎的心电图就没有这些特点。特发性心包炎的心电图除 aVR 外，其余多数导联 ST 段呈弓背向下型抬高，T 波倒置，无 Q 波。

2. 急性肺动脉栓塞

急性肺动脉栓塞与急性心包炎一样，在发作时会有胸部疼痛，呼吸困难，但心电图与急性心包炎不同，其心电图肺性 P 波、电轴右偏、呈 $S_I Q_{III} T_{III}$ 型。急性肺动脉栓塞心包无摩擦音，无心包积液，可通过肺动脉造影等手段确诊急性肺动脉栓塞。

三、临床治疗

（一）治疗原则

（1）病因治疗，使心脏不再压塞，并对症治疗。

（2）有大量渗液出现，或者出现急性心脏压塞，立即心包穿刺抽液。

（3）对症治疗。

（二）药物治疗

（1）胸痛剧烈者给予非甾体消炎药，如阿司匹林 600 mg，4~6h 口服，1 次；或吲哚美辛 25~50 mg，4 次/d，口服。必要时可使用吗啡类药物或左侧星状神经节封闭。

（2）水肿者给予呋塞米 0.02~0.04 g，2~3 次/d，静推。

四、护理手段

（1）根据患者情况，做好一般常规护理。

（2）患者必须卧床休息，如有呼吸困难，需要采用半卧位的方式，同时给患者吸氧。

（3）患者应补充高热量、高蛋白、高纤维食物，但一些特殊患者需要控制钠盐的摄入，如下肢水肿或有腹水的患者。

（4）对于烦躁不安的患者，需要在床边加护栏，做好安全措施。

（5）注意患者口腔健康和皮肤洁净，防止出现感染现象。

（6）患者如有胸部疼痛，应立即通知医生，并按医嘱服用相应镇痛药物。

（7）患者病情需要密切关注，一旦出现下列心包填塞症状，应立即通知医生。①面色苍白。②出汗。③颈静脉怒张。④呼吸困难。⑤发绀。⑥神情紧张。⑦奇脉明显。⑧肝大。

（8）在进行心包穿刺前，应做好青霉素和普鲁卡因等过敏测试，并准备心电监护仪等应急设备和应急药物。

（9）在心包穿刺进行时，要注意患者情况，做好血压、脉搏、积液颜色等记录，并将标本送去检验。

第二节　慢性心包炎

慢性心包炎是在急性心包炎发病后，由于心包产生瘢痕粘连和钙质沉着而形成的疾病，通常情况下，慢性心包炎分为慢性粘连性心包炎、慢性渗出性心包炎和慢性缩窄性心包炎。慢性粘连性心包炎患者的心包没有明显增厚，只有轻度粘连和瘢痕，不影响心脏的正常功能，不影响患者日常生活。慢性渗出性心包炎有一定的心包积液，是急性非特异性心包炎的慢性过程，预后良好。慢性缩窄性心包炎是患者心包由于坚厚的瘢痕组织失去了正常的伸缩功能，影响了心脏的功能，进而使人体循环系统出现问题。下面介绍慢性心包炎的临床问题。

一、病症特征

（一）症状

慢性心包炎的特征有两项，一是呼吸困难，二是全身症状。

呼吸困难是缩窄性心包炎的最早期症状，通常产生在人活动后。人活动后，由于心排血量下降、胸腔积液、毛细血管压升高、腹水致膈肌升高等问题，就会引起呼吸困难。

全身症状包括咳嗽、水肿、乏力、上腹疼痛、心悸、食欲不振等。

（二）体征

患者心浊音界正常或稍增大，心尖冲动变小，心率变快，心音减弱遥远，舒张早期心包叩击音明显。心脏静脉压升高，吸气时 Kussmal 征阳性，说明心脏有受压表现。同时可能出现颈静脉怒张、腹水、下肢水肿、胸腔积液、肝大伴与颈静脉搏动一致的肝脏搏动等情况。

二、诊断思路

（一）常规检查

1. 实验室检查无特征性改变

（1）腹水和胸腔积液检查。通常为漏出液。

（2）血常规检验。血沉正常或加快，患者可能会有轻度贫血、低白蛋白血症或者肝功能损害等症状。

2. X 光检查

通过 X 光检查，可以发现不完整环状的心包钙化。50% 以上的患者的心影会出现轻度扩大现象，左右心缘变直，心影呈球形或三角形。同时，患者通常会出现胸膜肥厚或胸腔积液的症状。

3. 心电图检查

常见 QRS 波低电压，广泛 T 波平坦或倒置。在高龄患者中，约一半的人会出现二尖瓣型 P 波、心房颤动等症状。

4. 超声心动图

超声心动图可检测到心包增厚、粘连、心包积液或反射增强等现象。另外，患者心房增大，室壁舒张受限制，肝静脉和下腔静脉变大，室间隔舒张期矛盾运动。

5. CT、磁共振显像

CT、磁共振显像可发现心包增厚 0.5~2 cm，图像曲线就可以呈现出致密组织现象。

6. 右心导管检查

心脏右室压力升高，会使压力曲线呈现舒张早期下陷，同时出现舒张后期的高原波，曲线呈"M"形。导管检查可发现右房压力升高、心排血指数下降、心排血量减低。

（二）鉴别诊断

1. 限制型心肌病

本病是一组原因不明的心内膜下心肌病变或某些心肌病，以心脏间质纤维化增生为主要病理改变，和缩窄性心包炎的血流动力学改变及临床表现颇为相似。但限制性心肌病超声心动图检查可有心肌、心内膜特征性增厚和反射性增强，室腔缩小及心尖闭塞等特点，无心包增厚、无心包叩击音、心电图多无低血压，有 T 波变化，有时见病理性 Q 波，除心房颤动外，常有其他心律失常，如房室传导阻滞、室内阻滞，可见心室肥厚或劳损，心导管检查右室舒张末压 < 1/3 右室收缩压，右房平均压降低等，可资鉴别。少数患者进行全面检查后，诊断仍难确定时，可重做心包活体组织检查。经左侧第五肋间做一切口，切除一块心包送病

理检查，如证实是缩窄性心包炎，即可将原切口扩大进行心包切除术。

2.肝硬化或肝静脉血栓形成的门静脉高压症

慢性心包炎通常伴有肝大和（或）腹水，可以依据上肢静脉压的变化，对慢性心包炎进行监测，确定是否为缩窄性心包炎。由于门静脉高压症会使患者食管下段的静脉曲张，因此可以通过食管造影检查来确定病症。

三、临床治疗

心包剥离术是治疗慢性心包炎的主要手段，且应该在发现病情后尽快完成手术，避免由于心肌萎缩和变形影响手术效果。出现以下情况，必须尽快进行手术。①心脏在心包渗液吸收过程中受压重征象明显。②单纯心包渗液不能解释心脏进行性受压。③磁共振显像显示心包增厚和缩窄。④壁层心包显著增厚。应注意，结核性心包炎患者进行手术的时机应当慎重把握，避免手术过早，造成结核扩散，影响患者健康。

四、护理规范

（1）让患者保持心境平和，保持良好心态，避免情绪剧烈波动和紧张。

（2）患者需加强日常锻炼，同时避免过度劳累，平衡工作与休息的时间。

（3）多食用水果、蔬菜等高纤维食物，保持大便通畅，防止便秘。

（4）注意保暖，防止因天气变化出现的受寒情况。

第十一章　心内膜疾病临床思路

第一节　风湿热

风湿热（rheumatic fever，RF）是一类常见的炎症性疾病，通常出现在关节、心脏、中枢神经系统中。风湿热是由 A 组溶血性链球菌引发的。A 组溶血性链球菌会使上呼吸道感染，进而引起全身结缔组织发炎，这种炎症还会反复发作。急性风湿热会导致心瓣膜病变，进而导致慢性风湿性心瓣膜病。

一、疾病特征

50% 左右的患者在风湿热发病前一个月内出现过上呼吸道感染的病症。以心肌炎或舞蹈病为初发风湿热的患者发病缓慢，除此之外，风湿热一般发病十分迅速且反复发作。发病初期，患者大多会有发热症状，同时伴有多汗、面色苍白、腹痛、疲累等。风湿热的病症主要分为以下几种。

（一）心肌炎

风湿热心肌炎发病者中有四成左右的是儿童，且年龄越小，发病概率越大。小儿心肌炎通常为全心炎，涉及心内膜、心肌、心包等心脏的各个部分。在诊断风湿性心肌炎时，主要依据是心脏杂音，如果心脏无杂音，就需要考虑是否为其他病症。风湿性心肌炎轻者，心率会稍有增快，心电图会产生轻微变化，但是严重者可能会出现心力衰竭，继而危及生命。主动脉瓣和二尖瓣是风湿性心肌炎的主要发炎部位，而肺动脉瓣和三尖瓣通常不会出现问题。风湿热心肌炎的具体情况如下。

（1）心肌炎。心肌炎，最早出现的通常是心肌炎，其特点是① 心尖部第一心音减弱，甚至为奔马律；② 心率加速；③ 心脏期前收缩；④ 心动过速。心肌炎发生时，心脏二尖瓣的封闭性减弱，因此会出现心脏杂音，多为吹风样杂音，但这种情况是可以治疗的。心肌炎的心电图通常为一度房室传导阻滞，ST 段下移和 T 波平坦或倒置。

（2）心包炎。心肌炎中通常伴有心包积液，引发心包炎，心包炎也会产生轻度心包粘连和增厚现象，但通常不会形成缩窄性心包炎。心包炎的主要特征有① 发病早期心底部存在心包摩擦音；② 积液量少；③ 较少会出现大量心包积液（肝大、奇脉、心音遥远、颈静脉怒张）现象。心包炎患者通常呼吸困难和心前区疼痛现象。

（3）心内膜炎。心内膜炎可能涉及的部位有二尖瓣、主动脉瓣、三尖瓣、肺动脉瓣，通常左心房和左心室受累最多，也会有患者出现多个部位发炎的情况。由于心肌炎时二尖瓣相对关闭不全会导致心脏杂音，可能会与心内膜炎的症状相混淆，不易分清。

（4）血栓。心肌炎可能会引发冠状动脉分支出现血栓，导致心肌梗死的出现。

（二）关节炎

风湿热中，关节炎比较常见，它可能会影响多个器官的使用功能，如肩、膝、腕、肘、踝等，并且可以同时危害多个关节。风湿性关节炎有非对称性和游走性两大特点。风湿性关节炎的主要症状有①痛；②肿；③热；④红；⑤功能障碍。其症状通常持续一天至一周，个别情况也可能持续三周。关节炎与患者年龄有关，通常情况下，以七岁为界，七岁之前的儿童关节炎症状较轻，7岁以上的儿童和成年人关节炎症状较重。但无论年龄多大，关节炎是完全可以治愈的。心脏病变与关节炎的严重程度无关，关节炎可以用水杨酸制剂治疗，效果较好，但如果经过治疗后病症没有减轻，则需要再次验证患者是否真的是风湿热关节炎。

（三）舞蹈病

舞蹈病是一种风湿性神经系统疾病，其危害人体的锥体外系。舞蹈病患者中，女性儿童较多，其次是成年女性。舞蹈病的病症主要有以下几点：①不自主、无目的的快速运动，常见于面部和四肢；②患者注意力集中或情绪激动时病症加剧，睡眠时病症消失；③患者肌肉无力；④患者易情绪不稳定，病程呈自限性；⑤病情轻微者的舞蹈症状在数周内就可消失，通常为三个月，但是也有病症持续两年的患者出现。舞蹈病的患者常发生精神、神经功能障碍（如强迫症和抑郁症）。

（四）皮肤损害

（1）皮下结节。皮下结节的特点是通常为圆形，最大可到豌豆大小；质地较硬；可在皮下活动；按压时无痛感；发病数周后出现，常分布在骨质隆起或肌腱附着处，如膝、腕、踝、肘等关节部位。严重心肌炎的患者，特别是儿童，患有皮下结节的概率在10%~16%。不过，皮下结节在半个月至一个月内会自然消失，因此无须紧张。

（2）结节性或多形性红斑、环形红斑。红斑的特点有出现迅速；消失迅速（数小时或1~2天内消失）；无体表痕迹；反复出现。风湿热患者中，只有不到一成的人会患结节性或多形性红斑、环形红斑。环形红斑较为常见，其特点有呈环形或半环形，颜色呈淡红或暗红；边缘肤色正常；躯干和四肢屈侧出现；钱币大小；边缘轻度隆起。

二、诊断思路

风湿热不能通过实验或辅助检查来确定，一般通过临床来进行诊断。

（一）血常规检查

风湿热的急性期会出现轻度贫血和白细胞增多的现象，但均无特异性。

（二）血沉（ESR）和 C 反应蛋白（CRP）

血沉（ESR）和 C 反应蛋白（CRP）的特异性也不强，通常用于临床诊断的炎症敏感性检测指标。如果血沉和 C 反应蛋白升高，可能患有心肌炎和关节炎，可以通过使用水杨酸或类固醇激素类药物治疗；如果血沉和 C 反应蛋白正常，可能患有舞蹈症。

（三）心电图

一度房室传导阻滞是风湿热的心电图的明显现象，但特异性不强，因为任何链球菌感染都可能导致一度房室传导阻滞。

（四）咽拭子培养

约有四分之一的风湿热患者会出现咽拭子培养阳性，原因是可能服用了抗生素，或者病原体已经被感染后的潜伏期间宿主的免疫反应消灭。

（五）抗链球菌溶血素"O"（ASO）、抗脱氧核糖核酸 B（anti-Dnase B）

抗链球菌溶血素"O"升高，可以帮助医生对风湿热进行确诊，因为链球菌抗体滴度升高可以证明 A 族溶血性链球菌感染。一般情况下，儿童和成人的诊断标准是有区别的，儿童超过 320TODD 单位，就可被认定为风湿热，成人 ASO 则是超过 240TODD 单位。八成以上的风湿热患者会存在抗链球菌溶血素"O"升高的现象。如果 ASO 滴度正常或轻度升高不足以证明风湿热的存在时，医生可以通过检查抗脱氧核糖核酸 B 来确诊，儿童超过 240TODD 单位，或者成人超过 120TODD 单位时，可认为 anti-Dnase B 升高。

（六）心内膜活检

阿孝夫小体（Ascoff 结节）是风湿热的主要病理特征，但实际上只有约 30% 的患者体内能检测出阿孝夫小体。因此，目前不主张使用心内膜活检来确诊风湿性心肌炎。

（七）超声心动图

因为风湿性心肌炎会使患者的心脏瓣膜产生异常，因此，可以通过超声心动图来帮助诊断。

三、临床治疗

（一）一般治疗

卧床休息，注意保暖和避寒。经过治疗，患者体温和心电图正常之后，可以在 3~4 周恢复活动，但应适度。急性关节炎同理。

（二）消除链球菌感染灶

链球菌感染是导致风湿热久治不愈或反复发作的罪魁祸首，因此，要治愈风湿热，必须消除链球菌感染灶。苄星青霉素是治疗风湿热的有利药品，使用说明如下．

（1）初发链球菌感染患者，根据体重的不同，选择不同剂量的苄星青霉素肌肉注射：体重 27 kg 以下用 60 万 U；体重 27 kg 以上用 120 万 U。

（2）风湿热已经发病或对风湿性心脏病进行预防时，应根据患者病情的不同，每 1~3 周肌注上述剂量一次，病情得到控制，即链球菌感染不再反复发作后，肌肉注射可改为每月一次。如果患者对青霉素过敏，则可使用① 红霉素（0.25 g，每日 4 次），疗程 10 天；② 罗红霉素（150 mg，每日 2 次），疗程 10 天；③ 林可霉素；④ 头孢类；⑤ 喹诺酮类。阿奇霉素 5 天疗程法近几年也有使用，但是在使用过程，只能针对 16 岁以上患者，使用方式为第一天 500 mg/d，分两次服；第 2~5 天 250 mg 顿服；服足疗程后，可用红霉素 0.5 g/d 或磺胺嘧啶（或磺胺噻唑）1 g/d 作长期预防。但患者要注意，在使用阿奇霉素 5 天疗程法时，需要多饮水，并且定期复查，防止白细胞减少。

因链球菌感染极易复发，因此需要进行预防，预防的标准为① 患者年龄；② 风湿热发作次数；③ 链球菌易感程度；④ 有无瓣膜病遗留。年龄小的患者，复发概率大，需要延长预防期限，有心肌炎或遗留瓣膜病的患者，也需要长期预防，甚至终身预防。心肌炎患者，如果不存在瓣膜病遗留，则需要至少 10 年的预防期，儿童患者需要预防到成年。单纯关节炎患者的预防期限可以缩短，成人为至少 5 年，儿童为至少 8 年或持续到 21 岁。

（三）抗风湿治疗

（1）单纯关节炎。非甾体抗炎药是治疗关节炎的常用药，通常使用阿司匹林（阿司匹林）进行治疗。成人与儿童服药的剂量不同，成人为 3~4 g/d，儿童为 80~100 mg/（kg·d），分 3~4 次口服，疗程为 6~8 周。

（2）心肌炎。糖皮质激素是治疗心肌炎的主要手段，通常使用泼尼松。成人使用剂量为 30~40 mg/d，儿童为 1.0~1.5 mg/（kg·d），分 3~4 次口服，病情减轻后，可以减少服用量至 10~15 mg/d。在激素停用前半个月可以加用阿司匹林，激素停用 2~3 周后停用阿司匹林，可以防止出现停用激素后的反跳现象，疗程最少 12 周。

（3）心包炎、心肌炎并急性心力衰竭。静脉滴注是治疗的主要手段，可滴注氢化可的松 200 mg/d 或塞米松 5~10 mg/d，症状减轻后，可口服激素治疗，疗程最少 12 周。

以上治疗如出现病情迁延，那么应根据临床表现，以及化验室检查结果，采取延长疗程的措施，直至患者恢复。

如患者为亚临床心肌炎，可根据患者的既往病史，结合近期病情或症状，判定有无风湿热，之后进行青霉素预防处理即可，无须特别关照。如果患者有心肌炎病史，就必须结合实验室检查结果，如抗心脏抗体、血沉或 ASP、PCA 等，结合心电图、超声心动图和患者体征等情况，进行具体治疗手段的确定。

①如果患者仅有体征出现变化，但实验室检查、心电图、超声心动图均显示正常，则无须抗风湿治疗。

②实验室检查、心电图、超声心动图均显示改变，但患者无明显症状，应继续观察或进行一定程度的短期抗风湿治疗。

③短期抗风湿治疗可使用阿司匹林，并持续两周。如果两周后化验结果显示正常，则不需进一步治疗；如果化验结果仍不正常，则继续治疗两周后复查；如果复查后，实验室检查、心电图、超声心动图仍无改善，则需要进行抗风湿治疗。

（四）舞蹈病

舞蹈病可在上述治疗的基础上使用镇静剂，同时避免患者受到噪音和强光的刺激，导致病情恶化。

四、护理规范

（一）卧床

风湿热患者需要卧床休息，心肌炎患者必须长时间卧床，直至病情好转；无心肌炎患者则需要卧床2~3周。患者卧床时可进行一些轻微动作，如吃饭、看书、翻身等。亲友探望时，不得有感冒、发热的亲友进入病房。病房应保持安静、干净、舒适。

（二）饮食

患者应多进食高蛋白、高糖分的清淡食物，以对抗发热和感染，同时补充人体所需的维生素和矿物质。大量饮水，避免因发热导致的脱水。如果患者有充血性心力衰竭，应控制钠盐的摄入，同时限制水分。

（三）关节炎的护理

卧床休息，减少活动，可使用器具辅助。防寒防潮，同时进行关节功能的适当锻炼。

（四）舞蹈症的护理

病房应保持安静整洁，减少外界环境对患者的刺激，以免加重病情。使用镇静剂及苯巴比妥来控制患者的不良动作，同时在床边加装护栏，防止患者受伤。

（五）心理护理

耐心回答患者提出的问题，以亲切的态度面对患者。鼓励患者积极配合治疗，争取早日战胜病魔，恢复健康。

第二节　风湿性心脏病

当心脏瓣膜受到风湿热的影响产生炎症，经过渗出期、增生期和瘢痕期，出现心脏瓣膜纤维组织增生的情况时，就会出现风湿性心脏病（RHO，又称慢性风湿性心脏瓣膜病）。风湿性心脏病是心脏局部出现瘢痕，引发了心脏功能的不良运行。风湿性心脏病不是化脓性炎症，而是由A簇乙组溶血性链球菌所致的非化脓性炎症，且会反复发作。风湿性心脏病主要危机心脏和关节，对身体其他部位也有损害。急性风湿性心脏病非常危险，可能会导致心瓣膜损害，最终造成瓣膜永久性的病变。心脏扩大、心律失常和心力衰竭都可能是由于急性风湿性心脏病导致的瓣膜口狭窄和关闭不全引起的。

风湿性心脏病患者初发年龄通常在 5~15 岁，复发多在初发后 3~5 年。春季和冬季是风湿性心脏病的常发季节，因为寒冷和潮湿很容易引发风湿性心脏病。

一、疾病特征

（一）心脏杂音

心脏二尖瓣及主动脉瓣的病变会引发心脏杂音，可确定为心肌炎。听诊时，有两种最常见杂音，①二尖瓣狭窄——舒张中期隆隆样杂音；②二尖瓣关闭不全——收缩期吹风样杂音。对于儿童患者来说，九成以上的病变来自二尖瓣，只有不到一成的患者主动脉瓣受损；二尖瓣和主动脉瓣均发生病变的情况占到一半以上。

（二）心音、心率的改变

第一心音变为低钝，可能与心肌炎及房室传导时间延长、瓣膜在关闭之前已处于较高位置且已接近靠拢有关。听诊时，心音为舒张期奔马律。

患者会出现心率增快的现象，在体温升高时没有明显减弱，甚至在睡眠过程中仍然很快。通过治疗控制病情后，心率仍然比常人快。

（三）心包炎

风湿性心脏病患者心包常有摩擦音，在心包积液较多时有奇脉出现，还有心音遥远、颈静脉怒张、脉压差小、胸透时发现心脏搏动减弱或消失、心脏扩大等症状。

（四）心脏扩大

心脏扩大的判定标准有两点，一是剑突下出现明显的心脏搏动，二是心尖冲动超过锁骨中线。儿童患者的心脏扩大较成人明显，特别是在吸气与呼气时。心脏出现广泛性病变时，会有弥漫性增大，也会出现心脏杂音。从预后的角度讲，心脏增大比杂音更有意义。医生需要注意，儿童的肺动脉圆锥突出是正常的，不一定代表着心脏扩大。

（五）心力衰竭

心力衰竭有恶心呕吐、右上腹疼痛、呼吸困难不伴啰音、剑突下疼痛、干咳无痰等特点。儿童患者还有心脏增大、肝大的特点，同时心率为 110~120 次 / 分钟。由于近年来典型病例减少，因此容易出现误诊、漏诊，延误治疗，需要慎重对待，谨慎使用水杨酸或糖皮质激素治疗，防止出现失误。

二、诊断思路

（一）常规检查

1.体检

（1）心脏在体检时可发现增大现象，并且心率与体温不成比例，心尖部第一心音减弱，存在Ⅱ级以上高调收缩全期杂音。

（2）双肺底可出现细湿啰音等心衰体征。

（3）部分患者有心包摩擦音，可能伴有胸膜摩擦音。

（4）关节红、肿胀，活动受限。

（5）少数患者在躯干或四肢的内侧皮肤可见淡红色环形红斑，中央苍白；在大关节伸侧，尤其是肘、膝及腕关节，枕骨区或胸、腰椎棘突等部可见 2~5 mm 大小的皮下小结，无压痛，不与皮肤粘连，可移动。

（6）儿童可见手足无意识不协调的动作、挤眉弄眼等舞蹈症表现。

（7）心外的风湿表现。可有胸膜炎、肺炎、腹膜炎、肾炎、脉管炎、脑病表现。近年来环形红斑、皮下小结、舞蹈症较少见。

2. 其他辅助检查

① 咽拭子培养链球菌阳性。② 抗链球菌溶血素 O（ASO）≥ 500 U 或抗 DNA 酶 > 20 万 UL，血沉（ESR）增快，C 反应蛋白（CRP）阳性，血常规可显示轻度贫血，白细胞总数及中性粒细胞比例增高。③ 心电图（ECG）：房室传导阻滞、期前收缩、房颤、窦性心动过速、P-R 间期延长、ST-T 改变：心肌损伤时 ST 段压低，急性心包炎时出现弓背向下的 ST 段抬高。④ X 线：心界大，心包积液时心脏可呈烧瓶样改变。⑤ B 超（UCG）：可见心腔扩大，心肌搏动幅度减低，心包腔可见液性暗区。⑥ 同位素心肌扫描（ECT）：心肌呈花斑样改变，心腔扩大。

（二）鉴别诊断

在诊断风湿性心脏病时，应注意与其他疾病区别开来，如①类风湿性关节炎；②病毒性心肌炎；③链球菌感染后状态；④感染性心内膜炎；⑤ Poncet 综合征；⑥结缔组织病；⑦急性化脓性关节炎。

三、临床治疗

（一）内科治疗

绝对卧床是风湿性心脏病患者必要治疗手段之一。患者住院治疗时，必须选用杀链球菌敏感性高的抗生素，如青霉素。青霉素的使用方式为 400 万 ~800 万 U，VD，1 次 / 日，连续 10~14 天；再肌肉注射 80 万 U，2 次 / 日。

ASO 正常时，可选用以下三种方式治疗①长效制剂苄星青霉素：肌肉注射，120 万 U，1 次 / 月，持续 5 年，儿童应用至 16 岁。②水杨酸制剂：选肠溶阿司匹林，成人 4~6 g 日，小儿 100~150 mg/kg（体重），为了减轻小儿肠胃负担，需分 3~4 次饭后即时服，必要时服氢氧化铝凝胶。连服 3~6 个月，减量至 2 g 日，持续至 1 年。③肾上腺皮质激素：出现高热时可用氢化可的松 100 mg + 100 ml 液体，1 次 / 日，体温控制后改用泼尼松 30~40 mg，1 次 / 晨，口服，2 周后减量，每 3 天减 2.5 mg，直至 5 mg，1 次 / 晨，连续用 8 周后停药。当风湿活动完全控制后，有心肌炎患者仍须休息 2 周，然后才可以进行适度运动。

（二）外科治疗

如内科保守治疗效果不佳，病情发生进展，可选择合适时机进行外科手术治疗。

四、护理规范

（1）休息。患者不得参加繁重的体力劳动，可进行适度活动，以减少心脏负担。如果有风湿或新功能不全，患者应绝对卧床休息。要保持患者良好情绪，不得刺激患者。房颤的患者不宜剧烈活动。

（2）预防呼吸道感染。病房要保持空气新鲜、阳光充足，防止患者呼吸道感染，加重病情。

（3）饮食护理。如患者新功能不全，则应控制钠盐的摄入（10 g 以下／日），同时避免大量饮水。绝对避免使用腌制食品。服用利尿剂者应多吃水果，如香蕉、橘子等，辅助治疗。

（4）房颤的患者应定期门诊随访，由医生根据具体情况考虑在适当时期进行外科手术治疗。

（5）如患者需要进行其他小型手术或者拔牙手术，术前应采用抗生素，预防感染。

第三节　感染性心内膜炎

细菌、真菌和病毒、立克次体、衣原体、螺旋体等其他微生物直接感染所引发的心瓣膜或心室壁内膜的炎症称为感染性心内膜炎（infective endocarditis），这种病症和系统性红斑性狼疮、风湿热、类风湿等引起的非感染性心内膜炎是不同的。过去，医学上将感染性心内膜炎称为细菌性心内膜炎（bacterial endocarditis），但是这种叫法具有一定的片面性，所以已经不再沿用。这种病症的临床症状主要表现为脾肿大和实验室检查皮肤病损、贫血、栓塞、发热、杂音等。

一、疾病特征

（一）急性感染性心内膜炎

这种病症多发生于正常心脏，有时也会发生在静脉注射麻醉药物成瘾的患者的右侧心脏部位。

急性感染性心内膜炎的病原菌（如金葡菌或真菌）往往是一些毒力比较高的细菌，发病急促，病程凶险，并伴随发高热、寒战等症状，全身毒血症状明显，这种感染往往是全身严重感染的一部分，其症状大多时候会掩盖急性感染性心内膜炎的临床表现。由于急性感染导致的心瓣膜和腱索的快速病变，在短时间内可能会迅速改变原有的杂音性质或者出现高调的杂音。如果不及时采取措施加以治疗，可能会引发急性充血性心力衰竭，导致患者死亡。心内膜受到病菌尤其是霉菌性感染，大而脆的赘生物会附着在受累的心内膜上，带菌栓子脱落可能会导致多发性栓塞和转移性脓肿的产生，引起化脓性脑膜炎心肌脓肿、脑脓肿等。如果栓子来自感染的右侧心腔，则有可能导致肺动脉栓塞、肺炎、单个或多个肺脓肿，表现在皮肤上多为紫癜样出血性损害过着形成瘀斑，也有一些患者会出现脾肿大症状，根据患者体质而定。

（二）亚急性感染性心内膜炎

这种病通常发生在心瓣膜病患者身上，大多数患者发病比较缓慢，且前期病症不十分明显，表现为非特异性隐袭症状，如身体疲劳、精神倦怠、体重下降、全身无力、体重下降等。还有一些患者在发病时是以本病的并发症的形式出现的，如心瓣膜病的进行性加重、肾小球肾炎和手术后出现心瓣膜杂音、不能解释的卒中、顽固性心力衰竭、栓塞等。发热亚急性感染性心内膜炎最常见的病症，热型多变且多数为不规则发热，多表现为弛张型发热和间歇型发热，伴随出汗和畏寒现象，也有少数患者表现为低热。一般而言，亚急性感染性心内膜炎患者的体温大多数在 37.5℃~39℃之间，有时也会超过 40℃。也有很少部分患者的体温正常或者低于正常体温，这些患者通常为老年患者或者是严重心力衰竭、尿毒症以及伴有栓塞或真菌性动脉瘤破裂引起脑出血或蛛网膜下隙出血时。除此之外，在病症诊断之前已经用过退热药、抗生素、激素者的患者也暂时性表现为不发热现象。70%~90% 的亚急性感染性心内膜炎患者患有进行性贫血，甚至会达到严重贫血程度且症状突出。贫血会引起浑身无力、易疲劳、呼吸急促等，病程较长的贫血患者可能会由于身体各部的栓塞以及毒血症等引发全身疼痛。亚急性感染性心内膜炎起病时常表现为肌痛、关节痛、低位背痛，主要涉及的身体部位包括踝、腕等关节以及股部肌肉、腓肠肌等，有时也表现为多发性关节受累。如果患者出现严重的骨疼病症，可能为骨膜下出血或栓塞、骨血管动脉瘤、骨膜炎、栓塞性动脉瘤压迫骨部等引起的。老年亚急性感染性心内膜炎患者的症状表现相对复杂多变，发热病症常常可能被误诊为呼吸感染或者其他感染疾病；老年人出现的心脏杂音也时常会被误诊为退行性瓣膜病，如果引不起足够的重视，可能会延误病情。有的可无发热和心脏杂音，而表现为神经、精神改变以及心力衰竭或低血压，易有神经系统的并发症和肾功能不全。其体征主要是可听到原来正常的心脏出现杂音或者是原有心脏病的杂音改变。心动过速、贫血或其他血流动力学上的改变可引起病程中杂音性质的改变。有少部分患者的心脏杂音并不是在发病初期出现，而是在治疗期间出现，还有一些患者的心脏杂音在接受治疗两三个月之后出现，也有一些患者在病情治愈后一直都没有出现心脏杂音。

在亚急性感染性心内膜炎中，右侧心瓣膜损害不常见，2/3 的右侧心脏的心内膜炎，特别是侵犯三尖瓣者，赘生物增殖于心室壁的心内膜及主动脉粥样硬化斑块上时，也可无杂音，但后者罕见。近 30 年来 aneway 损害、甲床下线状出血、皮肤和黏膜的瘀点、Osler 结等皮损的发生率下降趋势十分明显。栓塞或者是毒素作用于毛细血管使其脆性增加破裂出血，往往会引起瘀点的出现，瘀点可个别出现，也可成群出现，在应用抗生素之前，瘀点的发生率高达 85%，运用抗生素后，瘀点发生率大幅下降，目前可达 19%~40%。瘀点多出现于胸前皮肤、手足背皮肤、眼睑结合膜及口腔黏膜，中心可发白，持续数天，消失后再现。

但在体外循环心脏手术引起的脂质微小栓塞也可出现眼结合膜下出血，因而有人认为中心为灰白色的瘀点要比黄色者重要。全身性紫癜偶可发生。甲床下出血的特征为线状，远端不到达甲床前边缘，压之可有疼痛。Osler 结呈红色或紫色，直径大小大多在 1~2 mm 之间，大的 Osler 结可达 5~15 mm，Osler 结稍高于皮面，多发生于手指或足趾末端的掌面，足底可有压痛感，一般持续四五天消退。在伤寒、淋巴瘤、系统性红斑狼疮中也可能出现 Osler 结。所谓 Janeway 损害是指在足底及手掌出现直径 1~4 mm 无痛的出血性或红斑性损害，杵状指（趾）现已很少见。视网膜病变以出血最多，呈扇形或圆形，可能有白色中心，有时眼底仅见圆形白点称为 Roth 点。

（三）特殊类型

1. 人造瓣膜感染性心内膜炎（prosthetic valve endocarditis, PVE）

在心脏手术后并发的感染性心内膜炎中，人造瓣膜性心内膜炎较其他类型心脏手术者的发病率高 2~3 倍，其发病率占 2.1% 左右。单个瓣膜置换术后 PVE 发生率低于双瓣膜置换术后 PVE，其中二尖瓣的 PVE 低于主动脉瓣的 PVE，这可能是主动脉瓣置换手术的时间较长、跨主动脉瘤压力阶差大及局部湍流形成造成的。如果患者在术前患有自然瓣膜心内膜炎，那么其术后发生 PVE 的概率会增加 5 倍。人造生物瓣 PVE 和机械瓣的发生概率大致相当，约为 2.4%。人造生物瓣的发生率低于机械瓣早期 PVE 发生率。PVE 的病死率较高，约 50%。早期 PVE（术后 2 个月以内）病死率又高于后期 PVE（术后 2 个月后）。

早期 PVE 病原体主要为葡萄球菌，（包括金黄色葡萄球菌、表皮葡萄球菌）占 40%~50%。除此之外，常见的病菌还包括革兰阴性杆菌、类白喉杆菌、霉菌等。术前预防性给予抗生素治疗后，患者早期 PVE 复发的概率有所下降。后期 PVE 和自然瓣心内膜炎具有很大的相同性，后期 PVE 发生主要是由肠球菌、金葡菌及以草绿色链球菌为主的各种链球菌引起的，表皮葡萄球菌对抗生素的敏感程度要高于早期 PVE。革兰阴性杆菌、真菌、类白喉杆菌也是比较少见的。就临床表现而言，人造瓣膜心内膜炎与天然瓣膜心内膜炎具有很大的相似性，但敏感性和特异性不高。这是因为术后的菌血症、胸部手术创口、灌注后综合征、留置各种插管及抗凝治疗等都可能会引起患者出血点、血尿及发热等。后期 PVE 常见脾肿大，半数左右患者出现反流性杂音，二维超声心动图发现赘生物的存在。血培养常阳性，如果多次血培养呈现出阴性，应考虑是否受到生长缓慢的类白喉杆菌感染或者是真菌、立克次体感染。PVE 的致病菌往往来自医院内，其耐药性很强，应谨慎处理。

2. 葡萄球菌性心内膜炎

葡萄球菌性心内膜炎多呈急性型，大多情况下发病迅速且病情险恶，也有少数患者为亚急性。型葡萄球菌性心内膜炎往往是由耐青霉素 G 的金黄色葡萄球菌引发的，正常的心脏比较容易遭受侵袭，引发急而重的心脏瓣膜损害，往往会导致二尖瓣及主动脉瓣的反流。

3. 肠球菌性心内膜炎

肠球菌性心内膜炎多以亚急性的形式出现，多见于前列腺和泌尿生殖道感染患者，肠球菌性心内膜炎多有明显的杂音，对于心脏瓣膜具有很强的破坏性。

4. 真菌性心内膜炎

由于长期使用静脉输液，心脏直视手术的广泛发展，激素、广谱抗生素、静脉注射麻醉药物成瘾者增多，心腔内导管、血管的留置及免疫抑制剂应用增多，真菌性心内膜炎的发病率呈现出逐渐增高的趋势，一半左右的患者在心脏病术后感染真菌性心内膜炎。真菌性心内膜炎可出现诸如口腔和鼻部黏膜的损害及皮下溃疡等皮肤损害，对患者进行组织学检查对病情诊断很有价值。

5. 累及右侧心脏的心内膜炎

见于左向右分流的先天性心脏病和人造三尖瓣置换术后、尿路感染和感染性流产。行心脏起搏、右心导管检查者和正常分娩也可引起。由于静脉注射麻醉药成瘾患者逐步增长，导致右侧心脏心内膜炎的发病率也呈现出明显的增高态势，目前发病率为 5%~10%。致病细菌多为金葡菌，此外绿脓杆菌、酵母菌、绿脓杆菌、肺炎球菌等的致病率也较高，革兰阴性杆菌也会引发右侧心脏的心内膜炎。右侧心脏感染性心内膜炎多累及三尖瓣，少数累及肺动脉瓣。

右心室壁、三尖瓣以及肺动脉瓣多发赘生物，其碎落之后有可能引发肺部炎症、细菌性肺梗死、肺动脉分支败血症性动脉炎等。如果致病菌是金葡菌，梗死部位可转变为肺脓肿，主要表现在肺部如气急、咳嗽、胸膜炎性胸疼、咳痰、咯血等。右侧心脏心内膜炎最常见的是肺动脉瓣关闭不全和由反复发作的败血症性肺动脉栓塞引起的呼吸窘迫综合征。严重右心衰竭、不能控制的败血症以及左侧瓣膜同时受累等很少导致患者死亡。单纯右侧心脏感染性心内膜炎早诊断早治疗，在患病早期积极手术治疗或者应用抗生素治疗，并及时处理并发症，则能达到良好的治疗效果且预后良好，不会危及生命。

6. 感染性心内膜炎的复发与再发复发

感染性心内膜炎的复发与再发复发通常由不同的细菌或真菌引起，再发的病死率比初发者的病死率高。所谓的复发与再发复发指的是抗生素治疗结束后 6 个月内或治疗时期感染征象或血培养阳性再现，据统计，感染性心内膜炎的复发率为 5%~8%，复发的原因可能为广谱抗生素应用出现双重感染，也可能为深藏于赘生物内的细菌不易杀尽或者是患者在接受治疗病程较长或接受治疗前抗生素治疗不够充分导致细菌的抗药性增强以及脑、肺的栓塞等并发症的加重。早期复发大多在 3 个月之内，在最初发作治愈 6 个月以后，感染性心内膜炎所有的心脏表现和阳性血培养再现称为再发。

二、诊断思路

（一）病史问诊要点

问诊时应注意询问有无基础心脏病，如先天性心脏病、心脏瓣膜病等，还应询问有无脏内人工材料植入术、近期有无导致菌血症的操作以及是否为高危人群，本次感染病程中应用抗生素种类及使用时限，以便于经验治疗时抗生素的药物选择。

（二）常规检查

1. 血培养检查

阳性血培养是诊断感染性心内膜炎最直接的证据，阳性血培养还能判断随访菌血症是否持续。临床上，75%~85% 的患者血培养呈阳性。数量不一的病原体从赘生物连续不断地播散到血液中，急性患者和亚急性患者抽取血标本的要求是不同的，前者在应用抗生素前 1~2 小时内抽取 2~3 个血标本，后者在应用抗生素前 24 小时采集 3~4 个血标本。抽取血标本之前应用过抗生素的患者应坚持至少连续 3 天，每天抽取血培养，其目的是提高血培养的阳性率。取血最佳时间为患者体温骤升或寒战时，取血前皮肤要进行严格消毒，取血时应用更换静脉穿刺的部分，每次取血为 10~15 ml。如果患者在取血前应用过抗生素治疗，那么取血量不应该太多，但最起码保证患者血液与培养液的比例在 1：10 左右。这是由于培养基稀释不能稀释血液中过多的抗生素，从而影响细菌生长。血培养的常规操作需要需氧和厌氧菌培养，在人造瓣膜置换，较长时间留置静脉插管、导尿管或有药瘾者，应加做真菌培养。血培养观察期至少 2 周，结果阴性时应延长观察期，保持在 3 周，必须在 2 次以上血培养阳性才可以最终确诊。血培养通常采用静脉血，临床上动脉血培养阳性率并不比静脉血培养阳性率高。极少情况下，血培养为阴性的患者，其骨髓培养可以呈现出阳性。在治疗之前应对患者做各种抗生素单独或联合的药物敏感试验，以确保医疗的安全性和有效性。

2. 一般化验检查

感染性心内膜炎患者体内的血红蛋白和红细胞降低，偶尔还会出现溶血现象。没有并发症的患者，白细胞计数正常或者轻度增高，有时也会出现白细胞左移，大多时候红细胞呈现出沉降率增快。大部分患者表现为蛋白尿和镜下血尿。除此之外，尿培养也有助于诊断心内膜炎，肠球菌性心内膜炎、金葡菌性心内膜炎常可导致肠球菌菌尿。

3. 心电图检查

感染性心内膜炎患者心电图一般无特异性，当患者出现心包炎、并发栓塞性心肌梗死等并发症时，心电图可显示特征性改变。感染性心内膜炎伴有室间隔脓肿或瓣环脓肿时可能会出现束支传导阻滞、全性或完全性房室传导阻滞或者室性期前收缩，颅内菌性动脉瘤破裂，可出现"神经源性"的 T 波改变。

4. 放射影像学检查

心力衰竭、肺梗死等诊断可以通过胸部 X 线检查，当置换人造瓣膜患者发现瓣膜有异常摇动或移位时，提示可能合并感染性心内膜炎。当怀疑有较大的主动脉瓣周脓肿时可以采用计算机化 X 线断层显像（CT）或螺旋 CT 检查诊断。但人造瓣膜的假影及心脏的搏动影响了其对瓣膜形态的估价，且依赖于造影剂和有限的横断面使其临床应用受限。磁共振显像（MRI）因不受人造瓣膜假影的影响，当二维超声心动图不能除外主动脉根部脓肿时，可起辅助作用。

5. 超声心动图检查

超声心动图可以探测到瓣膜上的赘生物，这种检查广泛应用在血培养阳性的感染性心内膜炎上，通过超声心动图检查可以探测到瓣膜上的赘生物的部位、形态、数量和大小。早期诊断生物瓣 PVE 可以采用胸壁二维超声心动图，这种探测方式在检查机械瓣 PVE 时效果略差。胸壁二维超声心动图可以很好地将生物瓣 PVE 的瓣膜形态呈现出来，对于生物瓣上的赘生物具有很好地识别作用，而机械瓣的赘生物超声回声表现为多条且多变反射，且罕有检出直径小于 2~3 mm 的赘生物，所以胸壁二维超声心动图对其很难确定，除此之外，超声心动图检查瓣膜上稀松的钙化或假性赘生物有时较难鉴别。

随着医疗技术的进步，经食道二维超声心动图得以快速发展，相对于经胸壁二维超声心动图呈现出明显的优势。90% 的病例可发现赘生物，经食道二维超声心动图能检出更小的赘生物，直径在 1~1.5 mm。超声心动图检查有助于判定原来的心脏病变，也可以评估左室功能及瓣膜反流的严重程度，对于患者预后判断及下一步诊疗措施的确定具有一定的指导意义。

6. 心导管检查和心血管造影

对诊断原有的心脏病变尤其是合并有冠心病很有价值外，尚可估价瓣膜的功能。心导管检查和心血管造影可能使赘生物脱落引起栓塞，或者引发严重心律失常，加重心力衰竭，因此在采用心导管检查和心血管造影时应严格掌握适应证。

7. 放射性核素 ^{67}Ga（镓）心脏扫描

放射性核素 ^{67}Ga（镓）心脏扫描可以帮助诊断心肌脓肿及心内膜炎的炎症部位，相对于二维超声心动图而言，放射性核素 ^{67}Ga（镓）心脏扫描的敏感性和特殊性要低很多，需要72 小时后才能显示阳性，而且会有不少的假阴性，所以在临床上很少应用这种方法。

8. 血清免疫学检查

约有 90% 患者的循环免疫复合物（CIC）阳性，且常在 100 μg/ml 以上，高于无心内膜炎败血症患者具有鉴别诊断的价值，血培养阴性者犹然。在这里需要注意的是乙型肝炎表面抗原阳性患者、系统性红斑狼疮和一些其他免疫性疾病中循环免疫复合物血清水平也可大于 100 μg/ml，需要对此进行区别。

9. 其他检查

尚有真菌感染时的沉淀抗体测定、凝集素反应和补体结合试验、金黄色葡萄球菌的胞壁酸抗体测定等。

（三）鉴别诊断

感染性心内膜炎临床表现形式多样，很容易和其他疾病的症状相混淆。心脏体征轻微且以发热为主要症状的感染性心内膜炎需要和肿瘤、胶原组织疾病、上呼吸道感染、伤寒、结核等以发热为主要症状的疾病相区别。在风湿性心脏病基础上发生本病，如果经过足量抗生素治疗仍不能退热，且患者心力衰竭症状仍旧没有好转，应考虑是否患有合并风湿活动。可以通过心包和心肌检查确定，如检查心脏是否进行性增大伴奔马律、心包摩擦音或心包积液等。但此两病也可同时存在。发热、心脏杂音、栓塞表现有时需与心房黏液瘤相鉴别。本病以神经或精神症状为主要表现者，在老年人中应注意与脑动脉硬化所致脑血栓形成，脑出血及精神改变相鉴别。

三、临床治疗

（一）治疗原则

1.药物治疗抗微生物药物治疗是该病最主要的治疗措施，用药原则具体如下。

（1）早期应用。在连续3~5次血培养后即可开始治疗。

（2）充分用药。选用杀菌性抗微生物药物，大剂量和长疗程应用。

（3）静脉用药为主。旨在保持高而稳定的血药浓度。

2.外科手术治疗

（1）绝对适应证。① 中重度心力衰竭，因瓣膜功能损害，必须换瓣者；② 感染不能控制者。

（2）相对适应证。① 瓣膜周围感染延伸；② 金黄色葡萄球菌性 IE，瓣膜破坏严重，主动脉瓣和二尖瓣区新出现杂音；③ 人工瓣膜反复感染者；④ 巨大赘生物（ > 10 mm），并有较大活动度，有发生栓塞可能者。

（二）药物治疗

1.急性 IE 者

静脉滴注萘夫西林5 g，每日2次，或者静脉滴注苯唑西林3 g，每日2次，疗程为4~6周。如果患者多头孢菌素和青霉素过敏，可以静脉滴注静脉滴注，每日1次。

2.亚急性 IE 者

静脉滴注青霉素1 000万 ~2 000万 U，每日1次。

四、护理规范

（1）做好保暖防护，防止着凉，戒烟戒酒，做好呼吸道感染疾病预防。

（2）严格控制食盐摄入量，为患者提供高蛋白、高热量饮食，如瘦肉、鱼类、蛋类等。

（3）做好皮肤护理、口腔护理工作，经常给患者翻身、按摩肢体、辅助患者活动，防止压疮。在身体条件许可的情况下，鼓励患者下床活动，促进血液循环及肠胃蠕动，帮助患者恢复身体机能。

（4）严格遵照医嘱按时按量服药，坚持服用高辛、利尿剂3~6个月，并坚持长效青霉素肌内注射1年，终身服用华法林等，并定期到医院进行检查，调整药物用量，防止出血和血栓形成。

第十二章　周围血管疾病临床思路

第一节　雷诺病

雷诺病多数出现在寒冷的情况下，在温度低的环境中，人的血管会有一种兴奋的状态，手指会出现苍白、青紫和潮红的改变。雷诺病出现在女性患者较多，20~30 岁为高发病率人群。

一、疾病特征

在临床上，疾病主要表现为手指皮肤出现雷诺现象，也就是皮肤会有渐变颜色——苍白→发绀→潮红→正常。手指显示出苍白时，手指会产生麻木、刺痛的感觉，手指也会感觉无力，这时可以采用手指保暖的方法来缓解症状。取一盆热水，将双手泡在热水中，促进手指的血液循环，为手指取暖。当手上的皮肤逐渐变成红色，慢慢地手的肤色恢复正常，手指疾病症状消失。经过观察发现，这种疾病的发病有一定的规律性，它随着季节天气变化而发生。一般情况下，天气寒冷的冬天患者容易出现此症状，人体的动脉痉挛持续时间也较长。因此，患有此类疾病的患者在冬天或寒冷的天气要注意手的保暖。

二、诊断思路

（一）常规检查

1.冷水实验

在寒冷的情况下，人体和血管会有刺激反应，根据这一原理，让患者的手浸泡在冰水进行观察。小李取了一盆温度只有 15℃的水，然后将双手放入盆中，浸泡 15 分钟，小李双手有微微疼痛。小李将双手放入 49℃的水盆里浸泡 1 分钟，观察到小李的双手皮肤变化诱发率为 75%。在此要注意，如果患者有心脏病或高血压禁忌用此方法，

2.局部降温试验

水盆中放到 20℃的水，将双手放入盆中浸泡 2 分钟，测试手的皮肤温变化，超过 30 分钟则为阳性。

3.冷却箱试验

冷却箱使用了薄金属板,内部的层壁可以存放水,箱子的顶部安装风扇,冷却液体可以使箱子的温度保持在 3℃左右。手放入箱子 15 分钟,透过透明玻璃观察人的肤色变化。手指出现苍白和发绀的阳性率为 60%。

4.缚臂试验

利用血压计进行试验,将血压计袖带绑在人的手臂上,持续 5 分钟左右,人的手臂上的袖带松开后观察手指的肤色的变化。在此注意,这种方法虽然操作简单,但诱发率较低。

5.握拳试验

双手握拳 2 分钟左右,双手慢慢张开,观察手指皮肤的变化。

6.甲皱微循环检查

在正常情况下,人的毛细血管排列得比较整齐,底色为红黄色,血流是流通的。雷诺病患者的毛细血管很细,管襻短小且有点状,血液流通比较缓慢,严重时出现停滞现象。

7.动脉造影。如果动脉造影显示出人的管腔细而小,说明动呈蛇形弯曲效果。

(二)鉴别诊断

1.手足发绀症

手足发绀症是一种女性在青春期常见的病症,临床上这种病症的特点是手足皮肤发绀,变色均匀,皮肤细滑,皮温降低。一般情况下,双手的状况要比双足严重。天气炎热时,将四肢举起可缓解症状。利用按摩可以治愈此类症状。

2.网状青斑

在温度较低的环境下,患者的皮肤呈现细小动脉的痉挛扩张,皮肤表面有青色网状效果。在人的手臂、腿部、头、颈、躯干都会有这种发病症状。严重时,人的全身都会出现此类状况。

三、临床治疗

(一)药物治疗

药物治疗主要是缓解动脉痉挛,用药方式是口服、注射等,雷诺病是一种血管疾病,治疗过程缓慢且有一定的困难。

(二)血浆置换疗法

血浆置换疗法能够降低人体的血浆纤维蛋白,增强红细胞变形,降低血小板活性,改善血液的流动性。

(三)生物反馈疗法

生物反馈疗法是一种生理上的治疗方式,一般情况下这种治疗方法用于精神类疾病。

(四)手术疗法

无法使用服药或注射等方法治愈的患者,他们会考虑接受手术治疗。

四、护理规范

（1）人心愉快、保持好的心态对于病情治疗有非常重要的作用，只有乐观、积极向上的心态才能战胜病魔，这是一种自我心理治疗的方法。

（2）患者在饮食上要特别注意，不要吃凉的食物。另外，辛辣等刺激类的食物也不能吃。

（3）注意皮肤卫生，加强身体锻炼，增进皮肤的抵抗力。

第二节　闭塞性动脉硬化

闭塞性动脉硬化是一种人体动脉引起的动脉堵塞疾病，这种疾病作用人体和腹主动脉以下，动脉破裂导致血栓的产生。

一、疾病特征

（1）闭塞性动脉硬化主要是由于人体的动脉堵塞引起的供血不足。

（2）最初的病情症状是患者四肢发凉、有麻木的感觉，腹主动脉下端堵塞，患者在走路时臀部酸疼，双腿无力，甚至有疼痛感。

（3）脑窃血综合征引起的患者表现有耳鸣、头晕、视力模糊等，严重时会使人昏厥。

（4）病情发展严重时，人的下肢会有静息痛，且疼痛加剧。

（5）患者皮肤苍白，汗毛有脱落的现象，另外，肌肉萎缩、骨质稀疏也是常有的症状之一。如果患者带有糖尿病，则会引发其他感染病状。

（6）患者的动脉跳动比较弱，血压会降低。

二、诊断思路

（一）行走试验

令患者在规定时间内做一定速度的原地踏步，直到出现跛行症状为止。根据肌肉酸痛、疲劳及紧固感出现的部位和时间，可初步提示病变的部位及严重度。

（二）患肢抬高及下垂试验

在暖室中，把肢体抬高到水平位以上 1~2 分钟，以观察足底面的皮色。正常者足底仍保持粉红色；患肢侧支循环不足时，则足底呈苍白；如果运动后转为苍白，说明病变不太严重。然后令患肢下垂，观察足背静脉充盈时间及足部发红时间。正常人静脉充盈时间 < 20 秒，发红时间 < 10 秒。一般认为肢体发红时间在 15 秒内不恢复为中度缺血，30 秒内不恢复为明显缺血，60 秒内不恢复者为重度缺血。

（三）毛细血管充盈时间

正常时压迫甲床或趾跖侧（指掌侧）软组织后颜色立即恢复，如果颜色恢复 > 2 秒应考虑为有缺血。患肢颜色恢复时间显著延长。

（四）超声血管检查

（1）测压法。患肢踝肱指数 < 1~0.4 提示患肢有明显缺血。如果患肢症状典型，而足部血压接近臂部血压，则应在患肢运动后再测血压。正常人运动后约 30 秒内血压可略降低，随后上升至比运动前略高。但有动脉阻塞或狭窄者，患肢运动后血压降低，5 分钟后才逐渐恢复到运动前水平。如果踝部收缩压在 60 mmHg 以下，提示该肢体有明显缺血；如果为 30 mmHg 以下，则为严重缺血，患肢将很快出现静息痛及肢端缺血性溃疡或坏疽。

（2）彩色超声多普勒检查。可直接检出血管的狭窄程度和动脉粥样斑块的病变状况。

（五）阻抗性容积描记术

此法在鉴别正常、间歇性跛行与静息痛肢体时很有价值，尤其在下肢反应性充血期测定动脉血流量峰值 [ml（s·100ml 组织）]，正常人 24.8 ± 1.6，间歇性跛行者 10.5 ± 1.3，静息痛者 5.3 ± 0.5。

（六）经皮组织氧张力测定（PtcO2）

利用氧释放量了解人体血液情况，按照临床实验表明，正常人的 $PtcO_2$ 值为 60.7 ± 7.48 mmHg。人在站立时，平均增加 10 mmHg，如果运动后，会增加 4 mmHg。当人由于运动到静止状态，人的 $PtcO_2$ 逐渐恢复平静，这个过程大约需要 10 分钟左右。

（七）患肢平片检查

如果人体的动脉呈现出不规则的钙化斑，说明有闭塞；如果动脉上呈现出薄层钙化，说明动脉有中层钙化。

（八）动脉造影

通过动脉造影可以观看到人体的肢动脉阻塞状态，进一步确定治疗方法。

（九）核磁共振

观看颈动脉内膜斑块，能够识别移植血管是否流畅。

三、临床治疗

（一）一般治疗

治疗的过程要避免饮食问题，如戒烟，适当运动，注意休息，保持足够的睡眠。患者在医生的指导下行走，每次行走不超过 30 分钟。通过不断的锻炼增加侧支循环，增强肌肉拉力。高脂血症、糖尿病患者要保持皮肤的清洁，防止外伤感染。

（二）血管扩张药

针对此症状，服用血管扩张药类药物，在某种情况下，降低了动脉压，减少了侧支血流，使病变得到缓解，但也使远侧患肢部血压降低。

（三）抗凝治疗

一般手术后建议使用华法林治疗。

（四）手术治疗

当病情发展一定程度，必须接受手术治疗，如果患者有严重的静息痛、症状呈进行性加剧等，腰交感神经节切除术是一种手术治疗方法，手术能够，增强患者的肢体皮肤血流，促进皮肤溃疡愈合。

（五）天然水蛭素治疗

水蛭素主要是由 60 多个氨基酸构成的低分子多肽，分子量小，仅为 7 000 道尔，渗透性极强，作用机理有抗凝血与溶解血栓的作用。

四、护理规范

为了避免患者脚部受到损伤，注意鞋袜的干净，不要赤脚穿鞋走路，如果发现脚部的皮肤有裂纹就要去看医生。日常护理方面，要注意以下几点。

（1）患者保注意保暖，避免严寒，不要用凉水洗澡或游泳。

（2）患者冬天要注意保暖，通过适当的行走促进脚部血液循环。

（3）不要在太阳下暴晒脚部或小腿，用温水洗脚，然后用干燥的毛巾擦干脚部。

（4）患者双腿不要交叉而坐，避免双腿血液的不流通。

第三节　血栓性静脉炎

血栓性静脉炎是一种血管血栓疾病，它是指静脉血管腔内急性非化脓性炎症血栓的形成。血栓与炎症是双向作用，两者可以互相作用。

一、疾病特征

血栓性静脉炎可分浅层和深层静脉炎两类。

（一）浅层静脉炎

浅层静脉炎的病发部位是人体的四肢或胸部，当人体出现浅层静脉炎后，人的沿浅静脉会出现 2~5 厘米硬条索状肿痛，形状似柳条，且红肿灼热炎症。四个星期之后，急性症状消退，皮肤中现灰褐色。

（二）深部静脉炎

深部静脉炎多病发于人的小腿、胸静脉及股髂静脉，出现在小腿时，小腿肿胀，如果出现在胸部，则大腿出现肿胀。深部静脉炎的患者行走伴有疼痛，皮肤呈现浅灰紫。两个月之后，疼痛有所缓解，但是腿部依然肿胀。

二、诊断思路

（一）静脉压测定

患者肢静脉压升高，说明近心端静脉可能产生堵塞。

（二）超声

利用二维超声显像可以看到人体大静脉内的血栓，可以利用 Doppler 测算静脉内血流速度，观察压迫动作的存在。这是诊断患者是否为阳性近端深静脉血栓为 95，远端者为 50%~70%，特性达 95% 以上。

（三）放射性核素检查

放射性核素检查检查腓肠肌内的深静脉血栓形成率为 90%，此检查的缺点是放射性核素后滞后 48~72 小时才起效果。

（四）阻抗容积描记法（IPG）和静脉血流描记法（PRG）

阻抗容积描记法主要应用于皮肤电极，而静脉血流描记法利用充气袖带测量静脉容积的变化。如果静脉阻塞，这种检测方法对近端深静脉血栓形成诊断的阳性可达 90%，然而却降低了远端者诊断敏感性。

（五）深静脉造影

在人的脚部浅静脉注射造影剂，近心端使用压脉带，造影剂可以直接进入人体的深静脉系统，如果静脉有充盈缺损的现象，医生就可以定位诊断。浅静脉血栓的诊断比较容易，局部症状、体征比较明显。

三、临床治疗

患者在接受治疗时，脚部要抬高于心脏位置，可以用绷带包扎，口服阿司匹林。

四、护理规范

（1）患者的病情属于急性时要卧床休息，深部静脉血栓的患者需要两周的卧床休息，抬高患肢，且高于心脏水平 30cm 左右。

（2）使用弹力袜。患者可以穿弹力袜，并且每日换洗弹力袜，保持弹力袜的清洁，还要检查皮肤有没有损坏或压痛。

（3）患者有必要戒烟，香烟中的尼古丁会促使静脉收缩，使动脉粥样硬化。

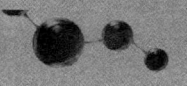

第十三章 心脏肿瘤临床思路

第一节 原发性良性心脏肿瘤

目前，根据某调查报告显示，原发性心脏肿瘤的发生率为 0.001 7%~0.28%，小于转移性心脏肿瘤。原发性心脏肿瘤有 70% 左右属于良性肿瘤，分为心腔黏液瘤、血管瘤、纤维瘤等。而恶性心脏肿瘤多数是肉瘤，如血管肉瘤、横纹肌肉瘤。

一、疾病特征

心脏肿瘤的症状与人体肿瘤的位置、大小、生长速度有关，它们取决于肿瘤的细胞组织。临床医学观察表明，心脏肿瘤患者表现如下。

（一）全身表现

心脏肿瘤患者时常发热、恶心、雷诺现象、皮疹等。

（二）心力衰竭

心脏肿瘤会导致心腔流入、流出的阻塞，容易引起心力衰竭。

（1）左房肿瘤。一种常见的原发左房黏液瘤，患者呼吸困难，伴有咳嗽、肺水肿、胸痛，甚至是晕厥和猝死。

（2）右房肿瘤。患者常常感觉到疲劳，颈静脉搏动明显。

（3）右室肿瘤。患者右室流出道阻塞而导致右心衰竭，出现水肿、腹水、呼吸急促现象，甚至是晕厥和猝死。

（4）左室肿瘤。患者左室肿瘤位于室壁内，患者有明显的心律失常、传导障碍，甚至晕厥和猝死。

（三）心律失常

心肌肿瘤比较容易引起心律失常，心律失常的类型与心肌肿瘤的位置有关。如果肿瘤位于心房或邻近心房容易产生室上性心律失常，如房早、房速、房颤或房扑等；如果肿瘤位于房室结容易引起房室传导阻滞，从而引发心脏停止跳动；如果肿瘤位于心室肌处，容易引起期前收缩、室速，严重时产生猝死。肿瘤透视到心肌壁会导致心肌破裂。

（四）栓塞现象

肿瘤在人体中会变大、缩小、破裂，如果肿瘤破裂，有可能导致人体肺循环堵塞，或者引起栓塞。肿瘤周围分布着瘤栓。

（1）左心栓子。这是一种循环栓塞症状，患者一旦出现此类症状，容易引发脑卒、内脏梗死等。

（2）右心栓子。由左向右流入的左心肿瘤或者右心肿瘤引起肺栓塞，慢性肺栓塞是肺心病、动脉高压产生的常见原因。

二、诊断思路

（一）人体检查

体循环淤血的特点是，右心衰竭患者的下肢水肿，严重时会出现腹水的特征。左心衰竭患者有肺淤血。

通过心脏听诊器，医生可以听到患者心脏舒张或收缩的杂音，有些患者的心脏杂音性质或者强度会随体位而变化，这是医生诊断黏液瘤的依据。

（二）常规检查

1. 心音图检查

有一些患者的心脏杂音的强度大小会随着检查时体位的不同而不同。而心电图没有比较特殊的表现，往往呈现出正常的心电图或发生左心房、右心室增大与心肌损伤的情况。

2. 心脏 X 线检查

经临床发现，心脏肿瘤与 T 瓣膜性心脏病有相同之处，往往发生全心或者是局部心腔增大，与二尖瓣产生病变的反应类似，两个肺叶发生淤血现象，心界发生轻微到中度扩张，常常呈现出左心房与右心室增大，此时对食管进行钡餐检查就可以发现食管受到轻微到中度的受压痕迹。倘若此肿瘤为恶心肿瘤，就会影响到心包，出现心包积液，可见心影增大。

3. 超声心动图

超声心动图属于非创伤性的检查项目，其中，二维超声心动图能够提供肿瘤大小、附着物及活动性信息；连续多普勒超声能够针对瓣膜不完全关闭或梗阻评估病患的血流动力学，且对心脏黏液瘤的诊断有特殊的意义。

4. CT 检查

在肿瘤浸润程度的诊断方面，一些先进技术，如心动周期门控技术、图像重建技术、呼吸门控技术及电子高分辨 CT 有很大的帮助，而且这些技术对诊断畸胎瘤、横纹肌瘤、黏液瘤、骨肉瘤、纤维瘤、血管瘤有一定帮助，最重要的是，这些技术在使用超声心动图诊断患者疑似肿瘤或确诊肿瘤之后，是一种最有效的肿瘤浸润程度评估、肿瘤累计范围评估的方法。

5. 磁共振成像

磁共振成像技术能够在每一个平面形成图像，并全面掌握检查者的心包、心腔与周围结构。若要全面了解血流动力变化情况，可以选用电影系列。另外，磁共振成像技术与一些异质性肿瘤（像畸胎瘤、黏液瘤等）有着特别好的病理学相关性。所以，在心脏肿瘤方面而言，磁共振成像技术是很重要的肿瘤成像检查手段之一。

6. 放射性核素成像

在诊断恶性肿瘤时，正电子发射断层扫描（示踪剂为氟脱氧葡萄糖）有很大价值。

7. 心血管造影

为了掌握心腔黏液瘤的大小、形态、所在的位置及活动范围，可以选用对心腔进行造影获取相关的参考资料，但在实际操作中，造影剂会在心腔中被稀释，而且与心腔阴影形成重叠，这就会造成显影达不到良好效果。此外，在鉴别心腔黏液瘤与左心房腔血栓时还有相当程度的困难，再加上检查设备十分复杂，耗资很大，所以诊断心腔黏液瘤不再使用此方法，而是选用超声心动图进行检查诊断。

三、临床治疗

一般情况下，对于良性心脏肿瘤采用的治疗方法是通过手术切除，并且大量患者可以彻底治好。然而，由于心腔或瓣膜堵塞、传导障碍或周围发生栓塞和心脏节律造成一切心脏肿瘤均存在致死的可能性，在患者等待接受手术的过程中可能随时导致死亡，所以患者一经确诊，就必须尽快接受相应手术。在手术过程中可能会发生瘤体碎片脱落，为了防止这样的情况发生，在实施瘤体切除之后，需要用生理盐水反复冲洗心脏各腔室，并仔细观察各个房室腔的状况，是否存在多发性的黏液瘤，并确认房室瓣和瓣环是否存在扩大的现象。对于极特殊的情况，黏液瘤有造成瓣膜损伤或发生黏液样变性的可能性，这时就可能需要加做瓣环环缩手术、瓣膜成形手术或瓣膜置换手术，防止手术后造成瓣膜关闭不全的现象发生。对于心脏肿瘤的定性，在手术之前很难辨别肿瘤是恶性还是良性，往往是实施肿瘤切除术后采取肿瘤标本或实施尸检解剖获取准确的病理诊断结果。因为通过手术不能根治心脏恶性肿瘤，所以在实施手术后很容易发生局部肿瘤复发或转移而造成死亡的情况。对于一些恶性肿瘤，即便是实施肿瘤切除术并坚持化疗、放疗，甚至是实施了心脏移植，患者也仅有 13 年的寿命。而那些无法进行手术切除的恶性肿瘤，只能通过化疗、放疗以遏制其生长速度或缓解其压迫程度与梗阻程度，从而在一定程度上延长患者的生存期限。

四、护理规范

（1）保持乐观愉快的情绪。长时间处于焦虑、紧张、悲观、烦躁的精神状态，会造成大脑皮质传导兴奋过程与抑制过程的平衡失调，因此必须保持乐观、愉快的情绪。

（2）养成良好的生活习惯。首先，做到生活有节制，多休息，注意劳逸结合；其次，做到生活有秩序，生活起居、茶饭有规律，忌烟忌酒，避免过度劳累，保持积极、乐观、向上的生活态度。

（3）以清淡而富有营养的饮食为主。宜食牛奶、水果、蔬菜、甲鱼等富含多种维生素、氨基酸、蛋白质且容易消化吸收的营养食物。不宜吃过度油腻的食物；羊肉、狗肉等具有温补特性的食物；笋、芋头、海鲜等容易引发过敏的食物；含防腐剂、化学物质与添加剂的零食和饮料。禁忌辛辣刺激性食物。

第二节　心脏继发性肿瘤

所谓心脏继发性肿瘤是指各种心脏以外的肿瘤通过血液传播直接蔓延或淋巴管扩散而转移到心脏的肿瘤。心脏继发性肿瘤最常见的临床反应包括快速心律失常、心包填塞、充血性心力衰竭或房室传导阻滞等，最常见的转移心脏的原发肿瘤依次为肺癌、乳腺癌、恶性黑色素瘤、淋巴瘤和白血病。此外，该肿瘤通常容易累及心肌和心脏心包，很少有累及心内膜的情况发生，而且右侧心脏与左侧心脏相比，更容易被累及。

一、疾病特征

（一）心包转移
对于恶性心包疾病而言，最常见的致病因素就是乳腺癌、肺癌与纵隔淋巴瘤，由于肿瘤的大范围转移造成心包的厚度增加，而且和心肌粘连，心包积液大量积存，可能造成直接心肌浸润，进而造成具有限制特征的心包填塞与心功能不全。同时，患者呼吸不畅，在活动过程中更加严重，造成心动速度过快。

（二）心肌转移
直接转移心肌或心内膜的肿瘤包括肺癌、淋巴瘤或黑色素瘤。上述肿瘤可能造成的严重后果有充血性心力衰竭、心律失常、心室流出道梗阻和栓塞等。

（三）心肌淀粉样变
原发性和继发性的淀粉样变都能够引发心脏的不适反应，主要症状包括低血压、充血性心力衰竭以及心脏传导阻滞等。

（四）心肌梗死
发生心肌梗死最常见的病症为恶性淋巴瘤、肺癌、白血病，患者往往表现为冠状动脉受压迫、反复栓塞，也有的人表现为动脉粥样硬化，比较典型的症状是患者表现为胸痛。

（五）非细菌性血栓性心内膜炎
（六）伴心内膜转移的嗜酸细胞增多症

二、诊断思路

（一）体格检查

对于心脏继发性肿瘤而言，其体征的差异性比较大，通常会发生水肿，然而水肿发生的位置往往由于肿瘤对心脏的影响不同而产生明显差异。若是发生上腔静脉阻塞，往往呈现颜面部、上肢水肿、Kussmaul 征及颈静脉怒张；若是发生下肢静脉阻塞，往往呈现腹部静脉曲张、腹水及下肢水肿；若是伴随发生心力衰竭，也可呈现相关的体征变化；若是发生肿瘤堵塞流入道，则能够听到肿瘤的扑落音。

（二）常规检查

1. 血常规检查

患者进行血常规检查，结果呈现红细胞与白细胞数量上升、血小板增多。

2. 心电图检查

患者进行心电图检查，结果呈现房扑、房颤、窦性心动过速及完全性传导阻滞。一旦有心脏缺血的情况，往往呈现 ST 段与 T 波变化。

3. CT 及核磁共振检查

患者进行胸部 CT 检查，结果呈现心脏、心包受到胸部及纵膈肿瘤的压迫；心包产生积液、钙化和缩窄、心脏流入道和流出道阻塞。患者进行肺动脉 CT 检查，结果呈现肺栓塞。患者进行冠状动脉 CT 检查，结果呈现冠脉狭窄、供血不良。进行 CT 及核磁共振的检查，能够更便捷地掌握肿瘤原发部位和扩散转移情况，可以说对诊断肿瘤及预后诊断具有重大意义。

4. 超声检查

超声检查对于判断心腔占位、心脏流入及流出道的阻塞诊断有重要作用。彩色多普勒对于瓣膜血流动力学评价有重要作用。血管超声对于判断上腔静脉、下腔静脉阻塞情况有重要作用。

三、临床治疗

在临床上，治疗恶心继发性心脏肿瘤采用的方法是实施化疗、放疗。虽然激素能够缓解炎症与肿瘤累及的阻塞，但是化疗或放疗联合使用激素时会提升心肌病和心肌梗死的危险程度。若是想要缓解心血管疾病相关症状，采取利尿、氧疗、溶栓、低盐饮食、血管介入等治疗方法可以一定程度上延长生命。心脏对化疗药物产生的相关毒性反应可呈现出心肌功能障碍、心律失常及心包积液等，这时可以采取相应措施，对症治疗。另外，针对恶性心律失常也必须对症治疗才能达到效果。由放疗造成的心脏并发症可能会对心肌、心包、冠状动脉、瓣膜与传导系统产生影响，更甚者会对心脏起搏器产生损害。糖皮质激素可用于治疗放射相关的心包疾病。合适的放疗姿势和深吸气可减少患者放射区域心脏辐射。

第十四章 其他心血管疾病临床思路

第一节 心源性脑卒中

心源性脑卒中（CGS）主要指由于心源性栓子引起脑和视网膜的栓塞性缺血，临床症状是由于心源性栓子通过血流循环到脑动脉发生阻塞所造成的供血区脑功能障碍，是缺血性脑卒中亚型的一种，其发生概率在缺血性脑卒中占 15%~20%。一般情况下，心源性脑卒中发病较急，且病情较重，急性期 30 天病死率高达 20%~30%。这类患者部分仍存在进展，预后更差。故本研究旨在基于中国缺血性脑卒中亚型（Chinese Ischemic Stroke Subclassification, CISS）病因分型的基础上。通过对比心源性脑卒中进展型和非进展型，探讨与心源性脑卒中病情进展相关的危险因素，以便早期识别，及时应对，改善患者预后。

一、常见病因

（一）心律失常

（1）心房纤颤（AF）。心房纤颤是脑栓塞的主要病因之一。对于没有风湿性心脏病的患者来说，心房纤颤的发生概率为非心房纤颤的 6 倍，伴随风湿性心脏病的心房纤颤患者是非心房纤颤的 17 倍。对非瓣膜病的心房纤颤患者来说，发生卒中的概率是非心律失常者的 5~7 倍，是并发性脑栓塞中最容易发生的心脏病。临床资料显示，心房纤颤的发生率大致为心源性脑卒中的 50%，多数是由于左心房郁积。通过临床与病例分析，没有器质性病变的心房纤颤很容易产生栓塞，患者甲亢合并心房纤颤发生卒中的概率约为 30%，也就是说，心律失常自身有一定作用造成心房栓子。心房纤颤导致的脑栓塞往往是大栓塞，致病致残率相当高，而且并无短暂性脑缺血发作（TIA）先兆。

（2）病态窦房结综合征（SSS）。多数情况下发生于年龄较大的人群，致病原因与心肌病、缺血性心脏病和神经肌肉疾病有一定关联，但是大部分情况下病因不明。

（二）心肌梗死（MI）

大概有 3% 的急性心肌梗死患者会在一个月内发生缺血性卒中（IS），并且在半个月内发生的 IS 危险程度最高。栓子的主要来源是左心室，只有一小部分是来自左心房或其他部位的。大约 90% 是在前壁发生的穿透性心肌梗死，有超过三分之一的左心室会产生附壁血栓，影响了部分心室壁的活动度。发生于下壁或者是非穿透性的心肌梗死很少发生 IS，除非伴随发生房颤或之前就有心肌梗死造成心室运动障碍的情况。

（三）心脏瓣膜疾病

（1）二尖瓣狭窄（MS）。不管有无栓塞史，大约 15%~17% MS 存在左房栓子，特别伴房颤和或心衰者。

（2）二尖瓣关闭不全（MIC）。一般情况下，MIC 往往发生于合并风湿性或缺血性心脏病的乳头肌功能失调或二尖瓣脱垂。只有少数的 MIC 合并房颤的患者会在左房内膜表面产生栓子。

（3）二尖瓣环钙化（MAC）。多数情况下，MAC 发生于 70 岁以上的老年人，又以女性患者更为常见。研究表明，MAC 和 IS 有关，与视网膜动脉栓塞和 TIA 的关系尤为密切。病理证明，大片 MAC 可引起钙化物栓塞。

（4）二尖瓣脱垂（MVP）。患有 MVP 的群体发病率特别高，男性发病概率 0.5%，女性发病概率 6%。多数情况下，MVP 是良性过程，可能会伴随产生心悸、胸痛或呼吸困难的情况。其并发症通常有二尖瓣反流、心律不齐、细菌性心内膜炎和猝死。青年期卒中患者的主要病因就是 MVP。而老年期卒中患者发生 MVP 的概率不容易推测，原因为发生概率与动脉粥样硬化相关。与 MVP 有关的 IS 多数属于小卒中，在无房颤的情况下，一般很少发生大片梗死。

（5）钙化的主动脉瓣狭窄（CAS）。一般情况下，CAS 不会并发 CE，但是也有特殊情况，即发生了二尖瓣疾病或细菌性心内膜炎。CAS 可能并发钙化性视网膜栓塞。视网膜动脉栓塞或者是 CAS 诱发的暂时性单眼失明发生的概率比 CE 大，显示为栓子比较小。

（四）无菌性血栓性心内膜炎（NBTE）

约 30%（9%~42%）的 NBTE 患者发现 CE，往往表现为多发性栓塞。此时经由尸解可发现栓塞呈现为其中一半伴全身性多发性的特征。发生 NBTE 与患者自身患有慢性消耗疾病或恶性肿瘤脱不开关系，特别是与患者自身凝血功能异常相关。所以，倘若恶性肿瘤患者发生全身性栓塞或多发性脑栓塞，尤其是合并静脉炎或凝血功能异常的情况下，应推测 NBTE。

（五）细菌性心内膜炎（BE）

BE 并发 CE 为其主要死因，以多发性微栓塞为特征。BE 还可发生出血性梗死或细菌性动脉瘤破裂而继发脑内或蛛网膜下隙出血。发生在二尖瓣和主动脉瓣心内膜炎的栓子，常为真菌和葡萄球菌感染。超声心动图检查发现 75% 的 BE 患者有瓣膜赘生物。

（六）心肌病（CMP）

充血型 CMP 较肥厚型 CMP 更易于发生 CE，约 50% 充血型 CMP 患者在左房和或东室发现栓子。CMP 的特征是心脏扩大和室壁活动度减小，某些 CMP 在发生栓塞之前有明显的心衰，部分伴房颤，CE 也是 CMP 的一种临床表现。

（七）心脏黏液瘤（CE）

CM 为心脏的原发肿瘤，约 27%~52% 可伴发栓塞，主要为 CE。栓子阻塞动脉导致脑缺血或产生动脉瘤，随后破裂形成脑内血肿，栓子主要由浸润性肿瘤碎片构成。超声心动图和 CT 很容易检出 CM，手术治疗常获痊愈。

（八）先天性心脏病和反常栓塞

所谓反常栓塞是指产生于静脉或右心系统的栓子通过没有闭合的卵圆孔、肺动静脉瘘或房间隔缺损进入到体循环引发的脑栓塞。肺栓塞可能造成右房压增长引发血液通过卵圆孔实现分流，此时进行超声心动图检查会发现卵圆孔存在的生理性分流，且进行右侧心导管检查和静脉显影也对诊断有所帮助。先天性心脏病造成脑栓塞的原因是由于携反常栓子的血液右向左分流，容易发生感染性心内膜炎及合并房颤。对于成人来讲，其心内膜垫缺损合并发生全身或脑栓塞的情况比较少见，但是可能会出现反常栓塞的情况，特别情况下没有显著的分流情况发生。

（九）心脏手术

实施瓣膜手术之后，出现的最严重的并发症类型之一就是血栓栓塞。对于心房和修复体自身而言，都能够产生栓子，且偶然情况下可以通过超声心动图证实栓子确实存在。接受过抗凝治疗措施的人工瓣膜患者每年发生主动脉瓣或二尖瓣产生栓子的概率为 2% 和 4%，若是同时使用血小板凝聚抑制剂还能减小病发率。但是，如果患者没有房颤或心房增大的情况，在进行二尖瓣替换之后往往不需要接受长期的抗凝治疗。

（十）热带心脏病

Chagas 病由克鲁斯锥虫感染所导致，慢性感染会造成心室尖附壁血栓及充血性心力衰竭，部分心内膜因缺血导致坏死，导致脑栓塞。心肌心内膜纤维变性是只发生于热带但是未找到病因的一种疾病。

二、临床二级预防推荐

（1）若是患者发生没有其他明确病因的 TIA 或急性缺血性脑卒中，应当在发病半年之内接受为期大约一个月的心率监测，从而确定房颤的有无。

（2）若是患者发生合并永久或阵发性非瓣膜房颤的卒中，应当使用阿哌沙班（ARISTOTLE 研究）、华法林与达比加群（RE-LY 试验）以防止卒中再次发作。

（3）非瓣膜性房颤患者采用利伐沙班（ROCKET-AF 研究）防止卒中再次发作是有效的。

（4）TIA 或缺血性卒中患者若合并阵发性、持续性或永久性房颤，在进行华法林治疗后其 INR 应当维持在 2.0~3.0。

（5）对于 TIA 或缺血性卒中患者，不建议抗血小板药物与抗凝剂一起使用。但特殊情况下，患者伴随发生冠状动脉疾病，可以选择联合用药的方式。

（6）合并房颤的缺血性卒中或 TIA 患者，如果不可以进行抗凝药物口服治疗的措施，建议采取单药物——阿司匹林进行治疗，能够减小卒中再次发作的风险概率为 21%。在阿司匹林治疗基础上加用氯吡格雷也可能是合理的。

（7）大部分合并房颤的 TIA 或卒中患者，应当在 14 天内进行抗凝药物的口服治疗，这是由于卒中再次发作的概率在 14 天内高达 8%。

（8）如果患者自身存在出血风险高的情况，可以选择在 4 天之后再次接受抗凝药物的口服治疗。

第二节　梅毒性心血管病

梅毒性心血管病（syphilitic cardiovascutar disease）是梅毒螺旋体侵入人体后于晚期（第三期）累及心血管系统引起的心血管病变，包括梅毒性主动脉瓣关闭不全、梅毒性主动脉炎、梅毒性主动脉瘤、心肌树胶样肿和冠状动脉口狭窄。大多数的梅毒是后天性的，特别罕见先天性梅毒。虽然目前心血管梅毒罕见，但仍存在。本病进展缓慢，从初次感染梅毒后 10~25 年（快者 5 年，慢者达 40 年）发病，患者年龄多在 35~50 岁，男女比例为 4:1~4:5。

一、疾病特征与诊断思路

因为梅毒性主动脉瘤发生在身体的不同部位，有着临床表现的较大差异。其中，较为常见的临床表现类型包括以下几种。

（一）单纯性梅毒性主动脉炎

在梅毒性心血管病所有表现形式中最容易发生的就是梅毒性主动脉炎。在所有没有接受过治疗的梅毒患者中，超过 80% 的人会出现梅毒性主动脉炎，而且他们中的很多人没有任何症状表现，所以可以叫作无症状性主动脉炎。一些患者可能会有胸骨后钝痛或不适的感觉。

诊断梅毒性主动脉炎可以参照的症状为鼓音性质的主动脉瓣区第二心音增强及粗糙的收缩期喷射性杂音。然而，仅仅根据上述表现并不能轻易诊断梅毒性主动脉炎，进行 X 线检查对于梅毒性主动脉炎的诊断意义重大。进行 X 线检查，结果呈现升主动脉扩张，血管扩张并随着胸腔段进行延伸，并可能会延伸至横膈。因为腹主动脉并没有扩张，所以降主动脉会表现为漏斗的形状。

（二）梅毒性主动脉瓣关闭不全

梅毒性主动脉炎最容易引发的病症为主动脉瓣关闭不全，往往可发生于 20%~30% 的患者。而且在这些梅毒性主动脉瓣关闭不全的患者之中大概有 20% 合并发生冠状动脉口狭窄的情况，却很少发生囊状动脉瘤的情况。另外，此并发症一般发生于晚期的梅毒患者，第一次诊断时患者年龄一般是 40~55 岁，且多是男性。

梅毒性主动脉瓣关闭不全可根据严重程度划分为很轻到很重的范围。

（1）轻度主动脉瓣关闭不全。通过听诊来看，主要有以下几方面发现。① 主动脉瓣区第二心音增强，带鼓音性质；② 紧跟主动脉瓣第二心音于胸骨右缘第二肋间可闻递减型舒张早期杂音；③ 可能闻及收缩早期喷射音。

如果可以同时听到主动脉瓣区存在高亢的收缩期杂音和轻度的舒张期杂音，或者听到二尖瓣关闭不全或狭窄的杂音，就能够排除梅毒性主动脉关闭不全的情况。而且，轻度的主动脉瓣关闭不全并不会出现 Austin-Flint 杂音。

（2）中至重度主动脉瓣关闭不全。主动脉瓣反流程度严重的关键表征是左心衰竭与肺充血，夜间可能会伴随发生阵发性或劳力性呼吸困难。病程在 1~3 年内进展较快，最后发生肺水肿及右心衰竭。由于经主动脉瓣大量反流，使头部及冠状动脉血流减少，可产生头晕、晕厥及心绞痛。由于常合并冠状动脉口狭窄，因而心绞痛的程度与主动脉瓣反流程度不相称。

心尖冲动点向左下方移位，心尖冲动增强或呈抬举性搏动。叩诊心脏浊音界向左下扩大，由于升主动脉和主动脉弓增宽，胸骨右缘第二肋间浊音界增宽。心脏听诊发现较多，分述如下：

①第二心音仍可呈鼓音性质，但强度减弱。严重病例第二心音可消失。

②胸骨右缘第二肋间紧接主动脉瓣第二心音可闻响亮、高调，占整个舒张期的递减型杂音。该杂音沿胸骨右缘向下传导的强度超过沿胸骨左缘向下传导的强度，杂音可传至心尖和腋线。与风湿性主动脉瓣关闭不全不同的是，后者往往有二尖瓣病变和右心室扩大，使心脏发生顺时针转位，因而杂音在胸骨左缘第三肋间最清楚，杂音沿胸骨左缘向下传导，而胸骨右缘杂音较轻。

③在胸骨右缘上部以及在胸骨上窝处常常可闻及响亮、粗糙的收缩期喷射性杂音，常在收缩早期增强，向颈部传导，持续性时间短，有时或伴有收缩期震颤。震颤很少在主动脉瓣区域被扪及，但在胸骨上窝或是在颈部可被扪及。风湿性主动脉瓣狭窄的喷射性收缩期杂音持续时间较长，在收缩中期或晚期增强，与上述杂音有区别。梅毒性主动脉瓣关闭不全时出现的收缩期杂音并不表示伴有真正的主动脉瓣或左室流出道狭窄，而是高流量血流通过僵硬不规则的主动脉瓣进入扩张增宽的主动脉根部产生涡流所致。

④ Austin-Flint 杂音。中一重度主动脉瓣关闭不全的患者在心尖部常可听到此杂音，其性质较轻，是低调的隆样舒张期杂音，比较局限，有时需活动后左侧卧位用钟形听诊器才能听到。产生机制可能是从主动脉反流到左室的血液冲击二尖瓣主瓣，导致了功能性二尖瓣狭窄。该杂音无收缩期前增强，不伴第一心音亢进或二尖瓣拍击音，因此可和风湿性二尖瓣狭窄鉴别。

⑤主动脉瓣区收缩早期喷射音。部分患者可以听到，是收缩早期大量血液通过扩张的主动脉，造成突然扩张振动所致。

中一重度主动脉瓣关闭不全尚可产生下述周围血管征：

A.舒张压降低和脉压增宽：中度主动脉瓣关闭不全患者的舒张压大都在 40~50 mmHg 以下，重度主动脉瓣关闭不全患者的舒张压可至 0。

B.水冲脉（Corrigan’s collapsing pulses）：由于收缩期周围动脉急速充盈，舒张期部分血液反流至左心室，血管内压力又急速下降而产生。脉搏洪大有力。

C.毛细血管搏动（Quincke’s capillary pulses）：略加压于指甲，或用玻片轻压患者唇黏膜，均可见红、白交替的小血管搏动。

D.点头征（de Musset’s head bobbing）：头部随心脏搏动发生点头动作。

E.枪击音及杜氏杂音：将听诊器听筒置于肱动脉或股动脉之上，即可听及响亮的枪击动脉搏动音；在略施压力时，还可听及动脉收缩期杂音；若再用力施压，则可出现舒张期、收缩期往来性杂音，又可称之为杜氏二重杂音。

（3）X线检查。可示心脏向左下后方增大，当患者为重度主动脉瓣关闭不全时，可出现"靴形"心脏，升主动脉显示明显增宽（梅毒性主动脉炎）。

（4）多普勒超声心动图检查。通过检查可示，在主动脉的根部发生增宽现象，主动脉环扩大，并有活动度增大的征象，还可发现左心室扩大及主动脉瓣反流的影像。通过该种检查，可对主动脉瓣反流的流量进行测定。

（三）冠状动脉口狭窄

梅毒性主动脉炎的次要并发症即是冠状动脉口狭窄，该病的发生率为 20%~26%。冠状动脉口狭窄主要表现为病变主要局限于冠状动脉的口部，在极少数的情况下，病变可向冠状动脉内部延伸，但此种情况通常不会超过 1cm。

冠状动脉口狭窄的最常见表现为心绞痛症状，多数呈典型发作，偶尔可导致患者猝死。在极少数情况下，可发生心肌梗死，即便如此，其病情通常也较轻。在临床研究中，本病常与动脉瘤或主动脉瓣关闭不全伴发，但有时可表现为梅毒性主动脉炎的唯一并发症。冠状动脉口狭窄偶可引起无主动脉瓣关闭不全或心绞痛伴发的左心功能不全。

在梅毒性心血管疾病当中，心绞痛常可发生在伴有或不伴有主动脉瓣关闭不全的冠状动脉口狭窄，也可发生在主动脉瓣关闭不全较为严重的情况时或是在患者同时患有冠状动脉粥样狭窄的情况下。若在进行选择性冠状动脉造影检查时，对检查结果不能仔细观察，常会漏诊冠状动脉口狭窄。在通过造影检查时，注入造影剂后，造影剂不会倒流入主动脉窦，或是当导管进入冠状动脉口后，常感到压力会明显的减弱，此两种情况均提示为冠状动脉口狭窄。在临床诊断过程中，怀疑患者患有冠状动脉口狭窄时，可选择非选择性动脉造影，通过将造影剂注入主动脉窦的方式来对疾病进行确诊。

（四）梅毒性主动脉瘤

梅毒性主动脉炎的并发症中，最不常见的应属主动脉瘤，其发病率约为 5%~10%，与梅毒性主动脉瓣关闭不全相比，是其发病率的约 30%。主动脉瘤多为单个，呈囊状，但有时可发现呈"纺锤形"。在主动脉瘤纤维壁之上，常见鳞片状的附壁血栓，但主动脉瘤的瘤壁是纤维组织，所以不易发生主动脉夹层。此外，多处主动脉瘤发病率较少见，仅为 4%~7%。

（1）临床表现。通常是由动脉瘤破裂及压迫周围结构所引起。一般情况下，梅毒性主动脉瘤的临床特征是由瘤体所处的部位决定的。临床常表现为持续性的疼痛，这是由动脉瘤对神经的压迫及对骨质的侵蚀造成的，到病情后期，可逐渐发展为伴有搏动性的持续性剧痛，使患者深受折磨。根据瘤体所处部位不同，患者所感疼痛部位也有所不同，常可发生于上、中、下背部及胸骨两侧或上腹部。

升主动脉瘤常表现为瘤体很大，但临床症状相对较少，又可称之为体征型主动脉瘤。其可对右肺动脉、上腔静脉以及右侧支气管等部位造成压迫。当瘤体压迫上腔静脉时，可发生以突眼及球结膜水肿、面部、上肢水肿，颈部、胸壁以及上肢静脉怒张为主要特征的上腔静脉综合征；当压迫右侧支气管时，常可产生肺不张以及反复性的肺部感染，刺激性干咳和呼吸困难。右肺动脉受压可于局部闻及收缩期喷射性杂音。除此之外，升主动脉瘤还可压迫并侵蚀胸骨，常可见在右前胸 1、2 肋间部位有明显搏动的局部隆起，或在胸骨上窝处触及搏动性的肿块。当发生主动脉瘤破裂时，右侧支气管、右侧胸膜腔或心包为其主要穿破部位，常可引起心包与胸膜腔积血、咯血等临床体征。

主动脉弓动脉瘤常表现为瘤体小，但对周围组织结构容易造成压迫，并在疾病的早期即可出现临床症状，又可称为症状型主动脉瘤。其通常可于颈部或前胸壁等部位出现搏动性的肿块。当瘤体破裂时，穿破部位为食管、气管及纵隔，临床表现为咯血、呕血或纵隔阴影迅速增，也可经前胸壁向外穿破。

主动脉弓动脉瘤常可表现为① 当瘤体压迫食管时，常可引起患者吞咽困难；② 当瘤体压迫左侧喉返神经时，常可引起患者声带麻痹、声音嘶哑以及带金属性的咳嗽；③ 当瘤体压迫左支气管时，可造成肺不张或支气管狭窄，患者可表现为气喘，坐位前俯或右侧卧位症状减轻反之则加重的临床表现；④ 当瘤体压迫膈神经时，常可出现膈肌瘫痪及呃逆；⑤ 当瘤体压迫左侧星状神经节时，常会出现以左侧瞳孔缩小、轻度眼球内陷及左侧眼睑下垂、左侧脸部无汗和皮温升高等症状为表现的 Horner 综合征；⑥ 当瘤体压迫大静脉时，常会发生上腔静脉综合征；⑦ 当瘤体压迫无名动脉开口处时，常会引起两侧上肢血压和脉搏不等。

降主动脉瘤常表现瘤体十分巨大，且无症状或体征。通常情况下，患者在常规胸部 X 线检查或在诊断其他疾病而做胸部 X 线检查时被发现。部分患者可于后胸壁（如左肩胛角下方）处出现搏动性的肿块，若瘤体破裂，其穿破部位为食管、左侧支气管及左胸膜腔或左肺实质。

具体表现为① 当主动脉瘤对左侧支气管压迫时，常会出现呼吸困难及咳嗽等症状；② 当瘤体压迫肺部时，则可引起继发性的肺部感染；③ 当瘤体压迫肺总动脉时，可在肺动脉瓣区闻及收缩期喷射性杂音。

梅毒性主动脉瘤中，梅毒性腹主动脉瘤的发生率仅占 5% 以下，其主要的临床表现为搏动性的腹部肿块。梅毒性腹主动脉瘤的发生部位常在肾动脉上方，诊断时应与动脉粥样硬化引起的腹主动脉瘤相鉴别。当腹主动脉瘤破裂时，常向腹膜后间隙穿破。

腹主动脉瘤以及胸降主动脉瘤偶可造成对脊髓神经根的压迫，常会产生剧痛，并伴有脊髓压迫征和椎骨萎缩等症状。

由梅毒引起的主动脉窦动脉瘤常少见，约为 6% 左右，但在后天性主动脉窦瘤中该病是最常见的病因。当主动脉窦动脉瘤破裂时，常有独特的临床表现，即在瘤体破裂时，患者常突感胸闷或胸痛、气喘、心悸、咳嗽，并觉左侧胸部出现震颤感，随即逐渐出现右心衰竭等症状。但一些患者也可无突然起病的临床症状，查体可见在胸骨左缘三、四肋间处，可突然出现响亮的连续性的机器样杂音；舒张压降低及脉压增宽，并出现水冲脉和枪击音；肺动脉瓣区第二心音亢进。梅毒性主动脉窦动脉瘤破入的部位包括右心房、右心室及肺动脉。当动脉瘤发生于主动脉后窦（无冠窦），临床常无任何体征及症状，通过 X 线检查也常显示正常；当瘤体发生于左、右主动脉窦，对左、右冠状动脉造成压迫，常可出现心绞痛；当瘤体破入左心房时，可出现左侧背部听诊闻及连续性杂音并出现左心衰竭，但此种情况在临床少见。

（2）影像学检查。通过 X 线检查显示，常可见发生主动脉瘤的部位有主动脉膨出的影像，在主动脉弓及升主动脉呈现出膨胀性搏动。其主要的临床特征为线条状的钙化，并可于肋骨、椎骨及胸骨等部位发生侵蚀。通过食管吞钡检查，可发现瘤体临近食管发生压迫性移位。通过 X 线对主动脉瘤进行诊断，有时会出现瘤体很大但 X 先检查结果正常的现象，因此，临床常用主动脉造影检查来对有无主动脉瘤以及瘤体范围、位置、分支动脉的受累情况进行准确的诊断。

二、临床治疗

（一）驱梅治疗

青霉素是最有效的抗生素，对梅毒螺旋体有灭杀的作用。具体治疗方法为① 肌内注射苄星青霉素 G 240 万 U，3 次 / 周，总量 720 万 U；② 肌内注射普鲁卡因青霉素 G 60 万 U，1 次 / 日，共 21 日。需要注意的是，对青霉素过敏的患者，可用头孢噻啶，治疗方法为肌肉注射 0.5~1 g，1 次 / 日，共 10 日；或口服红霉素，500 mg/ 次，4 次 / 日，共 30 日，与青霉素治疗效果相比，其略逊色。

在治疗过程中，在肌内注射苄星青霉素 G 3 周后，应对脑脊液进行检查，以发现有无神经血管梅毒，若检查结果呈阳性，则应该加大用药剂量或延长治疗时间。

此外，在治疗的过程中，少数患者会出现以发热甚至寒战为表现的赫氏反应，这是由于体内大量的螺旋体被灭杀而表现出的全身反应，这也表明驱梅治疗有效。

需要注意的是，大剂量的青霉素应用是否对梅毒螺旋体的有彻底灭杀作用仍不明。但是，此种治疗方法可以对由炎症引起的进一步组织损害或持续活动性感染有延迟以及治疗效果。

（二）梅毒性心血管病的治疗

当诊断为梅毒性心血管病之后，为了防止疾病进一步对机体造成损害，需做驱梅治疗。

若患者有心力衰竭者须控制心衰后再作驱梅治疗。如有神经梅毒或合并 HIV 感染可大剂量青霉素 G 静脉给药。

（1）梅毒性主动脉瓣关闭不全。可考虑通过主动脉瓣置换术来进行治疗。与其他原因引起的主动脉瓣关闭不全相比，该手术的适应证、手术方法及手术的危险性均与其相同。若主动脉关闭不全时间太长，使左心室重度扩张，则会影响手术的效果。若并发冠状动脉口闭塞或主动脉瘤，则会大大增加手术的危险性。

（2）梅毒性主动脉瘤。可通过外科手术的方式进行治疗，其手术指征包括两个方面。

①直径 ≥ 7cm 的无症状的主动脉瘤，可通过手术对动脉瘤进行切除，并用血管代用品或同种动脉进行移植。

②主动脉瘤迅速膨大或产生压迫症状，或有破裂的风险。

（3）梅毒性冠状动脉口闭塞。对于大多数患者，可通过进行冠状动脉口内膜切除术来对症状进行缓解。如果手术不能使冠状动脉口扩大到满意的程度，则需做冠状动脉旁路手术以改善心肌血供。

三、护理规范

（一）保持乐观愉快的情绪

患者在患病期间，常会出现焦虑、烦躁、精神紧张、悲观等情绪，长期的不良情绪会使大脑皮质兴奋、抑制过程的平衡失调，因此，需要帮助患者调节情绪，使其保持愉悦的情绪。

（二）生活节制注意休息

保持乐观、积极、向上的生活态度，生活有序，劳逸结合，对疾病的预防有很大的促进作用，因此，患者需要做到三餐有规律、起居有常、不过度疲劳，养成良好的生活习惯。

（三）合理膳食

在日常膳食安排上，可多摄入新鲜水果、蔬菜及富含高纤维素的食物，并且营养要均衡、荤素搭配，遵循食物品种多元化的原则，充分发挥食物之间的营养互补作用，对预防疾病有积极作用。

第三节　妊娠期心血管疾病

孕妇的死亡率在发达国家为 3~20 个 /100 000 妊娠，而在发展中国家为 100~500 个。宫外妊娠、高血压、毒血症是妊娠期死亡的常见的直接死亡原因，而心脏病、肺血管及主动脉受累等疾病是孕妇最主要的间接死亡原因。与总妊娠人群相比，并发有心血管疾病的妊娠患者，其病残率及病死率均较高，但不同的疾病的危险性也不尽相同。其中，患有心脏病的女性在妊娠期间可能会出现的疾病包括心律失常、卒中、心力衰竭，严重者可至死亡，在此期间，胎儿也可能会有发育迟缓、早产、死产或新生儿死亡的可能性。

由此可见，若有可能，患有心脏疾病的女性患者应在妊娠前接受包括避孕措施、妊娠期间母婴危险及母亲的长期病残率和病死率等内容的临床咨询。但在临床中，偶可遇见妊娠前无心脏病史，但在妊娠过程中首次发现了心血管疾病，此时，就需要临床心脏科医师对妊娠患者进行综合的危险分层及临床评估，以此判断该患者是否可以继续妊娠及后续的治疗方案。

一、诊治过程中需要注意的关键问题

（一）妊娠期间诊疗方法的特殊选择

在进行妊娠期间的诊断过程中，因其特殊性，在诊断的方式和治疗方案上应注意对胎儿影响性。

要对某些心脏疾病进行介入治疗时，应尽可能在妊娠中 3 个月，选取非放射线进行指导。这是因为在妊娠中 3 个月时，胎儿胚胎的形成已经基本完成，而在妊娠晚期，若使用碘造影剂，会对胎儿的甲状腺功能造成影响。需要注意的是，在对妊娠患者进行放射线检查时，应对其腹部进行防护，将放射剂量控制于 $5 \times 10^{-4} \sim 2 \times 10^{-3} \mathrm{Gy}$。

一般情况下，妊娠期患者在进行心脏手术的过程中，其自身并不会造成危险系数的增加，但是可能会造成对胎儿死亡。对于子宫胎盘血运及胎儿，手术、麻醉剂和心肺旁路对其是否有影响还不甚清楚。因此，建议在内科治疗无效的妊娠期患者进行手术治疗，这其中以无须心肺旁路手术为最优选择。除此之外，应尽可能避免在妊娠早 3 个月期间进行心脏手术，以避免造成胎儿畸形的危险。在麻醉过程中，应注意对胎儿的安全性和对血流动力学的影响性。当对于接近足月或已经足月的胎儿，可先进行剖宫产，随后进行心脏手术。

若妊娠患者遇到危急情形，需使用可能对胎儿有危险性的药物时，应先向患者及其家属交代清楚对胎儿的影响和危害性。

（二）妊娠患者的危险分层与评估

在对妊娠患者进行危险分层之前，应在妊娠前对患有心脏病的患者进行详细的病史询问和临床检查，包括血气分析、超声心动图及 12 导联心电图等检查。

在进行危险分级时，应考虑的问题包括① 是否原有基础心脏病史；② 心功能分级情况；③ 在妊娠前，是否可以通过矫治性手术或姑息性手术来对患者的血流动力学情况进行有效改善；④ 评估同时并发的危险性因素；⑤ 对患者预计生存情况进行评估。

危险评估主要是将患者分为高中危和低危，评价患者是否可以耐受和继续妊娠，以便临床医生尽早做出正确的决定和治疗。

1.高危患者不宜妊娠

（1）纽约心脏协会（NYHA）心功能分级 Ⅲ 级或 Ⅳ 级。

（2）重度肺动脉高压。

（3）马方综合征患者主动脉根部内径 > 45 mm。

（4）左心室流出道梗阻主动脉瓣面积 < 1.5 cm², 左室流出道峰压 > 30 mmHg。

（5）心室功能衰竭，左室 LVEF < 40%。

（6）既往心脏事件，包括心衰、一过性缺血或中风。

2. 中危患者不宜妊娠

（1）未修复或姑息性术后的发绀性心脏病。

（2）大量左向右分流。

（3）未修复的主动脉缩窄。

（4）人工瓣膜置换。

（5）围生期心肌病病史而无残留心室功能障碍。

（6）严重的右室流出道狭窄。

（7）马方综合征患者主动脉根部内径 < 45 mm。

（8）中度肺动脉高压。

3. 低危患者可以妊娠

低危患者是指没有或有很少症状、心脏功能正常、无血流动力学障碍或威胁生命的心律失常的患者。

（三）不同危险分层的妊娠患者的处理原则

1. 在妊娠前进行危险分级和有关妊娠的咨询

在妊娠前，应评估患者的心功能和生存情况，与患者及其家属进行充分的说明和讨论之后，再对妊娠的可能性进行权衡。对于风险分层中高危的患者，应建议其在进行治疗之后再考虑妊娠；若无法进行治疗的，则不建议其妊娠。

2. 高危患者

被评估为高危的患者若已经开始妊娠，由于其高病残率和病死率，建议患者在早期终止妊娠。若高危患者仍坚持继续妊娠，该类患者应在妊娠 20 周前后入院对自身及胎儿进行严密的监测，并在早期对分娩时间和分娩方式进行讨论，同时制定出计划。

3. 中危患者

被评估为中危的患者已经开始妊娠时，医生应向患者及家属讲明继续妊娠的风险，如果患者仍然坚持妊娠，处理方法与高危患者相同。人工瓣膜置换的女性患者对妊娠和分娩时血流动力学的良好耐受性，通常是与人工瓣膜抗凝的相关问题有关，此类患者通常可以继续妊娠，但需要对妊娠患者的抗凝情况进行严密的监测。

4. 低危患者

低危患者的血流动力学和心功能正常，一般无须抗凝及特殊治疗即可完成妊娠。

5. 预防性抗生素

对于通过剖宫产及阴道正常分娩的患者，常不建议进行预防性的抗生素治疗。其主要原因为患者在正常分娩的过程中不易发生心内膜炎，而预防性的抗生素治疗对妊娠患者是否有益还有待研究。美国心脏协会建议，对于下述情况应使用预防性的抗生素治疗：① 既往心内膜炎患者；② 手术建立的体—肺分流的患者；③ 置入人工瓣膜的患者。

除此之外，有专家建议在下述情况下也应常规对患者进行预防性的抗生素治疗。① 伴有复杂的发绀性先天性心脏病的患者；② 瓣膜功能不全的患者；③ 肥厚型心肌病的患者；④ 大多数其他先天性心脏病的患者等。

（四）分娩时机和方式的选择

1. 分娩时机的选择

先天性心脏病妇女的胎儿中 2%~16% 会发生心脏和其他系统的异常，在一些特殊先天性心脏病的妇女中，胎儿先心病的检出率可高达 75%~85%，如果需要因此终止妊娠，建议在妊娠 24 周前进行。

当孕妇心功能处于Ⅲ ~ Ⅳ级，并有诸如严重主动脉瓣狭窄、艾森曼格综合征等疾病时，应该考虑尽早分娩。32 周后早产儿的生存率高达 95% 且出现神经系统问题的概率很低，此时可以考虑进行分娩。28 周前早产儿的存活率 < 75% 而脑损伤发生率高达 10%~14%，因此应该尽量通过手术或介入治疗孕妇的心血管疾病以延长妊娠时间。妊娠 28~32 周时的处理应该根据具体情况来定。

2. 分娩方式

高危患者应该考虑选择性剖宫产以保证血流动力学稳定。在进行全麻和硬膜外麻醉时，可以使患者心排血量增加 30%，但该数值与自然分娩时的心排血量（增加 50%）相比，仍然较低。多数中—低危妊娠患者可以于连续硬膜外麻醉的条件下进行自然分娩。如果高危患者的身体条件允许，可先进行剖宫产手术娩出胎儿，再进行心脏手术。但在分娩过程之中，要对患者的血气及血流动力学情况进行严密监测。

二、临床治疗

（一）先天性心脏病

1. 高危患者

患有先心病的患者原则上是不建议其妊娠，若其已经开始妊娠，则建议早点进行终止妊娠，但在终止妊娠的过程中也会存在一定的风险因素。若先心病患者仍然不愿放弃妊娠，则应给予下述处理。

（1）一般治疗。要对患者的体例活动进行限制，若患者有明显的低氧血症体征，应给予患者吸氧治疗。除此之外，在妊娠中 3 个月末，患者应入院进行监测。

（2）特殊治疗包括三类患者。

①患有肺动脉高压的患者。据早期研究报道显示，妊娠期并发肺动脉高压的患者，其死亡率高达 50%，但近年来，随着肺血管活性药物的不断研发，新型药物的出现，使该类患者

死亡率明显下降（30% 左右）。治疗方案和未妊娠患者相同，可以使用扩张肺血管的药物如钙离子拮抗剂、NO 或前列腺素，已经有这些药物安全用于妊娠合并肺动脉高压的报道，注意使用这些药物时避免出现体循环低血压。鉴于血栓栓塞的危险，也应该考虑进行抗凝治疗。分娩后尽量避免造成肺血管阻力升高的情况，如低氧、酸中毒，注意维持右室前负荷、左室后负荷和右室的收缩力。

②严重左室流出道梗阻患者。主动脉瓣狭窄患者的内科治疗与非妊娠的患者相同，避免使用扩血管药物和导致血容量过度减低；如果出现心力衰竭则给予利尿、强心治疗等。在内科治疗不能控制症状时考虑进行经皮球囊瓣膜成形术或开胸手术。经皮球囊瓣膜成形术可以有效缓解症状，不需全身麻醉和心肺旁路。如果瓣膜已有钙化或伴有严重反流时，不能进行球囊扩张，此时可以考虑进行开胸手术。

C. 患有严重发绀性心脏疾病患者：患有严重低氧血症且坚持继续妊娠的患者，应通过进行分流治疗的方式来对其氧合情况进行有效的改善。在此过程中，应尽可能避免妊娠患者应用扩血管药物。若患者出现心力衰竭症状，应给予患者利尿药物，并密切观察患者血容量，避免其血容量不足的情况。在患者妊娠 3 个月及在产后 4 周时，应对患者进行抗凝治疗，以防止血栓栓塞情况的发生。除此之外，需要注意的是，硬膜外麻醉常会引起患者分流逆转以及低血压的发生，应慎用。

2. 低危患者

（1）瓣膜反流少量至中量的患者。

（2）无肺动脉高压而少量至中量分流的患者。

（3）轻度至中度的左室流出道梗阻的患者。

（4）有心脏病手术史而无人工瓣膜以及右室流出道梗阻轻度或中度的患者。

上述患者均可对妊娠有良好的耐受性，可无须对妊娠期间的患者进行介入治疗。但上述类型的妊娠患者，应每 3 个月来医院通过超声心动图的方式对胎儿和孕妇本人进行一次综合评估。

3. 特殊心脏畸形患者

（1）患有肺动脉瓣狭窄患者。患有右室流出道阻塞（RVOT）疾病的患者在妊娠时常有很好的耐受性，目前尚没有死亡报道，其并发症发生的概率为 15%。但该类患者如果伴有严重的肺动脉瓣狭窄，无论在妊娠前是否有症状，在妊娠期间都可能出现三尖瓣反流、右心衰竭及房性心律失常加重的情况。严重 RVOT 的患者应该在妊娠前缓解右室流出道狭窄。如果患者已经妊娠并坚持继续妊娠，应该密切监测患者，如果出现右心衰竭的症状，可以给予利尿和扩血管的治疗；对于极少数药物治疗不能改善的进行性右心衰竭或症状的患者，可以考虑进行球囊瓣膜扩张。

（2）法洛四联征患者。手术修复后再妊娠可以改善孕妇和胎儿的预后，所以建议在妊娠前进行矫治手术。未进行矫治手术的患者进行妊娠存在一定的危险，危险程度与发绀程度相关。孕妇血细胞比容 > 60%、动脉血氧饱和度 < 85%、右室高压及一过性晕厥均提示预后差。已行矫治手术的患者进行妊娠的结果取决于其血流动力学状态，而有残余 RVOT（右室收缩压 > 60 mmHg）、严重肺动脉瓣反流或右室功能不全的患者在妊娠期间可能会出现右心衰竭和心律失常，建议在妊娠前再进行修补手术。若患者已开始妊娠，并不愿放弃妊娠，首先应对患者的血流动力学及血氧情况进行密切的监测，并给予患者吸氧；其次，为避免发生晕厥、发绀加重等情况，甚至是死亡的现象，应尽可能避免对体循环血管的扩张，若患者出现右心衰竭的体征，应对其给予利尿治疗。

（3）患有主动脉缩窄的患者。对于主动脉缩窄的修复手术，应当在妊娠之前完成。在妊娠期间，未进行过主动脉缩窄修复的患者有可能会出现难以控制的高血压疾病，与此同时，在妊娠期间由于体循环动脉壁的结缔组织会随之发生改变，从而增加主动脉破裂发生的危险性，这也是导致患有主动脉缩窄疾病的患者在妊娠期发生死亡的最常见原因。但在治疗干预的过程中，如果对血压控制过度，会导致缩窄远端低血压，进而导致流产或胎儿死亡。

若患有主动脉缩窄的患者已经开始妊娠，应给予下列治疗来进行干预：①对患者的血压进行有效控制，但不可过度降压；②给予患者 β - 受体阻滞剂，使其主动脉壁张力降低；③限制患者活动。④患者通过药物来对血压进行控制，但仍无效或并发左心衰竭者，可考虑通过手术的方式进行治疗。由于球囊扩张有可能会造成主动脉破裂，因此球囊扩张为本手术禁忌，而支架对于该病的危险因素目前尚不能确定。

（4）矫治性大动脉转位患者。对于矫治性大动脉转位的患者，当没有出现一些其他明显的心脏缺陷时往往能较好地完成妊娠，但需要注意三尖瓣的反流现象，避免患者的右室功能进一步恶化，从而引起室上性心律失常，导致房室在传导过程中受到阻碍。一般来说，要让患者安全完成妊娠，进行对症治疗即可。

（5）Ebstein 畸形患者：对于 Ebstein 畸形患者而言，会出现两种情况，一种是非发绀性，这类患者一般能够较好地完成妊娠；另一种发绀性的患者在完成妊娠过程中极容易出现心力衰竭，从而导致胎儿的早产和死产。针对这类患者，可以采取吸氧、利尿等手段来进行治疗。

（二）马方综合征的妊娠患者

对于患有马方综合征的孕妇而言，在妊娠时主要面临两种风险，一是胎儿可能患上遗传性的心脏疾病；二是患者本身可能会出现急性的主动脉夹层症状而致死。妊娠期间血流动力学的变化增加马方综合征发生主动脉瘤、主动脉夹层和破裂的危险，这些仍是马方综合征孕妇死亡的主要原因。

主动脉根部内径 < 40 mm 以及无明显主动脉瓣和二尖瓣反流的患者发生主动脉夹层、感染性心内膜炎和充血性心力衰竭等严重并发症的概率通常仅为 1%，但并不代表进行妊娠是安全的；主动脉根部内径 > 40 mm 的患者妊娠期间发生主动脉夹层的概率为 10%。

有主动脉和瓣膜受累的患者在妊娠前进行保留瓣膜或同时移植同种异体瓣膜的主动脉根

部置换术可以避免妊娠期间的并发症和对胎儿的损害。如果在妊娠期间首次发现主动脉根部内径 > 40 mm，可以考虑终止妊娠，行主动脉根部修补后再妊娠，但这是有争议的。也有专家认为可以密切随诊，一旦发现根部进行性扩大再考虑手术修复。马方综合征患者在妊娠末3 个月及产后容易发生主动脉夹层，应该在妊娠期间及产后 6 个月内定期进行超声心动图检查，每 6~8 周一次；严格控制高血压和心律失常，整个妊娠期间均应使用 β - 受体阻滞剂来降低主动脉壁的张力。

主动脉根部内径 > 45 mm 的患者应该考虑剖宫产；如果患者可以进行自然分娩，建议采用半卧位或左侧卧位以减少对主动脉的压力，而且应该加快第二产程。对新生儿应该进行仔细的全身、眼科和超声心动图的检查。

如果妊娠期间出现升主动脉夹层，必须进行急诊手术，通常用合成移植物更换主动脉根部，保留主动脉瓣或移植同种异体瓣膜可以避免长期抗凝。夹层开口位于锁骨下动脉远端而不累及升主动脉时可以采取保守治疗，此时采用核磁共振进行随诊。当患者的主动脉根部内径达到 50 mm，伴有反复的胸痛症状，并出现脏器或肢体的缺血症状时，就要考虑进行手术，且在这之前最好先进行剖宫手术，麻醉时要把握两个原则，一是尽量使患者的血流动力学保持在一个比较稳定的状态；二是尽可能地降低麻醉对胎儿的影响和伤害。

（三）瓣膜性心脏病的妊娠患者

对于此类患者来说，一般进行内科保守治疗可以帮助其安全地完成妊娠。对于病情严重的患者，要在开始妊娠前进行治疗，而对于装有人工瓣膜的患者来说，则还要考虑抗凝治疗。

1. 反流性瓣膜疾病的患者

处于妊娠期间的患者，血容量会增加，从而导致反流现象加剧，但此时外周循环的阻力会在一定程度上限制这种反流，有助于患者耐受这种反流。

对于患有反流性瓣膜疾病的孕妇，在妊娠期间尤其是最后三个月的时段，容易出现心力衰竭。若是患者出现了这种症状，在血压正常的情况下，考虑采用利尿剂或血管扩张剂等药物来降低患者的后负荷。通常来说，孕期较为适用的血管扩张剂只有两种，即硝酸酯和二氢吡啶类钙通道拮抗剂。当然，特殊情况也需要特殊处理，如果患者左室功能受损，可以使用地高辛这一药物；如果患者出现了难治性的心力衰竭，则需要尽快手术进行瓣膜修复。另外，在条件允许的情况下，在进行心脏手术之前最好先进行剖宫产分娩。

2. 狭窄性瓣膜疾病的患者

对于患有狭窄性瓣膜疾病的孕妇，其在妊娠期间，心排血量会不断增加，与此不同，跨瓣压也随之明显升高，在这种情况下，患者易出现心力衰竭、心律失常及肺水肿等现象，从而难以完成妊娠，尤其是在妊娠开始后 3 个月左右症状会加重。

（1）二尖瓣狭窄的患者。二尖瓣狭窄有轻中度和重度之分，前者通过内科治疗便可完成妊娠，而后者则要视患者的瓣膜情况来决定是否要优先进行经皮二尖瓣球囊成形术。重度二尖瓣狭窄无症状的患者仍应该进行密切监测，在妊娠第三个月和第五个月及之后的每个月都应该进行超声心动图检查，测定肺动脉压和跨瓣压力。一旦在妊娠期间出现心功能恶化至 NYHA 分级 Ⅲ～Ⅳ级而药物治疗无效时，要考虑进行经皮瓣膜球囊成形术。

内科治疗主要是降低心率和左房压。限制体力活动和使用 β - 受体阻滞剂可以降低心率，有房颤时可以使用地高辛；通过限盐和使用利尿药物可以降低左房压，但应该避免过度利尿导致的低血容量和子宫胎盘灌注不足。根据大多数研究者经验，经过内科治疗，尤其是减慢心率的治疗，大多数患者可以顺利完成妊娠而无须手术。仅内科治疗无效的严重二尖瓣狭窄（二尖瓣口面积 < 1.0 cm^2）才考虑在妊娠期间内进行介入治疗，而且只能在有经验的中心进行。

若要对患者采取开胸手术，面临的风险将无法预测，并且此时胎儿死亡的概率高达 20%~30%。为尽量避免出现这类事故，往往要先进行经皮二尖瓣球囊成形术来解决患者二尖瓣狭窄的问题。这一手术可以较好地使孕妇的血流动力学维持在一个相对稳定的状态，从而减少对孕妇和胎儿的不利影响。但需要注意的是，该方法不易在妊娠前期的 3 个月内使用。

（2）主动脉瓣狭窄的患者。主动脉瓣狭窄有轻度和中重度两种情况，对主动脉瓣膜只出现了轻度狭窄并且左室收缩功能依然正常的患者，只需进行保守治疗便可顺利完成妊娠。但对于主动脉瓣膜已经到了中度或重度的患者，首先要解决的是主动脉瓣膜狭窄的问题，要解决这一问题，有两种方法可以采用，一种是对瓣膜进行修复，另一种是对瓣膜进行更换。这里需要强调的是，虽然在妊娠过程中瓣膜不会出现退化，但对于年轻的患者而言，由于其瓣膜耐久性有限，仅经历一次手术不能彻底解决瓣膜狭窄的问题，因此，数年后还需再次进行手术。对此，医生要提前向患者告知并说明这种情况。对于主动脉瓣膜出现了中度或重度狭窄的患者，根据其症状的轻重来决定治疗方法，若症状不明显或无症状，可以采取一系列保守治疗措施，如卧床、注射 β - 受体阻滞剂等。而对于症状较严重，采取上述保守治疗不见效的患者，则要在其分娩之前进行经皮瓣膜球囊成形术，由于该手术也存在一定的风险，因此患者在选择手术地点时要谨慎。

3. 人工瓣膜妇女的妊娠

（1）人工瓣膜的抗凝。进行过人工瓣膜置换手术的孕妇往往能较好地完成妊娠，并承受住分娩时血流动力学改变的问题，其面对的最大问题在于解决人工瓣膜的抗凝问题。在目前常用的抗凝药物中，服用维生素 K 拮抗剂会通过胎盘，其副作用是可能会导致孕妇出现早期流产，还可能引起胚胎病变和导致孕妇早产。普通的肝素倒不用经过胎盘，但长期使用也会有不利影响，那就是会增大孕妇出现血栓栓塞的概率。目前，对于妊娠期间的抗凝方法还并不能分出孰优孰劣，但得到公认的一点便是有人工瓣膜的孕妇在其妊娠中末 3 个月内服用维生素 K 拮抗剂是安全的。关于妊娠早期 3 个月有效的抗凝方法，医学界并没有准确的说法，但服用华法林是公认的较为安全的一种方法。有研究资料显示，当孕妇每天服用小剂量

（＜ 5 mg）华法林时，胚胎病变和流产的可能性非常低。当孕妇在妊娠第六周之前使用肝素，基本上不会出现胚胎病变的情况。但需要注意的是，肝素需要用注射的方式注入孕妇体内，不仅会给患者带来不便，还可能导致患者出现血小板减少及骨质疏松等现象，甚至会导致患者形成人工瓣膜血栓。针对这些情况，医生需要给患者讲清楚每种抗凝方法的利弊，综合考虑后做出选择。

（2）预防性使用抗生素。该方法适用于孕妇生产初始或是生产进行时。

（3）分娩方式。对于有人工瓣膜的孕妇，要根据其身体情况来选择合适的分娩方式。当孕妇情况较为稳定时，可以选择顺产。若选择剖宫产会增大孕妇出现血栓栓塞的风险，因为在进行剖宫产时，手术器械会影响血流动力学的稳定。

（四）心肌病的妊娠患者

1. 扩张性心肌病患者

有明确或可疑扩张性心肌病（DCM）病史或有 DCM 或 PPCM 家族史的患者，如可能，在妊娠前进行超声心动图检查。不建议扩张性心肌病患者妊娠，因为在妊娠期和围生期病情容易恶化，NYHA 分级 Ⅲ ～ Ⅳ级的扩张性心肌病患者妊娠期间死亡率达 7%。

如果已经妊娠，建议 LVEF ＜ 50% 或左室内径高于正常上限的患者早期终止妊娠；如果患者拒绝，应该对患者进行密切随诊及超声心动图检查，建议早期入院密切监测。

药物治疗主要是利尿、扩血管和强心治疗。ACEI 和 ARB 禁忌用于妊娠期间，妊娠早、中 3 个月也不建议使用肼屈嗪。利尿药物使用要注意防止导致血容量过低。

2. 肥厚型心肌病患者

因为左室生理性的功能调整，肥厚型心肌病的妇女可以很好地耐受妊娠。虽然也有这类的死亡案例见诸报道，但出现这种情况的概率极低。此外，医生还要考虑以下三种情况：（1）患者是否有晕厥现象出现；（2）患者是否有过致命性心律失常的病史；（3）患者是否有与肥厚型心肌病相关的家族猝死史。当患者有以上情况时，应该建议患者在妊娠前置入自动除颤器。

在对肥厚型心肌病患者进行治疗时，医生要根据患者出现的具体症状来选择合适的方法，当患者出现左室流出道梗阻的现象时，要禁用血管扩张药物，以避免失血过多；当患者的舒张功能不全时，可以使用的药物有利尿剂，但要注意只能小剂量使用，此外，还有钙离子拮抗剂及 β - 受体阻滞剂。当患者有房颤症状时，则需要立刻采取抗凝措施，如使用肝素。当患者未出现左室流出道梗阻现象时，可以用地高辛这一药物来控制患者的心室率。

3. 围生期心肌病患者

处于围生期的心肌病患者往往会出现明显的心力衰竭，并出现液体潴留现象，有少部分患者会出现心律失常现象。这种情况下，对于病症较轻的患者，采取一般的抗心力衰竭治疗手段即可。然而有些患者会在产后几天才出现心力衰竭的症状，对于这种突然发生的心力衰竭，除需要药物治疗外，还可能要植入心室辅助装置或进行心脏移植手术。

如果安装心室辅助装置能够起到改善的作用，并帮助患者度过危险期，则最好选择这种方式。实践表明，这类患者往往容易恢复。

若是围生期心肌病患者出现了明显的血流动力学紊乱和损害，则建议选择能监测到血流动力学的剖宫产分娩方式。

对于这类患者，有一半以上的患者能在产后半年的时间内恢复正常的心功能，其余的患者则可能出现比较糟糕的情况，如死亡，慢性心衰等。

对于有过围生期心肌病病史并且左室功能不全的患者而言，当其再次妊娠时，复发心肌病的概率极高，而且再次发病后的死亡率也大大提高。这种情况也有可能出现在那些左室功能意恢复的患者身上，因此，医生有必要在前期治疗后告知病患再次妊娠的风险。

（五）心律失常的妊娠患者

孕妇出现妊娠之后，会出现心脏期前收缩或持续性的心律失常现象，这些现象在健康的孕妇身上也有发生，一般情况下不会对孕妇和胎儿产生影响。因此，对这种心律失常要进行全面的评价，排除诸如电解质紊乱、药物、酒精等因素。对待这种情况下的心律失常，普通处理即可，但若是需要进行长时间的药物治疗，则要充分考虑孕妇与胎儿两者的风险。

1. 快速性心律失常的患者

快速性心律失常的患者通常会出现折返性室上性心律失常、室性心律失常、房颤或房扑三种情况。

（1）折返性室上性心律失常。若患者的症状为折返性室上性心律失常，可以选择静脉注射腺苷的方式来进行治疗。当患者的血流动力学表现得不稳定时，选择电转复的方法。当患者经常性出现心律失常，并且血流动力学也表现得很不正常时，则需要采取长时间的药物治疗，其中，疗效较好的药物为选择性 β - 受体阻滞剂。当上述治疗手段均不见效，并且患者难以忍受症状时，就要采取射频消融的方法，该方法一般是在妊娠开始后 3 个月进行，在手术时要尽量减少对胎儿的辐射，并做好对孕妇腹部的保护工作。

（2）室性心律失常。当患者出现室性心律失常，且血流动力学表现出极大的不稳定性时，需要进行电转复手术。判断患者是否有室性心律失常的依据主要有两个：一是患者是否患有基础器质性心脏病；二是患者是否出现了长 QT 综合征。右室流出道的室性心动过速是引发室性心律失常的常见病因，且多见于没有得过器质性心脏病的人群，这一类心律失常人大多数情况下是良性的，对孕妇和胎儿的不利影响较低。当患者的血流动力学发生明显改变，或者经常性地出现室性心律失常症状时，可以使用 β - 受体阻滞剂来进行改善。对于有长 QT 综合征的患者而言，情况比较严重，这类患者的心律失常常会引发尖端扭转性的心动过速，进而导致患者死亡，因此，这类患者要持续使用 β - 受体阻滞剂，直至妊娠期结束。而情况更为严重的则是有基础器质性心脏病的患者，这类患者猝死的概率较高，需要使用抗心律失常的药物，病情恶化严重的患者甚至需要安装植入型心律转复除颤器（ICD）。对于植入了 ICD 的孕妇，若选择阴道分娩的方式，则要开启除颤器；若选择剖宫产的分娩方式，则要关闭除颤器，以防使用电凝器导致不恰当的除颤。ICD 本身不是妊娠的禁忌。

（3）房颤或房扑。对于心律失常的妊娠患者，一般在妊娠期间出现房颤或房扑的情况较少，一旦出现，首先要排查患者是否患有甲状腺功能亢进或者先天性的心脏病等疾病。大部分出现房颤的孕妇，这种症状可以得到自行转复。对于不能自行转复的患者，则在症状出现48 小时内进行转复手术，在手术过程中要时刻监测胎心，手术结束之后也要持续监测。患者在妊娠期间出现的房颤症状主要是通过药物来控制心室率，如地高辛，β - 受体阻滞剂等。另外，对于有慢性房颤的患者，若发现有出现血栓栓塞的风险，则要及时进行抗凝处理。

2. 缓慢性心律失常的患者

对于处于妊娠期的患者，极少数人会出现缓慢性心律失常，若是没有明显的症状，可以不进行治疗，若是表现出了相关症状，则需要植入永久起搏器。

3. 抗心律失常药物的选择

根据药物对胎儿可能会产生的副作用，美国食品和药品管理协会制订了一套药物分级系统。在该系统中，那些帮助孕妇治疗心律失常的药物都属于非 A 级，并且都能通过胎盘。药物的致畸率在孕妇进入妊娠期的前两个月内最高，因此，一般建议在妊娠晚期使用这些药物。此外，在妊娠期间，药物的代谢作用不同于其他时期，其代谢路径会有所改变，对此，要时刻监测血液中药物的浓度，这既是一种保障药物发挥最大效果的手段，也可避免患者发生药物中毒的情况。要治疗室性心律失常，可以首先选择 β - 受体阻滞剂，使用该药物后症状不见缓解时，可以使用胺碘酮，其可以有效减少心律失常的发生，降低致死性并发症的发生。然而，长期使用胺碘酮会产生不利影响——导致胎儿出现甲状腺疾病，虽然这种情况的出现概率仅为 9%，但是除非其他药物治疗无效，或者患者出现了不稳定的血流动力学症状，其他情况下不推荐使用胺碘酮。

（六）高血压的妊娠患者

1. 慢性高血压

（1）低危高血压患者。低危高血压患者是指收缩压 140~160 mmHg，舒张压90~110 mmHg 的患者，这类患者通常不会出现蛋白尿，并且体检结果正常。

相关研究表明，进行抗高血压治疗能够改善高血压的情况，但无法降低新生儿的死亡率，对先兆子痫也没有太大的预防作用。另外，高血压患者在妊娠期间的血压可能会下降，因此，对于慢性高血压患者，建议在整个妊娠期都要进行抗高血压药物治疗，待妊娠结束后根据患者的情况确定是否急性继续治疗，当患者出现了先兆子痫及高血压恶化的症状，则需要持续治疗，才能避免患者的靶器官被损害。如果出现先兆子痫或胎儿发育异常，考虑住院观察或进行分娩。

（2）高危高血压患者。高危指收缩压 > 170 mmHg 或舒张压 > 110 mmHg 的患者，通常合并脏器功能受损、不良生育史、糖尿病、肾脏损害或结缔组织疾病。既往严重高血压时孕妇和胎儿的死亡率均较高，主要死于先兆子痫毒血症，降低此病死亡率在于早期识别。

高危患者均应该入院进行治疗。抗高血压的药物治疗对孕妇有益，延长孕期也对胎儿有益。无靶器官损害时血压控制在 140~150/90~100 mmHg，而有靶器官损害时最好将血压控制在 140/90 mmHg 以下。

产后高血压不会立刻缓解，分娩后也可能会出现脑病、肾衰或肺水肿，特别是有慢性心、肾疾病和先兆子痫的患者，因此对于高危患者在产后也应该密切监测。妊娠高血压通常很快缓解。

（3）慢性高血压的药物治疗。对于出现慢性高血压的妊娠患者，比较适用的药物有钙离子拮抗剂，还有甲基多巴和拉贝洛尔。

2. 先兆子痫和子痫

对于先兆子痫，目前医学上还没有出现有效的预防方法，只能通过早期的识别和诊断来辅助确定患者分娩的时间。这是一种可逆性的疾病，目前只有分娩才能治疗。从这个角度来看，提前分娩对患者是有利的，因此需要考虑的是对胎儿的影响。对于有先兆子痫并伴发高血压的患者，症状轻度者不建议进行抗高血压治疗，症状重度者要进行治疗以避免血管并发症的产生。

（七）感染性心内膜炎的妊娠患者

此类患者极其少见，治疗起来也相当复杂。在妊娠期间，患者的血容量会增加，心排血量也随之增加，心力衰竭的症状会严重加剧。此时，要用抗生素进行急救，在救治的时候要权衡对胎儿的影响，尽量减少损害。

对于感染性心内膜炎的妊娠患者，根据情况的严重程度可以分为中危和高危两种。

1. 中危患者

若患者出现以下情况，认定为中危患者。①患有获得性瓣膜功能不全的患者；②出现二尖瓣脱垂现象，并出现瓣膜反流或增厚的患者；③患有梗阻性肥厚型心肌病的患者；④患有除复杂发绀性心脏病以外的大多数先天性心脏疾病的患者。

2. 高危患者

若患者出现下述情况，则为高危患者。①经历过外科重建管路手术的患者；②有过感染性心内膜炎病史的患者；③植入过机械或生物人工瓣膜的患者；④有复杂发绀性先天性心脏病的患者。

（八）冠状动脉疾病的妊娠患者

这类患者并不常见，引发这种疾病的病因有多种，如经常吸烟、过度肥胖、患有家族性高脂血症等。对于有冠心病的患者，要尽量在妊娠前进行治疗。

1. 妊娠期间对患者的处理

对妊娠期间的患者进行治疗时，最主要的一点在于减少患者在孕期和围生期两个阶段的心血管负荷，此时，首选药物当属 β - 受体阻滞剂。此外，还可以使用硝酸酯类药物、钙离子拮抗剂及小剂量的阿司匹林。

　　冠状动脉疾病的妊娠患者容易出现急性心肌梗死，目前临床医学上对这一症状的治疗经验不多，溶栓治疗能够成功治疗急性心肌梗死，未发现有致畸作用，但会导致孕妇出血。此外，也有用经皮冠脉成形术成功治疗的案例，但经验还十分不足。

　　2.妊娠期间特殊情况的治疗

　　对于有冠状动脉疾病的患者，在妊娠期间出现急性心肌梗死的概率只有1%，在进行治疗时，先要摸清患者冠状动脉的病变情况，根据患者心肌梗死的情况来确定是否进行治疗。如果患者出现了由动脉瘤和血栓引起的心绞痛或心肌梗死症状，就要通过冠脉移植手术来进行治疗。

第十五章　心血管内科疾病营养管理

第一节　高血压的营养管理

高血压是心血管疾病和死亡的主要危险因素，引起 60% 的卒中和 50% 的冠状动脉粥样硬化性心脏病。在高血压发生、发展、预防和治疗中，肥胖、钠、钾是重要的因素。减少钠摄入和增加钾摄入是高血压非药物治疗的重要措施，是其可控危险因素。

一、减重

超重使高血压的发生风险性增加 2~6 倍，因此应将体重控制在合理范围。

（一）限制总能量的摄入

轻度肥胖每日能量摄入可减少 125~250 kcal/d，中重度肥胖每日能量摄入可减少500~1 100 kcal/d，进食七分饱。

（二）限制脂肪摄入

脂肪应占总能量的 20%~25%，不宜超过 30%，胆固醇 < 300 mg/d；以控制肉、蛋、全脂乳等动物性脂肪为主，烹调用油控制在 10~20 g/d；烹饪方法选择蒸、煮、炖、拌、卤等为主。

（三）适当减少糖类摄入

糖类占总能量 45%~60% 为宜，过低易产生酮症，过高影响蛋白质摄入；少食或不用富含精制糖的食品，如糕点等；主食控制在 150~250 g/d。

（四）蛋白质要满足需要

对于蛋白质，若是摄入不足会对健康产生不利影响，但是摄入过多又会影响减肥。

（五）充足的维生素、无机盐和膳食纤维

对于维生素、无机盐和膳食纤维这三类物质，在摄入量充足的情况下，还要保证比例的均衡。以此，要多吃新鲜的水果和蔬菜，还应限制食盐的摄入，每人 < 6 g/d。

二、限钠饮食

（一）根据控制钠的控制程度分类

对于低盐饮食（全日供钠量为 2 000 mg），饮食中可以加入 2~3g 食盐，或者 10~15ml 酱油，还要注意杜绝摄入一切有咸味或者含钠量较高的食品，如咸蛋、咸菜等。

对于无盐饮食（全日供钠量为 1 000 mg）饮食中不能加入食盐或酱油，也不能摄入有咸味或者含钠量较高的食品。

对于低钠饮食（全日供钠量为 500 mg），饮食中不能加入食盐，并且要尽量少吃含钠量高的食物和蔬菜。

（二）钠的摄入量计算方式

部分食物中含有较高含量的钠，因此掌握食盐量计算非常重要。比如，1 个咸鸭蛋 = 4g 盐，1 根广味香肠 = 3g 盐。记住以下换算关系：3g 食盐 = 15ml 酱油 = 10g 黄酱 = 半啤酒瓶盖的盐。

（三）掌握控盐技巧

（1）不吃腌制食品。中国传统食物中有很多含盐较高，如榨菜、咸菜、咸肉、咸蛋等。100g 榨菜里含盐量高达 11g。

（2）远离加工食品。部分食品含盐量很高，如方便面、火腿肠等，不但含盐，而且加工食品中所含的盐量不容易控制和计算。

（3）限制使用调味品。部分调味品中含钠量高，如酱油、味精、鸡精、蚝油、鱼露、豆瓣酱等。

（4）恰当使用低钠盐。低钠盐含钠量低，用钾代替了部分钠，但要注意低钠盐并不适合高钾血症的患者。

（5）注意在生活方式上的调整。可以在适当运用酸甜味儿调味品的基础上，多采用葱、姜、蒜等食材，尽量减少自身盐分的摄入，在炒菜时将食材本身的味道更好地利用起来，从而改善自己的饮食习惯。

第二节　血脂异常的营养管理

一、胆固醇

最新版的美国膳食指南取消了对胆固醇摄入量的限制，认为饮食中胆固醇对心血管健康的影响微乎其微。随着血胆固醇水平的升高，人群的冠心病死亡率也随之升高，研究发现，总胆固醇水平增加 1%，冠心病危险性增加 2%~3%。虽然我们都知道心脑血管疾病和人体血液中的胆固醇有明显的关系，但是胆固醇在饮食和血液中的作用却并不完全相同。在一个正常人的身体内，自身合成和食物摄取胆固醇的含量比例为 4：1，但是我们从食物中对胆固醇进行摄取时，只能获得较低的吸收率，约 30% 左右，并且这个吸收率还会随着我们摄取量的增加而下降。目前我们基本可以确定从食物中摄取的胆固醇与人类心脏病的产生并没有明确的关联。

二、总体脂肪

对于血脂异常的患者，低脂饮食有助于降低总胆固醇和三酰甘油。研究发现，饮食中脂肪的供热比例 < 20% 可有明显的改善血脂作用。

（一）脂肪酸种类

n-3 多聚不饱和脂肪酸具有减少心律失常发生率、降低三酰甘油、降低血压、减少血栓形成、减少动脉粥样硬化斑块增长、减少炎性反应等作用，对心血管疾病患者有积极的意义。

（二）饱和脂肪酸

食物中过量的饱和脂肪酸会导致血管壁厚度增加，弹性降低引起血压升高，不但损伤器官，也提高心肌梗死或脑中风发生概率。美国心脏协会曾建议，总热量用不饱和脂肪酸，取代 5% 饱和脂肪酸热量，可以减少 11.5% 的冠心病死亡概率。饱和脂肪中的肉豆蔻酸、棕榈酸和月桂酸都不利于心血管健康，它们在动物脂肪中的比例通常要比在植物油中的高出许多，棕榈油和椰子油是例外。

（三）反式脂肪酸

反式脂肪酸是对植物油进行改性过程中产生的一种不饱和脂肪酸。反式脂肪酸对人体健康的威胁主要体现在体重和高密度脂蛋白胆固醇上。反式脂肪酸因为其不易吸收的特性会在人体内造成堆积，在这种堆积或聚积效应长期作用下，人的体重就会增加，更易造成肥胖。高密度脂蛋白胆固醇的作用是降低血液黏稠度，而反式脂肪酸在人体内含量过高会令这种高密度脂蛋白胆固醇的含量下降，使身体内的血液黏稠度升高，而血液黏稠度一旦升高，诸如血栓、动脉硬化等症状便接踵而至。因此这种反式脂肪酸的存在增加了心血管疾病的触发概率。

三、膳食纤维

研究发现，膳食纤维对降低胆固醇、血脂以及对冠心病的预防有着非常明显的作用。这是因为膳食纤维的主要成分包含了果胶、木质素等，这两种成分分别在结合胆固醇和胆酸方面有着非常好的效果。对这两种成分进行结合后可以在人体排便时直接排出体外，排除后人体会对自身内部胆固醇进行消耗来补充胆汁内被结合排除的胆固醇。

第三节　心力衰竭康复患者的营养管理

一、心力衰竭康复患者营养代谢特点

（一）代谢紊乱

当心力衰竭发生时，患者会出现体内的代谢紊乱，这种紊乱主要体现在以下三点。

第一，心力衰竭发生时，人体内的肾上腺素活性会出现一定程度的增加，同时人体内对相关酶的表达以及这些的酶的活性也会出现一定程度的增强。在这两种成分的作用下，人体内脂肪酸的浓度会升高，同时氧化利用受限导致人体内的脂肪酸产生堆积，抑制糖酵解，导致心肌能量代谢和心肌能量利用出现问题。

第二，由于神经体液代偿机制的存在，当心力衰竭发生时，人体内稳态控制的难度会激增，在这种状态下，人体会出现各种紊乱和障碍（液体受限、离子紊乱营养素代谢紊乱和利用障碍等）。

第三，当心力衰竭发生时，人体会从整体上出现灌注不足的问题，并且在这种条件下物质内部运转会出现变化，人体代谢产生的废物会逐渐累积，多脏器损害具有联动效应，营养耐量严重低减。

在过去长达一个世纪的时间里，大部分的学者及相关研究认为饥饿和营养不良并不会对心脏产生负面影响。但据近些年的研究发现，饥饿、营养不良等对心脏的负面影响与其他器官是一样的，也会出现无力、萎缩、纤维化等症状。因此，笔者认为营养的作用在出现心力衰竭时就像汽油之于发动机一样，营养和营养代谢可以为心衰患者的康复治疗提供支持。

营养过剩导致的肥胖、高脂血症、糖尿病和高血压是心血管疾病的主要危险因素。部分慢性心衰患者可能会明显超重，但不同于营养不良，超重通常在较长的时间后才会产生严重的影响。慢性心衰的某一项不良预后因素便是营养不良，这种情况下心室质量和射血都会受到营养不良的影响，一旦心室质量和射血出现问题，人体的肌肉力量便会衰退，又进一步影响了血流动力参数和交感神经活动。另外，营养不良会让人体的免疫功能出现损伤，这种损伤无疑会让我们人体被感染的概率增加。最后，营养不良会使人体内的代谢发生变化，这种变化会令人体出现氧化应激现象，增加内皮损伤，导致促凝状态，而这些都会让人体血管系统的负担进一步加重。

（二）心力衰竭恶病质综合征

随着慢性心力衰竭的病程发展，会出现消瘦、乏力、运动耐量下降等现象，这种现象使患者呈现出一种预后性较差的恶病症状态，我们称这种状态为心力衰竭恶病质症综合征。心力衰竭患者死亡的独立预测因子便是恶病质，该类患者的死亡率（包含自然死亡和术前死亡）要高于单纯心力衰竭患者。恶病质这个术语包括了两个方面的含义，即炎症和摄食不足所致的分解代谢状态，近年来被广泛接受的定义为心力衰竭的病程超过6个月，体重较原来的体重减轻7.5%，同时需除外恶性肿瘤、甲状腺疾病以及严重的肝疾病。心力衰竭恶病质的营养代谢特点主要包括以下几个方面。

（1）能量消耗增加。能量消耗的增加通常与交感神经系统或呼吸系统分不开，代偿性兴奋或呼吸困难都会加剧能量消耗。

（2）慢性充血性心力衰竭患者之所以会出现营养不良，主要的原因是患者能量摄入不足和一定程度上的厌食，而人体出现能量摄入不足或厌食现象的原因主要是低钠饮食、恶心及肠壁水肿导致的胃肠运动能力削弱。

（3）患者本身能量储备量较低。

（4）患者本身没有进行较多体力活动的可能性，导致其体重降低。

（5）缺氧导致血管舒张收缩功能长期失调，组织氧供不足、水钠潴留导致全身组织水肿，使内脏蛋白合成下降。

二、心衰康复患者的饮食营养管理

心衰患者的营养治疗的目标为保证能量和营养素供应，纠正营养素缺乏；降低代谢消耗，减轻代谢负担；稳固内环境，减少并发症；稳定代偿期，延缓失代偿期的到来，预防和控制心源性恶病质，提高生命质量。

心衰患者的营养治疗原则主要是在减轻心脏负荷的同时，供给心肌充足的营养，维护心肌的功能。饮食要少食多餐，选择食物要容易消化吸收，限制钠盐的摄入，防止水肿，保护心脏。

（一）急性心衰的营养管理

急性心衰是指心衰症状和体征迅速发生或恶化。与急性右心衰相比，临床上更常见的急性心衰是急性左心衰，也就是左心功能出现急性异常导致心肌收缩力明显降低、心脏负荷加重的现象。在这种情况下，患者的急性心排血量会突然下降，同时其肺循环压力陡增、周围循环阻力加大，进而引发一系列的不良反应，如急性肺淤血、水肿、心源性休克等。这种临床综合征就称为急性左心衰。

急性心衰的营养治疗要求有以下几点。

1. 严格管理患者的液体摄入/排除量

患者一旦出现肺淤血、体循环淤血或者水肿现象，就应该严格管理患者的液体摄入/排除量。患者没有出现大出血、严重脱水等现象，每天摄入饮水或静脉输液量一般要低于1 500ml，绝对不要超过2 000ml，保持每天摄入/排除量复平衡500ml即可。如果患者出现严重肺水肿，应该将患者的摄入/排除量复平衡保持在1 000~2 000ml，最高可以保持在

3 000~5 000ml。这样做的目的是减少水钠潴留，缓解肺水肿现象。3~5 天后观察患者肺水肿现象，如果出现消退，就降低水复平衡量，逐渐过渡到大体平衡。在负平衡下应注意防止发生低血容量、低血钾和低血钠等。限钠对控制 NYHA Ⅲ ~ Ⅳ级级心衰患者的充血症状和体征有帮助。心衰急性发作伴有容量负荷过重的患者，要限制钠摄入 < 2g/d。一般不主张严格限制钠摄入和将限钠扩大到轻度或稳定期心衰患者，因其对肾功能和神经体液机制具有不利作用，并可能与慢性代偿性心衰患者预后较差相关。

2. 急性心力衰竭发病 2~3 天内

应以流质食物为主，每天总热能 500~800 kcal，液体量约 1 000ml。

3. 应少量多餐

避免一次进食量过多引起胃肠过度充盈，抬高横膈膜而增加心脏负担，每日 4~5 餐，以防引起心律失常。

4. 流食

患者可以食用诸如藕粉、米汤、淡茶水或者红枣泥汤等利于患者身体健康的流食。

5. 不宜食用

患者不宜食用的食物主要是会引起胀气或者有一定刺激性的食物，包括豆浆、牛奶、咖啡在内的流质食物也不可以食用。

6. 钾、钠

患者血液中的电解质会随着病情的变化而变化，在对患者饮食进行管理时要注意随着患者病情的变化而进行钾钠元素的调整。

（二）慢性心衰的营养管理

慢性心力衰竭进展缓慢且常伴水、钠潴留，预后较差。营养治疗方面主要在于减轻心脏负荷，增加心肌收缩力和减少钠潴留。慢性心衰病程较长，合理的营养和饮食措施对本病的治疗和康复有重要意义。

心力衰竭的营养治疗与药物治疗是彼此联系而又相辅相成的。在我们对患者的用药情况、血钠血钾水平、肾功能等状况进行详细的了解后方可进行营养治疗方案的制定。同时，我们也要在清楚患者的膳食习惯、可以接受的价格基础上进行食品制作，确保整体方案合理、适宜，并且要随时了解患者的病情变化和接受情况，及时跟进主管医生的意见，确保方案进行合理调整。

1. 能量摄入要适当

适当的能量摄入既可以达到防止相关性营养不良的产生，又可以控制患者的体重增长。心衰患者的能量需求主要由体重、活动受限程度以及心衰程度三方面决定。一般情况下，给予患者 25~30 kcal/kg 理想体重，心力衰竭症状明显时，可限制能量至 600 kcal/d，随着病情缓解逐渐加至 1 000~1 500 kcal/d。如果患者本身是活动受限的超重或肥胖患者，必须要采用一定的措施使其体重下降到合理的范围以降低体重对心肌的负担。肥胖的负面影响有几点：① 不利于循环和呼吸，尤其发生心力衰竭时；② 易造成肺容积减少进而移动心脏的位置；③ 加重心脏本身负担。在这些因素作用下，我们必须要采取相应措施确保患者处于理想状态，严重的心衰患者应按照临床实际情况进行相应的饮食治疗。

2. 液体量要得到适当的控制

控制液体量的主要目标在于控制液体摄入从而降低心脏负荷。一般情况下，充血性心力衰竭钠的潴留会继发水的潴留，潴留 7g 氯化钠的同时，必然潴留 1L 水，只有这种情况下人体内的渗透压才能得到平衡。因此，假如我们保证了患者的饮食是低钠饮食时，就可以不用在进水量上做过多的要求，患者可以在保证健康的同时不必忍受口渴、不适等状况。有关学者认为在严格限制钠盐摄入的同时，每日摄入 2 000~3 000ml 水，则钠和水的净排出量可较每日摄入 1 500ml 时高，但超过 3 000ml 时则不能使钠和水的净排出量有所增加。针对这种现象，笔者认为将液体摄入量控制在每天 1 000~1 500ml 对于患者来说是比较适宜的，这个量还可以在一定程度上促进人体排尿，从而减轻皮下水肿。当然，如果患者是严重心力衰竭状态，应当针对其排水能力下降的特点控制摄入水分的量，尤其患者伴有肾功能减退现象时更应该如此。一旦发生这些情况，应该把每天摄入液体量控制在 500~1 000ml，并采用药物治疗。

3. 钠盐的摄入量要适当限制

限制钠盐摄入量的主要目的是预防和减轻水肿，我们要按照患者病情采用低盐、无盐、低钠饮食。我们一般把每天烹调盐量低于 2g 的饮食称为低盐饮食，如果换算成酱油为 10ml（一般每 5ml 酱油含食盐 1g），全天各种主食、副食总和应该要少于 1 500mg；无盐饮食就是烹调中不采用食盐、酱油，一般全天含钠量总和要低于 700mg；低钠饮食除了烹调不添加食盐和酱油之外，还要求全天饮食含钠量低于 500mg。若大量利尿时应考虑会丢失钠，可以适当增加食盐量或选用一些含钠量高的食物以预防低钠血症。

4. 适当限制蛋白质

一般来说，对蛋白质的摄入量不必限制过严，每天 50~70g。但当心衰严重时，则应减少蛋白质的供给量，可给予蛋白质 25~30g，逐渐增加至 40~50g，病情稳定后，给予蛋白质 0.8g/（kg·d），其中优质蛋白质应占总蛋白的 23% 以上，以促进心肌蛋白质的合成，保证心肌力量。蛋白质的特殊动力作用可能会增加心脏额外的能量需求以及机体的代谢率，因此需有不同程度的限制。

5. 糖类的摄入

对于慢性心衰患者建议给予 300~350g 的谷类食物。谷类食物中糖类含量高，易于消化，在胃中停留时间短，排空快，可减少心脏受胃膨胀的压迫。特别应选食淀粉及多糖类含量高的食物，如精制大米和面粉，少吃精制糖（如蔗糖、白砂糖等）、甜点心，预防肥胖及三酰甘油升高，并预防粗粮中的粗纤维引起胀气。

6.控制脂肪的摄入

如果患者本身就是肥胖者，其每日获取的脂肪总量应该严格控制在 40~60g，每天对其烹调用油量不得超过 25g。脂肪的负面作用有很多，如热量高、不利于消化、胃内停留时间长、容易造成胃部饱胀，会包绕心脏、压迫心肌，会在一定程度上使横隔上升、进一步压迫心脏等。有关研究表明，食用富含 ω-3 多不饱和脂肪酸的食物能够有效降低血液里高三酰甘油水平，可以在一定程度上预防房颤，甚至对降低心衰病死率也有一定程度的作用，因此我们在对患者进行低脂膳食规划时，要给予较多的 ω-3 多不饱和脂肪酸。一些食物如鱼类、鱼油中含有较高水平的 ω-3 多不饱和脂肪酸，可以建议患者食用。

7.补充维生素

充血性心力衰竭患者食欲往往较差，而且针对充血性心力衰竭患者给予的食物往往低钠、低盐，味道也比较贫乏，因此针对此类患者的饮食要在富含维生素的基础上刺激患者食欲。比如，山楂、草莓、橘子、香蕉、鲜嫩蔬菜等，这些食物中富含的 B 族维生素和维生素 C 可以对患者的心肌能力提供一定程度的保护，从而增强患者机体抵抗力。同时，摄入丰富的膳食叶酸和维生素 B1 还能在一定程度上降低患者心衰及卒中死亡风险。

8.控制电解质平衡

（1）钾：在充血性心力衰竭中最常见的电解质紊乱之一便是钾的平衡失调，临床中最常遇见的也是缺钾。正常成年人每天需钾 3~4g，出现不足的原因有：① 营养不良、食欲不振、消化吸收状态不理想；② 经肾脏后营养丢失；③ 呕吐、腹泻等额外丢失；④ 其他情况如透析、胃肠外营养等。人体在钾元素供给不足时，容易出现肠麻痹、呼吸麻痹，甚至诱发洋地黄中毒等严重后果。蔬菜和水果中有些富含钾元素，如干蘑菇、紫菜、马铃薯、香蕉、橘子、枣等。若患者长期使用利尿剂，可以考虑将排钾和保钾利尿剂搭配使用。

但是需要注意的是，如果严重心力衰竭或伴有肾功能减退的患者在使用保钾利尿剂的时候出现了高钾血症，则应立刻采取相应措施：较轻患者停用保钾利尿剂，较重患者则应立刻进行药物治疗。

（2）钙：心肌活动的展开离不开心肌的收缩性，而钙对心肌的收缩性有非常紧密的作用。心衰患者每日需钙量以 600 至 800ml 为宜，过高容易导致其外收缩和室性异位收缩，过低则会使心肌收缩性减弱。因此钙的含量要保持在一个平衡位置，这样的状态对患者的治疗有非常好的正面意义。

（3）镁：镁的价值在于帮助心肌细胞消除毒性物质，维持正常节奏和规律。镁的摄入量不足或者因为患者使用利尿剂导致镁过量排出等都会造成患者体内镁浓度下降。镁浓度下降如果不及时控制，会进一步加剧患者心力衰竭甚至诱发洋地黄中毒等严重后果。因此在对患者进行饮食规划时，可以选择富含镁的膳食进行补充。

9.少食多餐

食物应以软、烂、细为主，易于消化。患者应少量多餐，每日 5~6 餐为宜。另外，所有食物均应烹制软烂，使其易于消化吸收，以减轻患者由于消化食物而增加心脏负担。

10.戒烟、戒酒

心衰患者应戒除烟、酒，以免加重病情。

第四节 冠状动脉粥样硬化性心脏病支架植入术 （PCI）或搭桥术（CABG）后的营养管理

一、PCI 或 CABG 后患者的营养代谢特点

（一）静息能量消耗增高

患者的机体为了保存血容量，在采用了抗利尿激素和醛固酮后，往往会导致患者体内出现水钠潴留。因此，在手术后有些患者会出现水、电解质及酸碱平衡失调的现象。在这种情况下，患者往往会因为交感神经所致的高代谢而增加静息能量消耗。不同的患者术后反应情况不同，一般冠状动脉粥样硬化性心脏病支架植入术后的病患静息能量消耗增加量在 10% 左右，搭桥术后的患者静息能量消耗增加量在 20%~30%。

（二）糖异生增加，蛋白质、脂肪分解增强

心脏支架植入术或搭桥术后，患者体内的糖类代谢会出现一定的变化，这种变化主要体现在两方面：① 内源性葡萄糖异生作用明显增加；② 高血糖。蛋白质分解增加、负氮平衡，其程度和持续时间与手术应激程度、术前营养状况、患者年龄及术后营养摄入有关，而且通常情况下，蛋白质分解增加、负氮平衡也会受到患者自身机体激素反应水平的影响。最后，心脏手术患者主要的能量来源是脂肪，患者在做完手术后往往会增强机体的脂肪分解能力，脂肪分解后的物质可以作为糖异生作用的前提物质，在这种物质的作用下，患者机体内的蛋白质分解量会出现一定程度的降低，因此这种现象对保存患者机体蛋白质、促进合成代谢有明显的正面作用。

（三）能量摄入不足、储备减少

心脏支架植入术或搭桥术后患者由于手术麻醉与术后的卧床休养，导致肠胃蠕动差，存在应激性肠壁水肿，导致肠道营养吸收不良，总能量摄入偏低或不足。手术前后的低钠饮食还容易导致患者食欲减退，部分患者还会出现恶心、呕吐等胃肠道症状，使术后总能量摄入不足，能量储备减低。

（四）蛋白合成降低、瘦体组织减少

由于支架或搭桥患者手术前心功能下降，缺氧导致血管舒缩功能长期失调，组织氧供不足、水钠潴留致全身组织水肿，内脏及细胞内氨基酸利用率下降，蛋白质合成降低。同时患者由于手术前后心功能不全，体力活动及阻抗运动明显减少，导致机体瘦体组织萎缩减少，

人体组成变化表现为大量的瘦组织群及脂肪群显著减少，细胞外液比例增加。

二、PCI 或 CABG 后患者的营养风险筛查评估

冠状动脉粥样硬化性心脏病患者支架植入术或搭桥术体外循环后均有发生营养不良的风险，应予以正规的营养风险评估并给予营养状态评价。

由于患者术后存在分解代谢增强、消耗增加、摄入减少等现象，营养不良风险较一般心脏病住院患者增高，所以在对所有接受 PCI 及 CABG 手术的患者进行常规的营养风险筛查及监测评估，营养风险筛查可采用目前应用较为广泛的 NRS2002 或 NUTRIC 评分方法，营养风险筛查及评估建议从患者入院后即开始进行。

三、PCI 或 CABG 后患者的营养干预原则及方式

（一）PCI 或 CABG 后患者的营养支持干预时机及方式选择

搭桥术体外循环后或者冠状动脉粥样硬化性心脏病患者支架植入术后应该尽早实施营养支持措施。患者在进行完心脏手术后，要待血流动力学稳定以后再实施肠内营养支持措施，而针对某些出现了术后并发症不能利用肠道的患者或一周内供给量不足需要量 60% 的患者，可以采用肠外营养支持的措施。目前建议，如果没有明显禁忌证，应该在血流动力学稳定后 24 小时实施肠内营养支持；如果患者术后无法利用肠道、血流动力学不稳定或者有术后并发症的可以选择肠外营养（PN）支持。

1.临床上营养主要干预方法

（1）完全胃肠内营养指经口摄入或经胃管（肠管）滴入饮食，可以提供必需的营养素，以满足患者代谢需要。此法补给营养接近生理状态，适用于多数心脏手术患者，术前或术后只要患者胃肠功能允许，应尽量采用。对于需要长时间管饲（＞4周）的患者，应考虑胃造或肠造方式建立肠内营养通路，以避免长期放置鼻管。

（2）完全胃肠外营养指完全从静脉供应患者所需的全部营养，包括热量、糖类、脂肪酸、氨基酸、维生素、电解质等，使患者在不经口进食的状况下仍然可以维持营养、创伤愈合。它与临床上的静脉输液有根本区别，静脉输液只能供应患者所需部分热量和电解质。适用于心脏 PCI 或 CABG 前后因经胃肠内营养不能满足机体需要，而需静脉营养支持者。临床上胃肠外营养支持方式可分两种类型：① 氨基酸——高浓度葡萄糖——脂肪系统，必须经中心静脉导管输入；② 氨基酸——中浓度葡萄糖——脂肪系统，可由中心静脉输入，也可由周围静脉输入。输注时需注意选用粗且直的血管，因为营养药物为高渗溶液，容易引起静脉炎，需密切观察。为安全起见，建议从中心静脉或经外周中心静脉置管处输入。

（3）胃肠内及胃肠外营养相结合可以提供患者所需的全部营养要素，一部分从静脉输入，另一部分经口摄入或经鼻胃管输入。心脏手术患者围手术期营养支持多采用此法。当患者胃肠摄入不足时可从静脉补给。

2.合理的营养支持时机

根据手术情况以及患者自身具体情况分析，我们可以将围绕手术期的营养支持选择分成下面几种。

（1）手术前。假如患者在手术前处于比较严重的营养不良状态或者高营养状态，在患者进行手术前应该进行一周左右的短时间营养支持。这种营养支持对于纠正或改善患者营养状态和代谢状态有良好的作用，可以提高患者对麻醉、手动等后续环节的承受能力。但是术前营养支持并不能确定会不会对术后并发症产生影响，这一点我们需要注意。术前营养支持的主要原则是不需要为了纠正或改善患者营养状态而过久地延迟手术进行。

（2）术后低风险患者。对于营养风险低，基础营养状态正常以及疾病严重程度轻（例如，NRS-2002 ≤ 3 或者 NUTRIC 评分 ≤ 5）的患者，术后住院期间不需要特殊的营养干预治疗。

（3）术后危重患者。对于术后危重患者来说，想要开始任何形式的营养支持都要提前进行有效的复苏和充分的组织灌溉。美国肠内肠外营养学会与危重病学会在颁布的营养指南中曾经对这种状态进行过定义，即不需要 2 种以上的血管活性药物维持循环稳定，不需要血管活性药物联合大量液体或血液制品维持血压。我国重症血流动力学专家共同指出：血乳酸水平、中心静脉压、每搏输出量变异度三者是判断血流动力学是否稳定的主要指标，如果患者三项指标均在正常范围，则可考虑积极开展肠内营养支持，将静脉营养逐步过渡为肠内营养。

（4）术后高风险患者。对于营养高风险（NRS-2002 > 5 或者 NUTRIC 评分 ≥ 5）或者严重营养不良的患者应在监测再喂养综合征与耐受的情况下，尽早在 24~48 小时内达到预期量。在 48~72 小时内需要尽量达到目标热卡及蛋白质量的 80% 以上，这样才能在入院一周内实现肠内营养的临床效益。肠内营养开始的时机可以很大程度上影响患者的预后，一般情况下，良好的肠内营养开始时机可以改善患者的预后、缩短住院时间、减少感染的发生率，甚至可以减少病死率。除此之外，术后数小时内患者体内的小肠动力就可以得到恢复，胃则需要 24 小时，结肠最慢需要 3~4 天。因此，只要解剖允许，早期肠内营养（24~48 小时）在临床上是可行的，如果患者术后无法保证自主摄入，建议于 24~48 小时内启动肠内营养。

（二）PCI 或 CABG 后患者的营养支持干预原则

1.合理的肠外营养干预原则

近年来，在营养补充上更强调合理及理想状态，具体来说包含以下两方面。

（1）营养补充要防止加重饥饿和营养供给不足，但也要避免营养补充过程中产生的喂养过度现象。营养供给不足要求我们认识不依赖营养支持的患者，也要注意及时补充营养素；过度喂养则要求我们认识能量代谢的特点、变化规律等，避免出现高血糖、感染等并发症，同时要认识特殊人群对能量的不同需要，如肥胖 [< 83.68kJ（kg·d）]、高龄患者等，特别是早期肠外营养支持期间的能量供给。心脏手术后患者在能量消耗测定指导下的个体化热量

补充日益受到关注，但由于医疗花费及技术的要求而不能更普遍地使用，建议在可能的情况下，以及没有其他变量影响的情况下尽量使用间接测热法估计热量的需求。

（2）近年来，蛋白质供给正成为理想营养支持中非常重要的一部分，据有关研究表明，蛋白质和能量均与目标接近时，预后才会出现有益效果。PCI 或 CABG 后患者应对蛋白的摄入量进行连续评估，近年来的研究表明，理想的蛋白质供给量是 1.2~1.5g/（kg·d）。如果患者在术后有严重并发症、腹泻或者消化液额外丢失现象，那么接受肾脏替代治疗及恢复期患者应适当增加 [2g/（kg·d）或更高]，BMI 为 28~40 的肥胖患者应达到 2g/[kg（理想体重）d]。

2.手术后饮食的一般原则

（1）食物要尽量多样化，软硬合适，保持营养均衡的膳食。

（2）食物的摄入总能量要与身体运动所消耗的能量保持平衡，保持健康的体重，体重指数（BMI）稳定在 18.5~23.9（kg/m^2）范围内。

（3）脂肪摄入应尽量选择低饱和脂肪或低脂肪的食物，含脂肪的食物摄入能量不应超过食物摄入总能量的 30%，其中饱和脂肪酸不超过总能量的 10%，尽量减少摄入肥肉、肉类食品和奶油，尽量不用椰子油和棕榈油。每天摄入的烹调油总量不宜超过 30 g。

（4）反式脂肪酸对人体的好处微乎其微，所以应尽量少摄入，最好不要超过摄入总能量的 1%。不吃或少吃人造黄油、含有反式脂肪酸的饼干及油炸食品等。

（5）适当摄入足够的多不饱和脂肪酸，可以占到总摄入能量的 6%~10%，多不饱和脂肪酸 n-6/n-3 的摄入比例在 5%~8%/1%~2% 比较适宜，也可以这样算，n-6/n-3 比例大概在 4~5:1。每天植物油是可以适量摄入的，正常含量是 25 g/ 人 / 天，每周可以吃鱼类 1~2 次，能够摄入人体所需的 EPA 和 DHA，含量在 200~500 mg。素食者可以吃坚果和亚麻籽油摄取亚麻酸。

（6）合理的摄入单不饱和脂肪酸，单不饱和脂肪酸大概占人体摄入总能量的 10%。橄榄油、茶油等都富含油酸，可以适量摄入。

（7）摄入的胆固醇含量应尽量低，最好不要超过 300 mg/d。可以少量摄入鱼类、蛋类以及甘蔗等，这些食物内的胆固醇含量比较高，且胆固醇含量高的食物内脂肪含量一般比较高，所以在选择食物的时候应予以充分的考虑。

（8）每天盐含量的摄入不应超过 6 g，其中包括酱菜、防腐剂、味精及各类调味品，建议大家吃高钾低钠盐，但肾功能不全的患者应该谨慎食用。

（9）可以适量的食用钾，使钾 / 钠 = 1，即每日摄入的钾为 70~80 mmol。水果蔬菜中富含钾，可以适量食用。

（10）摄取足量的膳食纤维，每天 25~30g，可以从水果、蔬菜和谷物中摄取。

（11）补充足够的矿物质及维生素，新鲜的绿叶及根茎类的蔬菜都富含矿物质、维生素膳食纤维，提倡每人摄入 400~500g/ 天。果实含有的能量比较低，且存在大量的果胶和维生素 C，每天的摄入量在 300~400g。

维生素 C：维生素 C 能够帮助降低血液中的胆固醇含量，还因为胆固醇在代谢过程中需要维生素 C 的参与。

维生素 E：维生素 E 具有抗氧化作用，防止多不饱和的脂肪酸氧化，增强心肌对应激的适应能力。维生素 E 具有提高免疫力、增强血管末梢的循环以及预防动脉粥样硬化等作用。

叶酸、维生素 B₆：能够降低血液中半胱氨酸的含量，还可以降低动脉粥样硬化的发生率，从而预防心血管异常急性死亡。

钙：最新的研究表明，高钙能够起到降低人体内脂肪的作用。

镁：镁能够改善脂质的代谢功能，预防动脉壁被破坏，还对人体的心血管系统具有一定的保护作用；

钠：钠盐摄食的越多，越容易引发高血压，所以更应该控制钠盐的摄入量。

铬：人体内缺少铬容易造成脂肪代谢率下降，糖代谢也会紊乱。

锰：人体内的锰含量缺少，也会导致葡萄糖代谢以及脂质代谢紊乱。

锌：摄食适量的富含锌的食物，能够保证人体正常的新陈代谢，帮助人们改善口感，提高食欲，加强对疾病的防御能力。

铜：非常多种的金属酶中都含有铜，如过氧化酶、细胞色素 C 氧化酶及血浆铜蓝蛋白等，人体内缺乏铜会导致相应物质的代谢紊乱。

（12）减少动物性食物的摄入量，增加优质蛋白摄入，推荐选择脱脂的乳制品。

（13）若患者术后能够正常饮食但还不足以达到每日的需要量时，可以在均衡饮食的基础上适量添加口服肠内营养补充（ONS）总能量需求。

四、患者 PCI 或 CABG 后肠内的营养制剂及食物选择

（一）选择肠内营养制剂的原则

通常情况下，肠内营养制剂根据氮源的不同主要分为整蛋白型（也称为非要素型）、氨基酸型、短肽型（这两类也称为要素型）三类。肠内营养制剂还可分为疾病适用型与平衡型。

建议患者在进行心脏手术的准备期及恢复期，首先选择短肽平衡型的肠内营养制剂，还可以采用混悬液、乳剂及粉剂等作为过渡的食物，这一类的制剂中所含有的蛋白质主要是蛋白类的水解物，并且在小肠中也能够将低聚肽运输到所需部位，低聚肽被小肠黏膜上的肽酶水解后能够进入血液中，这很容易被人体利用。与此同时，它不含有乳糖，避免了一些如腹泻引起的乳糖不耐症脂质代谢紊乱的问题。低聚肽的营养成分能够被人体完全的吸收，只需要少量的消化液，并且排泄物的量极少，它可以在手术前后用作补充食物或肠道准备的患者，可以及时供给人体日常生理功能所需的营养和能量。

当患者胃肠功能逐渐恢复，可以试着把短肽型的肠内营养制剂逐步更换为整蛋白型制剂，建议选用平衡型普通整蛋白肠内营养。这种类型的制剂进入胃肠道后，可以刺激消化液

的分泌，帮助人体摄入食物，供给人体所需的能量和营养。还有些制剂添加了膳食纤维以改善胃肠道功能，这一大类制剂适于手术后高分解代谢状态的患者。PCI 或 CABG 后患者建议选用低脂肪含量、低钠配方的整蛋白型肠内营养制剂。

（二）PCI 或 CABG 术后患者的食物选择技巧

（1）对住院的 PCI 或 CABG 后患者，在决定采取营养治疗前，应该充分了解患者目前的用药情况，主要有降压药及利尿药；血液中钾和钠的含量、体液的多少、肾功能及电解质的类型和数量等；掌握患者的三餐饮食习惯。依据病情和患者的接受程度，还要寻求主管医师的建议，描述饮食计划并通过随访进行适当的修整。

（2）急性期 1~3 天一般每天低脂流质饮食，依据病情，控制液体量，可进食浓米汤、厚藕粉、枣泥汤、去油肉茸、鸡茸汤、薄面糊等食品，经口摄入能量以 500~800 kcal 为宜。当病情好转后，可逐渐改为低脂肪的半流质饮食，每日摄入的能量为 1 000~1 500 kcal，可以吃一些鱼、肉末、鸡蛋白、切碎的水果和蔬菜以及米饭、面条、面包、米粉和粥等，禁止食用强烈刺激性的食物（如浓茶、咖啡、辣椒等），禁止进食过冷和过热的食物。每天 5~6 餐，每餐进食量要小，可以减轻心脏的负担。

（3）限制脂肪的摄入，尽量选择低胆固醇、低脂肪、高多不饱和脂肪酸的食物。一旦疾病稳定并且能够逐渐恢复活动后，可以逐渐吃一些温和的食物，还可以依据个人的需要增加食量。脂肪的摄入总量不宜超过 40 g/d，肥胖的患者还需要少食糖类以及控制总能量的摄入。

（4）注意保持血液中钠、钾的平衡，对于高血压和心力衰竭的患者还应该注意限制钠的摄入量。当使用利尿剂时，会失去尿液中大量的电解质，不应限制得过于严格。镁能够很好地保护人们缺血性的心肌，所以饮食中必须含有镁，适宜的摄入量为 300~450 mg/d，人体摄入镁的方式主要来自富含镁的食物，如甜瓜、有色蔬菜、水产品、面粉和肉类等。

（5）对于治疗后需要服用华法林等抗凝药物的患者，应注意维生素 K 与抗凝药的拮抗作用，保持每天维生素 K 摄入量稳定。维生素 K 含量丰富的食物有绿色蔬菜、动物肝脏、鱼类、肉类、乳和乳制品、豆类、麦麸等。

（6）不提倡已经罹患心血管病的患者，尤其是 PCI 或 CABG 后患者饮用酒、浓茶及咖啡等饮品。

（7）保持丰富膳食纤维的摄入，每日建议膳食纤维 25~35 g，保持大便通畅，膳食纤维可使血浆胆固醇降低，应适量增加纤维素含量高的食物摄入，如豆类、木耳、银耳、魔芋等。另外，排便时不可用力过猛等。

（三）PCI 或 CABG 后患者的饮食宜忌

1.宜食

饮食宜清淡，少食多餐，多食易消化的食物，要有足够的蔬菜和水果。肥胖患者应控制摄食量，以减轻心脏负担。适宜吃一些含有维生素 E 多的食物，油类有玉米油、麦胚油、芝麻油、花生油，蔬菜有莴笋叶，还有奶制品。适宜吃一些含有镁的食物，如大麦、小米、肉类及豆类等。人体摄入蛋白质应该考虑到植物性和动物性的蛋白质含量大致相同，而且要对摄食量进行适当的控制。

2.忌食

患者不适合食用动物脂肪、含高胆固醇的食物，如动物油、动物肝脏、脑、蛋类、脂肪、贝类及鱿鱼等。不要吃刺激神经系统的食物，如烈酒、浓茶、咖啡和调味品（洋葱、大蒜、芥末等），应适当在饮食中控制盐类的摄入。

五、PCI 和 CABG 后患者康复期整体营养干预方案的制定

（一）指导患者改变膳食习惯和生活方式"4A"原则

（1）评价。对患者日常膳食方式和食物摄入频率进行评价。

（2）提问。提出问题以进一步了解患者的信念及改变不好的生活方式的难点。

（3）建议。指导患者，鼓励他们从少量的改变开始，建立成功的信心。

（4）随访。为了提高合规性，需要定期跟进以巩固已实现的结果并确定预期目的。

（二）饮食营养处方制定的步骤

（1）评估。主要是对人体的营养进行诊断，通过饮食审查或进食频率的问卷调查，了解和评估每天摄食的钠盐和、营养素、总脂肪和总能量等；行为方式和饮食的习惯；体力活动水平以及身体运动功能的状态等；体内生化指标的测定及体格的物理测量等。

（2）个性化膳食食谱的制定。依据评估的结果，主要是针对患者的行为习惯和饮食的问题制定个人的营养食谱。

（3）膳食指导。根据营养处方和个人饮食习惯，制定食谱；健康膳食选择；指导行为改变，纠正不良饮食行为。

（4）营养教育。为患者及其家属提供营养教育，使他们不但注意营养目标，并且知道如何完成营养目标；了解常食用的食物中的脂、盐、水含量以及不同食物的营养价值。

（5）注意事项。将行为模式与执行的饮食计划相结合。饮食指导和生活方式的调节可行性应该根据个人的现状考虑，列出主要的危险因素，并且逐渐进行改进。

第五节　心瓣膜病的营养管理

一、抗生素相关性腹泻的处理方法

抗生素相关性腹泻（antibiotic associated diarrhea，AAD）主要是因为服用抗生素过后容易引起肠道菌群滋生，还有条件致病菌相互作用而导致的肠炎。所有的抗生素都有可能导

致 AAD，当然不同的抗生素和服用人群，其发病率是不相同，大概 1.99%~23.70%。老年患者或接受较多医疗干预措施时，更易发生 AAD。

风湿热治疗和预防需要长期肌注苄星青霉素 G 或口服半合成青霉素 G 类药物（如阿莫西林），均属广谱抗生素，有引起 AAD 的风险。AAD 不仅影响肠道对营养物质的吸收（如脂肪、脂溶性维生素），还会干扰正常菌群内源性合成营养物质（如维生素 B 族或维生素 K），影响患者的营养状态，故应加以注意。

怀疑发生 AAD 时，应常规进行厌氧菌培养，必要时在肠镜下进行黏膜活检并进行厌氧培养，进而提升难以辨别的梭状芽孢杆的检出阳性率。诊断明确后，必要时停用广谱抗生素，采用肠道微生态制剂补充肠道原籍菌，对人们的肠道菌群的正常生长具有促进作用。对微生态制剂效果不佳的患者，大多用小檗碱或联用制霉菌素有效，以恢复肠道微生态平衡。应该运用营养支持对症治疗，以免脱水或电解质紊乱，甚至病情加重而死亡。对 AAD 恢复期的患者，必要时评估营养状态，根据评价结论进行必要的营养干预。

二、抗凝治疗的饮食配合

按给药途径来划分，抗凝治疗可分为静脉抗凝药和口服抗凝药；按作用方式来划分，可分为直接凝血酶抑制剂和间接凝血酶抑制剂。临床中可使用的抗凝药物有很多种，包括抗血小板凝集药物（如阿司匹林、双嘧达莫）、新型口服抗凝药（达比加群脂、阿哌沙班、利伐沙班等）、肝素（静脉给药）及香豆素类药物（华法林，口服抗凝药）。

香豆素类药物这种口服抗凝药是一类含有 4- 羟基香豆素基本结构的物质，口服参与体内代谢才发挥抗凝作用，因为它是维生素 K 拮抗剂，当流经肝脏时，维生素 K 会从环氧化物转化成为氢醌型物质。如果从食物中摄取的维生素 K 比较少，或是服用了抑制肠道细菌的广谱抗生素，那么人体内的维生素 K 含量就会大大降低，香豆素类药物的作用也就会加强。相反，食物中摄入大量维生素 K 会降低药效，故在应用中应经常监测 INR，需保持外源性维生素 K 的摄入水平相对稳定。

香豆素类药物中的华法林，其抗凝作用的发挥是通过干扰维生素 K 的代谢来完成的，如果想要保证华法林的效果，服药后就不要再吃大豆油、菠菜、动物肝脏等食物，因为这些食物中含有的丰富的维生素 K，会大大削弱华法林的抗凝作用，更糟糕的情况是出现血液凝集的现象。此外，还有一些食物会与华法林有反应作用，如大蒜、木瓜、洋葱、生姜、芒果等食物中含有的香豆素和水杨酸盐是抗凝物质中的一类，与华法林共用会有出血风险。华法林对饮食要求如此严格，是因为它对置换作用的影响尤为敏感，如在体内与血清蛋白极易融合，成功率高达 99%，而发挥抗凝作用的游离型只占 1%，所以只要能够影响到华法林与血清蛋白的结合，便能够影响药效的发挥。

虽然华法林对食物有诸多禁忌，但并不表示在服用华法林期间完全禁止摄入这些食物，只要保持稳定的膳食结构和饮食习惯，戒烟戒酒，不要一次性大量食用这些对药效有干扰作用的食物，并保持良好的生活方式和习惯就可以了。

服用华法林最好不要随意食用中草药和含有部分中草药成分的中成药，一定要在医生的指导下补充相关中药，切忌擅自服用。因为某些药材会对华法林的药效产生不良影响，如枸杞、西洋参、人参等，这些药材对华法林的抗凝作用有削弱作用；而红花、丹参和当归对华法林的抗凝作用有促进作用，可以适当进补。

服用华法林之后要随时观察病情，实时监测凝血功能，国际标准化比值（INR）在 2~3 之间为正常。从以上分析可知，华法林药效受个体差异的影响较大，服用者的年龄、日常饮食习惯、自身身体状况和近期服用药物都会产生干扰作用，所以每个人的适宜剂量不同，服用后的反应状况也不尽相同，严格监控和适时调整剂量是不可或缺的过程。

新型口服抗凝药是直接凝血酶抑制剂，应用中不受凝血酶影响，避免了药物与食物之间的相互影响，不需监测 PT 或 INR。

三、核心营养治疗原则

（一）能量适度的均衡饮食，终生进行体重管理

无论是否已有心脏功能受累的临床表现，心脏瓣膜病患者均应控制体重在适宜范围，以免增加心脏工作负荷，或加剧糖、脂代谢的异常，危害心脏。

一般来说，用体质指数（Body Mass Index，BMI）来评估不同身高者体重水平是否适宜（国人 BMI 正常范围 18.5~24 kg/m^2）是常用方法。体重的构成为脂肪组织和去脂组织（瘦体组织）。成年人处于水电解质平衡状态下，体重变化主要是由脂肪组织的变化带来的。除特殊职业者（运动员、军人、艺人），常人中，往往体重超标者，体脂也过多。脂肪组织含量的多少反映机体能量营养状态，成年男性体脂的适宜比例为 10%~20%，女性为 20%~30%。体重水平适宜者，也可能存在体脂比例过高和脂肪分布异常的情况，这一般意味着合并有去脂组织不足（肌肉不足）的状态。脂肪过多或肌肉不足都直接影响人体代谢机能，也预示着患者体力活动不足或肌力下降。

对心脏瓣膜病患者行体重监测及体成分监测是十分必要的。生物电阻抗体成分分析方法目前逐渐在临床得以开展，这一方法不仅能测定脂肪组织的含量与分布，还长于测定身体水分含量和分布，对患者的体重构成加以详尽描述，尤其适用于心肾疾病患者评估水潴留与蛋白质——能量营养状况，制定营养治疗原则。

在估计能量需要量时，应明确的是，心脏瓣膜病患者不适宜快速体重增减，所以，无论是超重或是消瘦的，需要调整能量供应的患者，都应温和地、循序渐进地施予干预，通常可按照静息代谢水平与身体活动强度来制定能量标准。超重者可酌情减少 200~500 kcal/d，消瘦者则相应增加。一般情况下，静息代谢水平为 20~25 kcal/（kg·d），身体活动强度因人而异，可乘以 1.1~1.5。能量供应是否适当，应通过观察患者体重及体成分变化来进行调整。一般认为，安全而合理的体重变化速度为 1~2 kg/m。对于超重或肥胖的患者而言，如过快

减少体重，可能继发低血糖、高尿酸血症、蛋白质缺乏、酮症、脱水等代谢紊乱；对于消瘦的患者而言，如过多摄入能量快速增加体重，则可能造成脂肪异位蓄积、糖脂代谢紊乱等，都是不利于原发病控制的。

未合并主要脏器功能异常的心脏瓣膜病患者，适宜的膳食模式为均衡饮食模式，推荐按照中国营养学会颁布的《中国居民膳食营养素摄入量标准》及《中国居民膳食指南》来进行食物选择和搭配。如果合并有糖尿病，应选择低血糖生成指数的食物，控制单次进食的血糖负荷；如果合并脂代谢异常，还应参照相关指南建议选择富含单不饱和脂肪酸及 n-3 多不饱和脂肪酸的油脂和食物，控制膳食中脂肪供能比，使饱和脂肪的摄入不超过 10%。

平衡膳食的基本准则是要确保摄入食物的多样性，每日膳食须保证蔬菜水果类、谷薯类、大豆坚果类和畜禽蛋奶类的合理搭配，多类食物的不同营养特点才能构建人体的平衡膳食模式。中国营养学会膳食指南专家委员会依据国人的饮食习惯、身体状况、中国饮食的营养特点及中国居民的膳食营养素参考食人量，设计出了一个理想的平衡膳食模式，依照这一模式所推荐的食物种类和比例来安排每日饮食，会大大降低诸如高血压、心血管等疾病的发病率，并且可以满足人体生长发育和日常活动的需要，打造人体营养和健康的坚实基础。

人体必需的 40 多种营养素都来自食物，一般分为油脂、蔬菜水果、谷薯淀粉、肉蛋奶、豆类坚果这五大类。按照可操作性的量化指标来说，一日三餐中蔬菜水果需有 4 种以上，每周不少于 10 种；谷薯类食物每日需 3 种以上，每周不少于 5 种；肉蛋奶类食物每日需 3 种以上，每周不少于 5 种；豆类坚果类食物每日需至少 2 种，每周不少于 5 种。

这里有一个概念需要知晓，那就是"全谷物"。全谷物是指保留有完整谷粒的胚乳、胚芽、麸皮和其他营养成分的食物，我国传统饮食习惯中的主食类若加工得到均可成为全谷物，如对稻米、燕麦、小米、小麦、大麦、玉米、荞麦等进行非精细化加工。多食用全谷物类有利于控制血糖。

（二）建立适宜的生活制度，做到"吃""动"平衡

想要建立起现代人理想的生活制度有一条基本准则，那就是"管住嘴，迈开腿"，说的正是"吃""动"平衡对健康身心和理想生活的决定性作用。合理饮食并注重运动是强身健体的两大法宝，因此在日常生活中要有意识地增加"动"的机会，如在上下班途中增加步行的部分；工作间隙阶段性地起身活动一下；利用家务劳动时间增加"动"的可能在节假日安排专业性的体育运动，如慢跑、羽毛球、游泳等，这些都是锻炼心肺功能且有益于身心健康的体育运动，是积极生活态度的体现，也是未来强健体魄的基础。心脏瓣膜病患者应结合自身的心肺功能状况，通过监控运动中心率来调控运动强度，一般认为合理有效的有氧运动运动中心率为 100~120 次 / 分。

我们在这里强调的是"吃""动"平衡，而不是"多动多吃"，也不是"少动少吃"，更不是"不动不吃"。"民以食为天"，但"生命在于运动"，一定要合理安排才能达到事半功倍的效果。

（三）预防可能的微量营养素缺乏

机体实现生理功能需要的微量营养素包括十几种维生素及数十种矿物质元素，还包括难以计数的多种植物化学物，多是蛋白质、糖类等代谢的辅酶，对维持机体健康殊为关键，如果缺乏会直接导致贫血（铁、维生素 B_{12}、叶酸、锌、铜等）、蛋白质合成异常（维生素 B_6、维生素 B_1、生物素等）、能量代谢障碍（维生素 B_1、维生素 B_2、烟酸等）、肝功能异常（胆碱）、骨矿代谢异常（钙、磷、铜、维生素 D、维生素 K）等。

尽管现有的研究证据尚不充分，但考虑到因疾病及治疗过程对进食、营养素吸收利用的干扰，加之心脏瓣膜病患者往往处于较为低下的社会经济地位，或因病程迁延已处老龄，采买和准备食物的能力下降，导致心脏瓣膜病患者较一般人群更易合并微量营养素营养不良。

目前临床可以通过检查血清或尿液水平，常规检测铁（铁蛋白、总铁结合力、转铁蛋白饱和度、全血细胞分析）、维生素 D（25 羟维生素 D）、叶酸（血清水平、红细胞水平）、维生素 B_{12}（血清水平）的营养状态，部分医疗机构已开展碘（血清水平、尿液水平）、锌、铜、硒及维生素 A 的检测。对已证实存在微量营养素缺乏的患者，应定期进行膳食摄入评估及相应的辅助检查，及时发现和处理微量营养素缺乏的问题。必要时，在膳食干预的基础上给予药物补充。

（四）注意避免高钠摄入，减少在外就餐和外购熟食

心脏瓣膜病患者不宜高钠摄入，以免造成水分的潴留，这会直接增加心脏容量负荷，而且高钠是内皮功能损伤的危险因素之一。水潴留主要发生在细胞外液，分布在细胞间质即组织间隙内。除某些极严重的心衰有原发性水潴留（抗利尿激素分泌过多）外，如体内无钠潴留就不可能有水分的潴留，每克钠可潴留水 200 ml。

食用盐是我国居民日常膳食中主要的钠和碘的来源，机体日需钠 1 000~2 000 mg、碘 120 μg 左右。基于以上考虑，若非存在水钠潴留，一般不建议对食盐摄入限制过低，控制在 3~5 g/d 即可。

还应注意，使用强效排钠利尿剂时，过分严格限盐可导致低钠血症，而心力衰竭合并低钠血症会增加住院率和死亡率，是造成难治性心力衰竭的一个重要原因。低血钠亦减少肾血流量，增加肾前性氮质血症，使肝酶上升，易发生直立性低血压。

然而，心瓣膜病患者还应尽量避免经常在外就餐或外购熟食、包装食品，这是日常生活中造成高钠摄入的主要原因。提倡尽量采购新鲜食材，居家烹制饮食，烹调方式尽量选择蒸、煮、拌、汆、烩、炖等简单、低温和清淡的方法。

四、心脏瓣膜病围手术期的营养管理

（一）心脏瓣膜病换瓣术后患者营养代谢特点

如果重症心脏瓣膜病的患者还伴有心脏恶病质，那么在肺动脉高压、严重心功能低下以外，发生多器官功能障碍综合征（MODS）的可能性也会极高。多器官功能障碍综合征会

引起全身代谢紊乱，这关系到人体的多个系统，如凝血、营养、内分泌、代谢等，其紧急补救措施是强心、扩张血管并利尿，但人体高速运作会大量消耗营养物质，因而并不能有效改善全身的代谢紊乱状态，反而会增大手术风险。想要有效控制这一手术风险，手术过程中的营养支持必不可少。现代医学科技的营养支持已经成为治疗消耗性疾病、慢性器官功能不全等重症患者的必要手段，它在手术过程中可提高患者的免疫力，进而改善脏器功能和人体状态，以确保手术安全进行。

但在心脏外科手术中运用营养支持的案例却不多，因为重症心脏瓣膜病患者一般伴有长期性的消化道缺血和淤血现象，这会造成患者食欲低下、消化吸收效果差，由心脏瓣膜引发的肺动脉高压缺氧会进一步损害各脏器功能，这些都很不利于营养合成，最严重时可能加重心衰形成恶性循环而导致死亡。

重症心脏瓣膜病患者术前已存在心、肺功能不全，腹腔脏器淤血，导致营养物质的吸收障碍，机体慢性营养不良，免疫机能低下，总体蛋白合成速度下降。资料显示：瓣膜手术后呼吸功能衰竭的发生率为 4.7%~8.4%，除给予强心、利尿及扩血管药物治疗外，最重要的是加强呼吸支持，临床上常见因营养不良和失用性肌萎缩，导致呼吸肌张力、收缩力和耐受力大幅度下降，进而发生呼吸肌疲劳。营养支持治疗能提供能量及多种营养物质，并能维持与改善机体器官、呼吸肌肌力，提高呼吸肌质量与耐受力，提高机体抗感染能力，缩短机械通气时间。全身营养支持是重症患者治疗不可忽视的重要环节。

心脏瓣膜病患者有不同程度的营养不良，对于正在接受心脏直视手术，特别是肝肾功能不全的患者，在手术前开始营养支持以纠正低蛋白血症并改善心脏功能，提高手术的安全性非常重要。患者营养不良、低蛋白血症或缺乏维生素的患者约占 30%，这是所有主要手术的风险因素之一。营养支持不仅可以改善心脏功能，还可以预防和治疗呼吸肌疲劳，改善呼吸系统的功能，这对于在心脏直视手术后早期撤回呼吸支持以预防肺炎和呼吸衰竭特别重要。

更换心脏瓣膜因为手术创伤和 CPB 期间非生理因素，如低温、血液稀释、非脉动灌注、心肺旷置和在 CPB 的血液活化人体病原微生物等降低了人体的免疫功能，构成 CPB 感染潜在风险的原因。CPB 患者营养状况下降，营养不良发生率增加，体重减轻明显。虽然手术后人血白蛋白减少，但大多数在正常范围内，这与术后患者静脉补充白蛋白和复杂氨基酸有关。一些患者在手术前血红蛋白低，并且由于体外循环、血液稀释和失血导致手术减少。即使手术后给予不同程度的所有血液、血浆或红细胞，恢复仍然很慢，所以应注意补充富含铁和维生素的食物。

（二）心脏瓣膜病换瓣术后患者的营养原则

1.心脏瓣膜病换瓣术后患者的营养原则

危重患者的营养应从低能量负荷开始，以维持安静时的基础代谢水平为好。避免因营养补充不当出现"喂养性水肿"，增加心脏负担，特别是体重低于标准体重 20% 以上者。由于患者一般术前准备的时间较长，在 15~30 天之间，住院后，患者可以通过胃肠道考虑进食高热量食物，高蛋白质、高维生素食物和易消化的食物。市场上可用的好的营养素可以在良好的经济条件下部分应用。贫血和蛋白质较低的患者应逐渐从静脉充盈至接近正常水平，静脉注射补充剂在手术前持续 2~3 天。早期术后代谢紊乱，高消耗和减少患者耐受可导致意外发生，这时，患者的胃肠功能较差，因此应考虑静脉注射食物。具体做法是 BMI 在 18.5~23.9 之间的患者可按实际体重计算，不在此范围按理想体重计算，热量补充 30 kcal/（kg·d）的热量和脂肪至少占卡路里的 30%。剩下的就是糖，氨基酸是 2 g/（kg·d）以上，蛋白质、维生素和微量元素应该是合适的。注意增加胰岛素的量（用微量注射泵入），监测血糖并使其在 6.0~11.0 mmol 之间。手术后肌酐和尿酸尿素不均匀性增加，大多数患者表现出分解和消耗的代谢。因此，监测其价值变化可以规范营养支持计划。阻断"负氮"平衡，使患者尽早向好的方面转归。

饮食原则具体如下。

（1）以少量多餐为原则，限制脂肪摄入，少食腊制品和罐头食品，宜选用高蛋白、高维生素、易消化清淡饮食以维持营养，增强机体抵抗力，如瘦肉、豆腐、蛋、鱼等。

（2）发热患者多饮水，预防出汗引起的脱水。

（3）患者心力衰竭时，宜低钠饮食，限制水分。

（4）保持排便通畅，多食蔬菜、水果等含纤维素丰富的食物。

2. 心脏瓣膜病换瓣术后患者的饮食宜忌

多吃营养丰富的高热量、高蛋白、高维生素、清淡易消化的饮食。每天的进食量要保持稳定，避免暴饮暴食或过分忌食。不要吃太咸的食物，每日盐的食入量应 < 6g，盐分食入过多可加重心脏负担。营养要均衡，饮食结构搭配合理，严忌吸烟酗酒。菠菜、西红柿、胡萝卜、鲜豌豆、猪肝等富含维生素 K 的食物会影响华法林的抗凝效果，不适合长期食用。心脏功能不佳的患者应限制他们饮用的水量，不宜多吃粥和汤，以避免摄入过多的液体，增加心脏负担。

在日常生活中，一般不限制饮食，但应注意改变食物的品种，尽量多样化，避免一个阶段单调地吃一种富含维生素 K 的食物。

第六节 心肌病的营养管理

一、营养代谢特点

（一）原发性心肌病

患者在早期一般不会出现明显的体内营养代谢异常，病变严重后多数心肌病患者会出现心力衰竭的表现。当心力衰竭发生时，患者体内会出现以下几方面的代谢紊乱。① 心肌能量代谢及利用障碍；② 由于神经体液代偿机制复杂，心力衰竭时内稳态控制难度激增，会出现液体受限、离子紊乱、水钠潴留、营养素代谢 紊乱和利用障碍；③ 心力衰竭时全身组织、器官氧合灌注不足，物质转运改变，代谢废物积存，多脏器损害具有联动效应，营养耐量严重低减。心脏在营养供给不足时，会出现萎缩、纤维化、软弱无力等症状。

另外，疲劳和呼吸困难也会减少食物摄入，引起营养不足。肠道水肿引起吸收不良或蛋白质丢失性肠病也可减少能量的有效摄入。矿物质、电解质和微量营养素缺乏（如低钙、维生素 B1 或硒元素缺乏），除了影响心脏功能，也可能会加剧消耗。这些因素都会增加心肌病患者营养不良的风险。

（二）酒精性心肌病

酒精消耗可以诱发对心肌的急性和慢性影响，高剂量急性乙醇摄入可以诱导心肌收缩的减少并产生多种节律紊乱，这些效应在患有基础性心肌病的患者中相关性更大。慢性乙醇摄入可以诱导扩张型心肌病的发展，其在临床和功能上类似于特发性扩张型心肌病。

高剂量酒精滥用诱导的多种有害的心脏效应包括心肌细胞肥大和坏死、间质性纤维化、心室收缩减弱和心室扩大。这些效应会产生舒张期和收缩期心室功能障碍，导致充血性心力衰竭、心律失常和死亡率增加。乙醇会改变心肌细胞膜的渗透性和组成，干扰受体和细胞内瞬变，诱导氧化、代谢和能量损伤，减少蛋白质合成、兴奋—收缩偶联，增加细胞凋亡。此外，乙醇还会减少心肌细胞保护和修复机制，减少心肌细胞再生。通过比较男性和女性酗酒者的心脏和肌肉状态，发现酒精对横纹肌的毒性作用在女性中更明显。

（三）克山病

克山病是一种具有高死亡率的地方性心脏病，广泛的横断面流行病学研究表明，谷物中低硒浓度和当地居民的低硒状态与克山病的发生相关。虽然其他病因不能排除，但硒缺乏是克山病的主要原因。在中国东北地区的克山县由于土壤中硒缺乏而导致此病高发，因此命名为克山病。克山病是一种基因—环境相互作用而发生的疾病。慢性硒缺乏也可发生在具有吸收不良和长期硒不足的肠外营养的个体中。硒缺乏导致心肌病是由于硒相关酶的减少，而这些酶可以保护细胞膜免受自由基的损害。人群调查发现，硒缺乏与胱氨酸和色氨酸不足并存可以降低生物体的抗氧化防御能力，这可能是导致克山病的重要因素之一。调查结果强调了含硫氨基酸在抗氧化防御中的作用。动物实验表明，克山病可能是几种病因相互作用的结果，包括显性营养缺乏（硒）、其他营养因子（维生素 E、多不饱和脂肪酸）缺乏和感染因子作用（病毒）。

二、营养素供给与心肌病康复的关系

原发性心肌病主要会出现心肌细胞肥大、减少或发育不良等变化。合理的营养是维持心肌功能及支撑心肌病患者康复的物质保障。一旦机体发生营养不良，对各器官的生理功能和结构上的影响都相当大。国外研究发现，在死于营养不良患者的尸检中，心脏和肝脏的重量大约减少了 30%，脾脏、肾脏及胰腺的重量也受到影响。因此，对于心肌病患者避免营养不良的发生也是延缓病情进展的重要措施之一。如果患者在病程中出现严重的心力衰竭，则按照心衰的营养原则进行处理。

（一）原发性心肌病的营养供给原则

对于原发性心肌病患者，营养支持一方面要为心肌的康复提供原料及能量，另一方面要尽量避免由于补充营养素而增加心脏的负担。

1. 适量的能量供应

对于原发性心肌病患者来说，能量供应以维持理想体重为宜，总热量摄入要与身体活动相平衡，从而保持健康的体重，身体质量指数（Body Mass Index，BMI）最好维持在 18.5~24.0 kg/m² 之间。在合理能量的基础上，要为患者提供平衡膳食，强调食物多样化及粗细搭配等原则，以便摄入机体所需的多种营养素。

2. 控制脂肪数量和注重脂肪质量

（1）日常饮食中的脂肪不超过总能量的 30%，饱和脂肪酸不超过总能量的 10%。减少脂肪、内脏和奶油等，尽量不使用椰子油和棕榈油。每日食用油的剂量限制在 20~30 g 的范围内，避免由肥胖和由过量脂肪引起的高脂血症引起的胃灼热的增加。18 个碳原子的饱和脂肪酸虽然没有升高血胆固醇的作用，但是会促进凝血，出现房颤的患者应注意避免摄取过多，以免血栓形成。

（2）胆固醇摄入量以不超过 300 mg/d 为宜，减少心肌病患者发生动脉粥样硬化的风险。

（3）摄入足够的多不饱和脂肪酸，占总能量的 6% 至 10%，其中多不饱和脂肪酸 n-6/n-3 的比例应适当（5%~8%，1%~2%），即 n-6/n-3 的比例为 4 : 5 : 1。葵花籽油、玉米油和大豆油中含有丰富的 N-6 多不饱和脂肪酸。多不饱和脂肪酸 n-3 来源于植物油中的前亚麻酸和鱼油和鱼油中的 EPA 和 DHA。n-3 多不饱和脂肪酸对血脂、血压、心功能、动脉顺应性、内分泌功能、血管反应和心脏电生理等脂质和脂蛋白有良好作用，并具有抗血小板和抗炎作用，可以降低患者血栓形成和其他心血管疾病的心肌风险。

（4）减少摄入反式脂肪酸并控制它们不超过总能量的 1%，少吃含有人造黄油及饼干、油炸食品。

3. 糖类

糖类是膳食能量的主要来源，在体内可以迅速而独立地完全氧化成二氧化碳和水，为心、脑等重要器官及身体活动提供能量，糖类的供给量可以占总能量的 55%~70%，其膳食供应应该优先选择富含淀粉的多糖类食物，限制含单糖和双糖高的食品。

4. 蛋白质

蛋白质在人体中的作用很多，对人体的构建具有重要作用，对于生长发育和组织修复必不可少。对于一般心肌病患者来说，蛋白质的需要量与健康人相同即可，占总能量的 10%~15%，如果并发心力衰竭、肾功能不全等疾病，则根据患者的具体情况调整蛋白质供给量。食物中的优质蛋白质是肌肉合成的重要原料，因此优质蛋白质应占总蛋白质的 50% 以上，含优质蛋白质丰富的食物包括瘦肉、鸡蛋、牛奶、鱼、虾、豆腐、豆干等。

研究证明，补充支链氨基酸（BCAA）可以防止运动所致的心肌萎缩，优质蛋白质摄取和 BCAA 补充可以刺激骨骼肌和心肌的蛋白质合成，减少蛋白质分解和氮丢失。支链氨基酸包括亮氨酸、异亮氨酸、缬氨酸，含量高的食物如乳清蛋白、牛、羊、猪瘦肉及其他动物蛋白等。

5. 限盐

每天食盐不超过 6 g，包括味精、防腐剂、酱菜、调味品中的食盐。出现心力衰竭时要注意水、电解质平衡（具体内容见心肌病患者合心衰的营养管理）。

6. 供给充足的维生素和矿物质

对于大多数心肌病患者，除限制钠盐外，膳食中应含有丰富的钾、钙、镁、硒等矿物质及维生素 B 族、维生素 C、维生素 E、类胡萝卜素等多种维生素。其中镁对缺血性心肌有良好的保护作用，而硒、维生素 C、维生素 E、类胡萝卜素等抗氧化营养素可以减少肌肉有关的氧化应激损伤。目前证据显示，只有通过天然食物摄入的抗氧化营养素才有益于健康。心肌病患者可以通过平衡膳食来摄取所需的维生素及矿物质，特别强调要保证足量的新鲜蔬菜、水果及大豆类食物。

7. 酒和酒精

有充分证据表明，适量饮酒可以降低冠心病风险。但是无论是啤酒、白酒，还是葡萄酒，所有酒精饮料仅与受限制边界内冠心病的低风险有关，它们不适合其他心血管疾病，也不主张已经患有心血管疾病的患者饮酒。因此，患有心肌病的人应该停止饮酒。

8. 少量多餐，避免过饱，忌烟、浓茶和刺激性食物

心肌病患者应遵循少食多餐的原则，每天 5~6 餐是适当的，这样他们就不会吃太多，使胃膨胀并压迫心脏。另外，应该戒烟，不要喝茶和咖啡，不要吃带有刺激性味道的食物，这样就不会增加心脏负担。

（二）酒精性心肌病的营养供给原则

酒精性心肌病的发生主要是由于高剂量酒精摄入所引起，出现在酒精依赖者之中。因此，对于酒精性心肌病的营养管理重点在于戒酒以及预防和纠正相关的营养不良。

1. 戒酒

尽管有多种不同的方法直接针对酒精诱导的心脏损伤，但是只能起到部分作用。酒精戒断是酒精性心肌病的第一个目标，而且对不能戒酒的酒精成瘾患者控制饮酒量也是有效的。戒酒和每天酒精摄入不超过 60 g 对酒精性心肌病患者在促进心脏功能改善方面均起到了积极的作用。对于短期无法戒酒的酒精性心肌病患者，应该尽可能减少酒精的摄入量，建议参照《中国居民膳食指南》规定的饮酒量标准进行过渡，逐步戒酒。

根据《中国居民的膳食指南》，建议健康成年男性每天饮酒不超过 25 g，相当于 750 ml

啤酒或 250 ml 葡萄酒，或 75 g 38° 白酒或 50 g 高酒精酒；成年女性每天饮酒不超过 15 g，它相当于 450 ml 啤酒，或 150 ml 葡萄酒，或 50 g 38° 白葡萄酒。

2. 预防和纠正营养不良

对于酒精性心肌病患者，纠正营养、离子和维生素缺乏以及控制酒精相关的系统性器官损伤也是必需的。酒精性心肌病患者长期大量饮酒，一方面可以使糖类、蛋白质及脂肪的摄入量减少，维生素、矿物质的摄入量不能满足要求；另一方面，可以造成肠黏膜的损伤以及对肝功能的损害，从而影响到几乎所有营养物质的消化、吸收和转运，容易导致机体营养状况低下。因此，对于酒精性心肌病患者应该供给限盐限脂、适量能量、优质蛋白、充足维生素和矿物质的饮食，同时食物烹制应细软，容易消化和吸收，以预防和纠正长期大量饮酒所致的营养不良（具体可参照原发性心肌病的营养供给原则）。一旦酒精性心肌病患者心功能失代偿出现心力衰竭，则按照心力衰竭的营养原则进行处理。

3. 注意避免和纠正维生素 B_1 缺乏

维生素 B_1 与机体的葡萄糖利用和体内能量代谢关系密切，酒精性心肌病患者容易缺乏维生素 B_1。例如，富含蒸馏酒的酒精不含维生素 B_1，但酒精代谢需要维生素 B_1 的支持，因此饮酒会增加对这种维生素的需求。同时，酒精也可能干扰维生素 B_1 的吸收并促进其分泌，因此，大量饮酒是缺乏维生素 B_1 的因素之一。在酗酒者中，维生素 B_1 缺乏的百分比高达 80%，这是神经系统功能障碍的原因之一。

缺乏维生素 B_1 会导致心脏功能障碍由于缺乏维生素 B_1 导致血液流向组织的量增加，导致心排血量过多，或由于缺乏维生素 B_1 影响心肌能量代谢，导致心脏扩张、肥大、心肌细胞水肿。

因此，对于酒精性心肌病患者应该供给充足的维生素 B_1。维生素 B_1 食物的主要来源是食物、豆类和土豆，尤其是未精制的全谷物食物，即粗粮。此外，瘦猪肉和动物内脏中也富含维生素 B_1，应当注意的是动物内脏中胆固醇含量高，需要根据病情慎重选择。另外，要注意选择合理的烹调方法，尽量保留食物中维生素 B_1 的含量，如少吃油炸食品，煮粥时不加碱，不要吃米饭，尽量不做捞米饭等。对于严重的维生素 B_1 缺乏仅凭饮食无法纠正时，可以通过口服或注射维生素 B_1 制剂进行治疗。

（三）克山病的营养供给原则

克山病是与缺乏矿物质硒的饮食密切相关的扩张型心肌病，除了硒缺乏之外，克山病的发生还与其他因素有关。因此，对于克山病患者的营养支持应在原发性心肌病营养供给原则基础上，注意硒、含硫氨基酸、维生素 E、多不饱和脂肪酸等营养素的充足摄入。

1. 补硒

缺硒是克山病流行的必要因素，在缺硒地区进行大规模的人群调查发现，在补硒后不会引起克山病的流行。在克山病的主要地区，口服硒制剂可以在每年旺季开始前开始，持续 6~8 个月。在旺季之后，可以停止给药，这可以防止克山病的出现。食品补充剂可以使用硒来加强盐分或营养。在疾病流行的地区，富硒地区生产的食物和非食物食物应用于帮助改善硒的营养状况。此外，在克山病地区，为满足居民体内硒的需要量，在用硒强化食物的同时，还应鼓励居民选择硒含量高的食品，特别是含硒高的蛋白质食品。

食物中硒含量的测量值差异很大，影响植物性食物中硒含量的主要因素是其生长的土壤中硒的含量以及可吸收和使用的量。因此，根据生产国的不同，即使是相同种类的谷物或蔬菜也会有不同的硒含量。例如，低硒和硒区域中的大米硒含量可高达 10 000 倍。动物性食物的硒含量也受产地影响，但差值没有那么大，这是因为动物有"缓和作用"，即在硒缺乏时趋于潴留硒，过多时又排出硒。此外，硒在不同食物中的生物利用度差异很大，这取决于食物中硒的化学形式以及影响生物体吸收和利用的各种因素。因此，不建议在食品成分清单上使用硒含量来计算膳食中的硒，但可以用它来比较不同食物中的硒含量，以便指导所需食物的选择。

2. 含硫氨基酸

含硫的酰胺包括蛋氨酸、半胱氨酸和胱氨酸、蛋氨酸可以转化为半胱氨酸和半胱氨酸，半胱氨酸和胱氨酸也可以在一定条件下相互转化，但它们在人体内没有任何东西可以转化为蛋氨酸，因此蛋氨酸是必需氨基酸，半胱氨酸和胱氨酸是半必需氨基酸，胱氨酸是一种半胱氨酸的氢化衍生物。研究表明，含硫氨基酸可以维持机体氧化还原状态的平衡，从而调节包括免疫反应在内的各种生理活动。含硫氨基酸可以通过自身合成具有重要抗氧化作用的物质——谷胱甘肽来实现其抗氧化作用，体内含硫氨基酸不足时可能会引起谷胱甘肽浓度下降而导致抗氧化防御系统削弱。因此，对于克山病患者来说，保证饮食中含硫氨基酸尤其是蛋氨酸的充足摄入是非常必要的。蛋氨酸是人体必需氨基酸的一种，在肉类、蛋类及水产品等高蛋白动物性食物中含量丰富。但是，对于同时伴有高同型半胱氨酸血症的患者来 说，蛋氨酸的摄入不可过高。

3. 维生素

维生素 E 是一种脂溶性强抗氧化剂，可保护细胞免受自由基的损害，延缓脂质膜的氧化。维生素 E 与超氧化物歧化酶和谷胱甘肽过氧化物酶一起构成体内的抗氧化系统，保护多烯脂肪酸免受细胞膜（包括体膜）中自由基的攻击，保持膜完整性并减少损伤与肌肉相关的氧化应激维生素 E 可以起到抗氧化作用，还可以防止维生素 A、维生素 C 和三磷酸腺苷（ATP）的氧化，从而确保它们在体内发挥作用。对于克山病患者，应该保证饮食中维生素 E 的充足摄入，避免缺乏。

维生素 E 广泛分布于动物和植物组织中，好的来源是小麦胚芽油、豆油、花生油和芝麻油，但橄榄油的含量并不多。几乎所有绿色植物都含有维生素 E，维生素 E 也存在于肉类、蛋类、牛奶和其他食物中。

4. 多不饱和脂肪酸

根据脂肪酸碳链上双键的数量可以把脂肪酸分成饱和脂肪酸（不含双键）、单不饱和脂肪酸（含 1 个双键）和多不饱和脂肪酸（含 2~6 个双键）。多不饱和脂肪酸根据其碳链上双键的位置可以分成 n-3、n-6、n-9 等系列，其中 n-3 和 n-6 系列多不饱和脂肪酸具有重要的营养学意义。

第七节　其他心血管内科疾病营养管理

一、肥胖和超重的营养干预

基本原则是患者处于负平衡状态，即一方面减少能量摄入，另一方面增加能量消耗。在这个过程中，有必要确保营养素，如蛋白质、必需脂肪酸、矿物质、维生素和膳食纤维，适当的分配比例是合理的，即应保持均衡饮食的原则。同时，在制定和实施营养方案时应遵循个性化原则。

（一）决定合适的能量摄入量

能量控制应因人而异、科学合理，同时坚持一定的运动量，以增加能量消耗。成年人通常每天减少 100~150 kcal 的总能量；在减肥期间，人们应该不断调节能量摄入。减肥是一个动态过程，当机体适合当前的低能量摄入时，基本能耗相应降低。通常，能量摄入的减少速率控制在每天 418 kJ（100 kcal）内，每 2 个月调整一次，直到体重下降到目标体重，然后保持该能量消耗以维持目标重量。

（二）适当的营养素分配比例和供给

在饮食和减肥过程中，三种主要的产热营养素的分配比例仍然处于争议中。三种主要营养素与均衡正常饮食的比例为总能量的 10%~15%，脂肪为 25%~30%，糖类为 55%~60%。肥胖营养治疗中营养素分布的三个原则是蛋白质占总能量的 25%，脂肪占 15%~20%，糖类占 55%。一些研究比较了相同的能量，然而，一些不同营养级热量生产模式的低卡路里饮食显示，经过两年的干预，体重减轻结果的差异没有统计学意义。

但有研究表明，适当的三种主要的产热素可能在减少肥胖相关的心血管并发症和改善患者的临床结果方面发挥作用。

（三）糖类

肥胖症与长期较大量摄入大量的糖类密切相关。糖类进入人体后，会转化为脂肪留在体内，它是以糖分子存储起来的。一般情况下，肥胖人群血液中的胰岛素含量较高，一旦服用了过量的含有糖类的食物，就会使血液中的胰岛素含量迅速升高。长期处于这种状态对身体的危害极大，会导致人体新陈代谢的紊乱。因此，要想根治肥胖症必须减少糖分的摄入，减少体内糖类的含量。但是，糖类又是人体机能中必不可少的物质，因此也不能完全不食用，必须要把握好糖类的摄入量才能在维持身体健康的同时，减少发胖。

对于肥胖人群，糖类的含量应该维持在每天摄入食物量的一半左右为最佳。更严重的肥胖情况下，应该控制在 20% 以内，用来维持人体机能的正常消耗和运转。还要减少糖类食物的摄入，尤其是在睡前一定要严格自律，减少糖类的摄入。

（四）脂肪

人体中的脂肪含量是有弹性的，脂肪中的细胞可以增大，也可以增生，用以调节人体中的能量守恒。脂肪细胞通过这两种形式的变化，使人体中的细胞活性增强，从而使脂肪的合成能力也提高了。但是，人体摄入很多的脂肪后，会产生饱腹感，造成没胃口。要想身体机能正常运作，必要的脂肪摄入又是必不可少的。

肥胖人群应该严格控制脂肪的摄入，不然会引起心血管疾病。人体的每餐食物摄取中都应该有一定的脂肪，这个量是严格控制的，一般为总量的 25%~30%。另外，要少食用油炸食物及动物肝脏等。

（五）蛋白质

由于限制供给膳食能量往往会促使体脂消耗增加，同时造成人体组织蛋白的丢失。为了维持正常的氮平衡，应该保证膳食中有足量的优质蛋白质。尽管蛋白质不是主要的供能物质，但过多摄入也会导致肥胖。

肥胖症较为严重的人群，应该注重蛋白质的摄入，要保证 20%~30% 的含量。平时食物中要合理搭配鱼类、肉、蛋、奶等，而且蛋白质的食用应该有一定的限度，过度食用会导致内脏功能损伤。

（六）其他

在控制饮食时，还要重视微量元素的摄入，维生素和无机盐都是必不可少的，还有钙、锌、铁等。一旦人体的维生素或者无机盐的含量不足，就应该采用药物治疗，通过服用相关的补充药物来达到人体机能的平衡。平时要多吃水果和蔬菜、豆制品和牛奶，这些对于补充人体的微量元素具有重要的作用。

此外要注意适当的体育锻炼，通过增加运动量达到人体机能的良好运转。

二、儿童先心病术后的营养管理

患有先天性心脏病的幼儿，在饮食方面会出现困难，这时候应该采取用口嚼碎后喂食，或者采用插入胃食关来提供营养，一旦人体中的营养摄入不足时，就应该采取肠外的营养供给。术后给予科学合理的营养支持，尽量避免太长时间的不吃食物，一旦生病儿童的胃肠道恢复功能就应该采用吃食物的方式获取肠内营养。给先心病术后患儿早期提供科学合理的肠内营养支持，有助于避免发生溃疡性肠道并发症，维持肠道内正常菌群，防止肠道黏膜萎缩，维持肝肠消化酶功能，降低败血症和胆汁淤积性黄疸的发生率。

（一）先心病患儿手术后肠内营养支持

先心病患儿术后肠内营养支持（EN）主要途径有口服，经口、鼻及空肠管饲。在评估术后经口无法满足患儿的能量接入时，胃管可以在外科手术时插入。

1.肠内获取营养的利与弊

患有心脏病手术的儿童经过手术后，应该在用口获取营养的七天内来获取肠内营养的相关数据。可是，一旦病儿出现营养和能量不足的情况，就应该及时进行药物营养补充，满足患儿的正常生理机能，而且肠外营养的输入越早越好。

（1）适应证。一是经口摄食能力降低。例如，未根治的心脏术后仍有缺氧症状的患儿、有胃肠功能不全的患儿及合并甲基丙二酸血症的患儿。二是经口摄入不足。① 心脏术后能量需要增加，经口摄入不足；② 食欲减退，如存在胃食管反流的患儿。三是吸收障碍或代谢异常。① 吸收障碍，如先心合并慢性腹泻的患儿；② 其他疾病，如食物过敏和乳糜症。

（2）禁忌证。① 由于衰竭及手术后消化道麻痹所致的胃肠功能障碍，如消化道大量出血、完全性肠梗阻、坏死性小肠结肠炎等。② 对适应证不确定的病例可考虑短期试用；③ 手术后血液流动力不稳定。

（3）需要强调的是：① 如果肠道有功能，就应给予合理的肠内营养。② 经口摄入不足患儿需要营养支持时，应该优选通过肠内营养来进行补充。

2.应用途径与方法

经历过心脏病手术的儿童由于经过了手术的麻醉，在一定时间内身体的循环和呼吸还不能得到及时恢复，因此需要用呼吸机辅助其呼吸。临床试验证实，拔管后的患病儿童，经过6个小时左右的休息就可以进行肠内营养的供给，脱呼吸机 4 小时后即可尝试饮水，若无呛咳、呕吐现象，6 小时后可以尝试流食。肠内营养支持有经口进食和经鼻胃管或鼻肠管两种方式。一些药物，如甲氧氯普胺片、西沙比利等可诱发患儿出现胃动力不足，此时需要给其下鼻胃管以形成有效的肠内营养支持。对于已拔管的病儿可通过口服食物来进行肠内营养的补充，而那些还不能进食的患病儿童，需要进行插入胃管的手术，以供给身体所需的营养。在给患儿进行喂食时，应注意喂食次数和食量。要在严格遵守医生的建议的情况下，减轻儿童肠胃的压力。

先心病患儿手术后可行肠内营养时，可先从小分子量、易于消化吸收的方案开始执行，少量少次逐渐过渡至大分子整蛋白、少量多次、营养均衡全面的饮食。对有些病情危重患儿，不能耐受肠内营养目标用量，即使在主要行经肠外方式为患儿提供主要能量营养支持时，仍需每天给患儿提供至少 4~20 kcal/kg 的肠内营养支持，这将有助于患儿增加体重、降低血清胆红素水平、降低胆汁淤积的发生率，维持肠道的正常生理功能，增加后续喂养的可出现的不良反映身体有统一规定，一般不超过患儿体重的 3 倍；若无呛咳，2 小时后依据患儿术前进食习惯可给予母乳、配方奶粉等。

选择肠内营养途径时，应根据患儿的年龄、胃肠道解剖和功能、预计肠内营养时间和发生吸入的可能性综合判断。胃排空延迟的婴儿可以采用空肠喂养。如果预计 EN 时间较短（＜6 周），可选择鼻饲喂养，操作简单且费用较低，是临床上最常用的方式。如果预计患儿无法经口喂养超过 2 个月，应考虑胃造口或空肠造口 置管。心脏术后因合并神经系统疾病无法经口喂养或在胃部以上存在解剖畸形，也是胃造瘘的适应证，但术前应首先尝试患儿能否耐受鼻胃管。

管饲喂养常用的方法有间歇推注、间歇输注和连续输注三种。胃管的连续喂食容易导致胃肠动力不足、出现胃肠食物反流、吸收不良、肠胃不适应等症状。如果这些症状一直持续，就得考虑是否继续采用这种方式喂食或者是减缓进食速度。心脏修复手术后，患儿能量的需要高于平均水平的 10~15 kcal/kg。由于原发病和术式不同，每位患者耐受的肠内营养剂量是不同的，需要多学科小组来确定。对于体重增加不理想的婴儿患者，可增加能量密度，可以达到 1 kcal/ml。对于体重 5 公斤以上的患儿，有条件的医院可以用间接能量测定仅估算能量的摄入。

由于一部分先心病患儿术前存在的肠功能不良，要特别注意术后肠内制剂和药物的渗透压。要注意血生化的改变。

（二）先心病患儿手术后肠外营养支持

如果在术后患儿无法耐受肠内营养支持，或者因营养状况、心脏原发疾病或心脏手术后或药物等治疗，肠胃未能在 5 天之内获取足够的营养，就需要考虑是否采用肠外的营养补给。

1. 心脏术后肠外营养容易出现的不良反应

身体酸碱不平衡者、体内电解质缺乏者或者容易休克的人，未纠治时禁用以营养支持为目的的补液。心脏术后有以下情况者需做出营养对策。

（1）严重感染，严重出血倾向，出凝血指标异常者慎用脂肪乳剂。

（2）停止输注含有脂肪乳剂的肠外营养液 4~6 小时后测定血清三酰甘油浓度，若 > 2.5 mmol/L（227 mg/d），应暂停使用脂肪乳剂。

（3）严重肝肾功能不全者慎用脂肪乳剂。

2. 肠外营养的补给途径与方式

通过静脉注射的方式输送营养有经外周静脉和中心静脉，如果患儿需长期行肠外营养支持，可选择经中心静脉方式。中心静脉注射的方式已经广泛用于医用治疗上，只有接受过专业培训的人员才能对患者进行这种静脉治疗。当进行肠外营养的注射时，一定要注意营养液输入的次数和含量，而且要选择合适的静脉注射方式。

（1）通过多条静脉注射的方式均匀输入能量和蛋白质，为人体提供所需的营养，但是这种方式的营养注射不适合长时间的输入，一般不能超过 14 天。

（2）当营养液的渗透压超过 900mOs/mL 时（1mOs/mL = mmol L），就需要采用主静脉输入的方式。

（3）应该保持中心静脉导管的无菌，而且在使用时需要专业的人员来操作。

（4）导入中心静脉管后，应该定期给患者进行常规检查。确定导管放置位置是否正确，避免对人体内脏造成损害。

（5）婴儿静脉放置，要保证胸片上显示的位置在心脏轮廓外 0.5 cm；幼儿与儿童至少应在轮廓外 1cm。

（6）不建议使用 Y 形输注管同时输注 PN 营养液和其他药物。

（7）中心静脉导管应每两天更换一次纱布和敷料，透明敷料需一周一换。

（8）不推荐穿刺部位使用抗生素药膏，这样做容易发生真菌感染，并破坏亚聚氨酯敷料。

3. 能量

能量供给旨在补充患儿的基本需求（基础代谢、活动、生长发育）和人体新陈代谢的需要。人体如果摄入过多的能量就会造成脂肪的堆积，进而造成肥胖及其他肝脏疾病。但是如果能量摄入不足，会造成人体的营养不良，影响机体的正常运作，使免疫力低下。

（1）由于个体差异，在条件允许的情况下，可对个体进行能量测量，进而有效推算人体所需要的能量。

（2）心脏简单手术后不需增加能量。

（3）营养不良患儿可给予静息能量 130%~150%。

（4）营养支持应该从低量开始，然后逐渐增加，直至达到最高标准。

（5）病情稳定的患儿总肠外能量需要（包括蛋白质）可用表粗略估计。

4. 氨基酸

相比成年人来说，婴幼儿需要更多的氨基酸来维持身体的机能运行。氨基酸注射液从开始肠外营养支持的第二天添加，氨基酸的初始用量从 0.5 g/kg 开始，监测患儿肝脏和肾脏功能，之后每天逐渐增加氨基酸用量，最终每天氨基酸最大使用剂量不超过 3 g/kg。< 3 岁的婴幼儿推荐选用小儿专用氨基酸；> 3 岁的儿童和青少年可选用成人配方。

5. 脂肪乳剂

脂肪乳剂对静脉无刺激，能量密度高，而且可提供必需脂肪酸。在肠外营养配方中非蛋白能量以糖类和脂肪共同提供，可促进蛋白质利用，改善氮平衡，并减少 CO_2 生成。脂肪乳剂从开始肠外营养支持的第三天添加，脂肪乳的用量从 0.5~1 g/kg 开始，之后每天逐渐增加 0.5g/kg 用量，最终每天脂肪乳最大使用剂量不超过 4 g/kg。

（1）应常规监测血三酰甘油浓度，若婴儿超过 227 mg/dl 或较大儿童超过 400 mg/dl，应考虑慎用脂肪乳剂。

（2）血总胆红素 > 170 μmol/L（10 mg/dl）时慎用脂肪乳剂；肠外营养时有高胆红素风险的婴儿应该监测血脂、血胆红素和白蛋白水平，必要时调整脂肪用量。

（3）严重呼衰时不推荐使用高剂量 [> 2 g（kg·d）] 脂肪乳剂，但应保证必需脂肪酸摄入量。

（4）严重血小板减少症患者应慎用脂肪乳剂。

（5）建议使用 20% 脂肪乳剂；肝功能异常以及需长期使用脂肪乳剂的患儿，建议选择中长链脂肪乳剂，如有条件，也可选择橄榄油和大豆油混合制剂。

6. 糖类

糖类是能量的主要来源。葡萄糖是构成 PN 溶液渗透压的主要物质。葡萄糖的输注剂量从第一天的 5 g/kg 开始，先监测患儿血糖，之后再逐渐增加营养液的用量。但是，最大的用量不能超过 25 g/kg。葡萄糖耐用；量受到人体多种因素的影响，因此需要经过严格的诊断才能最终确定需要的含量。

（1）婴儿葡萄糖摄入不应大于 18 g/（kg·d）。

（2）可能发生应激性高血糖的重症患儿葡萄糖摄取必须限制在 5 mg/（kg·min）[7.2 g（kg·d）]。

（3）葡萄糖摄入通常应占非蛋白热卡的 60%~75%。

（4）间歇输注 PN 时，最大葡萄糖输注速度不能超过 20 mg/（kg·min）[1.2 g/（kg·h）]（周围静脉输注葡萄糖的浓度应 < 12.5%，而中心静脉输注葡萄糖的浓度可达 25%）。

（5）在开始和停止输往时，葡萄糖输注速率必须逐步增加和降低，以避免高糖血症和低糖血症，必须监测血糖浓度。

（6）当出现葡萄糖合理输注仍不能控制高血糖时，应考虑应用胰岛素。

（7）使用生长激素和生长抑素等药物会影响葡萄糖代谢，应监测血糖变化。

7. 液体和电解质

大多数有关水和电解质代谢的文献是基于早产儿的研究，儿童的推荐剂量通常基于新生儿和成人的数据。液体量应根据儿童年龄和体重变化而变化，并相应地调整。手术后或有瘘及其他部位体液丢失的儿科患者，其水电解质的需要量应进行调整。

8. 维生素

肠外营养时需补充 13 种维生素，括 4 种脂溶性维生素和 9 种水溶性维生素。水溶性及脂溶性维生素应加入脂肪乳剂中或含有脂肪的肠外营养混合剂中，这样可增加维生素的稳定性。如果有条件，应使用血清维生素 E 总血清脂肪比值来正确评估维生素 E 状态。

9. 微量元素

铁、铬、铜、碘、锰、钼、硒和锌是参与许多代谢过程的必需微量元素，临床上一般应用微量元素混合制剂。胆汁淤积患儿的微量元素水平应严密监测，防止铜中毒。肾功能损害的患儿无法排泄硒、钼和锌，应慎用。

（1）长期肠外营养时，应补充微量元素，并定期监测。

（2）接受长期肠外营养（>3 周）的患者应补充铁。

（3）长期接受静脉注射的儿童需定期监测血浆铁蛋白和血清铁水平。

（4）婴儿和儿童每天补充铁 50~100 μg/L。

（5）使用肠外营养补给的患儿应该每天补充适量的铜，以 20 mg/L 为标准。

（6）肠外锌补充的推荐剂量是 250 μg/L，这主要针对小于 3 个月的婴儿。达到或超过 3 个月的婴儿每天 100 μg/L，儿童每天 50 μg/L（最大剂量是 5 mg/d）。

（7）因疾病经皮肤或消化道过量流失的锌需要额外补充。

（三）儿童先心病术后长期营养管理

由于儿童对营养的需求异于成年人，摄入的营养还需要满足其生长发育的需求，对于先心病手术后的儿童也一样，需要加强营养，使身体尽快康复，并进一步追赶落后的生长发育。对于先心病术后的婴幼儿而言，如果能继续母乳喂养的应坚持母乳喂养，不能母乳喂养的，可选择幼儿配方奶粉 400~600 ml/d。对于幼儿而言，除了奶制品外，已经开始进食多种辅食，注意添加辅食的数量和次数。对于先心病术后的患儿而言，由于心功能有一个恢复的过程，在添加辅食时，建议从少量少次开始，逐渐增加至目标量。这个阶段的幼儿每天可进食蔬菜和水果各 150 g。每日蛋类、鱼虾、瘦禽畜肉总量加起来在 100 g 左右，其中可以分为瘦肉 20~50 g，每日或隔日一个鸡蛋，鱼虾平均每日 25~50 g。另外，大脑及神经系统的发育除蛋白质外，还需要不饱和脂肪酸及磷脂。此外，要限制钠盐的摄入，每日食盐 1~3 g。养成良好的饮食习惯，定时定量，进行有规律的进食，每日 6~7 餐，即主食 3 次，两餐正餐之间有 1 次加餐。

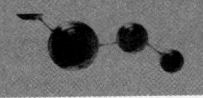

参考文献

[1] 毕爱红. 心血管内科住院患者心理问题现状调查及对策研究 [D]. 石河子：石河子大学，2007.

[2] 胡彬文. 冠心病 PCI 术后健康管理系统构建研究 [D]. 广州：广州中医药大学，2013.

[3] 张卫，韩彬，曾智桓. 心血管内科实习过程中临床思维培养的探讨 [J]. 时代教育，2015（13）：185–186.

[4] 梁钊明. 慢性心力衰竭中西医结合疾病管理体系的构建 [D]. 广州：广州中医药大学，2012.

[5] 霍勇. 心血管内科常见病临床思路精解 [M]. 北京：科学技术文献出版社，2017.

[6] 李俊. 实用心血管病临床手册 [M]. 北京：中国中医药出版社，2016.

[7] 吴立群，秦永文，廖德宁，等. 现代心血管疾病治疗学 [M]. 北京：北京大学医学出版社，2008.

[8] 赵玲，李琳. 心血管疾病理论与实践 [M]. 昆明：云南科技出版社，2013.

[9] 李响，闫凤. 营养管理 [M]. 北京：人民卫生出版社，2018.

[10] 汪小华，杨小芳，胡雁秋. 心血管系统疾病护理实践手册 [M]. 北京：清华大学出版社，2015.

[11] 巴里戈，伊戈尔. 心血管病实践：评估和治疗 [M]. 北京：人民军医出版社，2013.

[12] 胡大一. 心血管疾病防治指南与共识 [M]. 北京：人民军医出版社，2012.